健康21シリーズ④

痛風の人の食事

病態／藤森 新

帝京大学医学部内科教授

献立／泉 眞利子

医療法人社団同友会深川クリニック管理栄養士

調理／島崎とみ子

女子栄養大学教授

女子栄養大学出版部

痛風の病態と治療

藤森 新

痛風の人の食事の基本

泉 眞利子

一日献立・一品料理集

献立／泉 眞利子
調理／島崎とみ子

一日献立集

●健康21シリーズ④

痛風の人の食事 ［目次］

CONTENTS

デザイン●柴田事務所
撮影●八幡信一
編集協力●重田陽子／足立礼子／新宮康彰／川俣千恵
イラスト●藤本忠廣

痛風の病態と治療

藤森　新
帝京大学医学部内科教授

●図1-1　痛風の起こりやすい部位

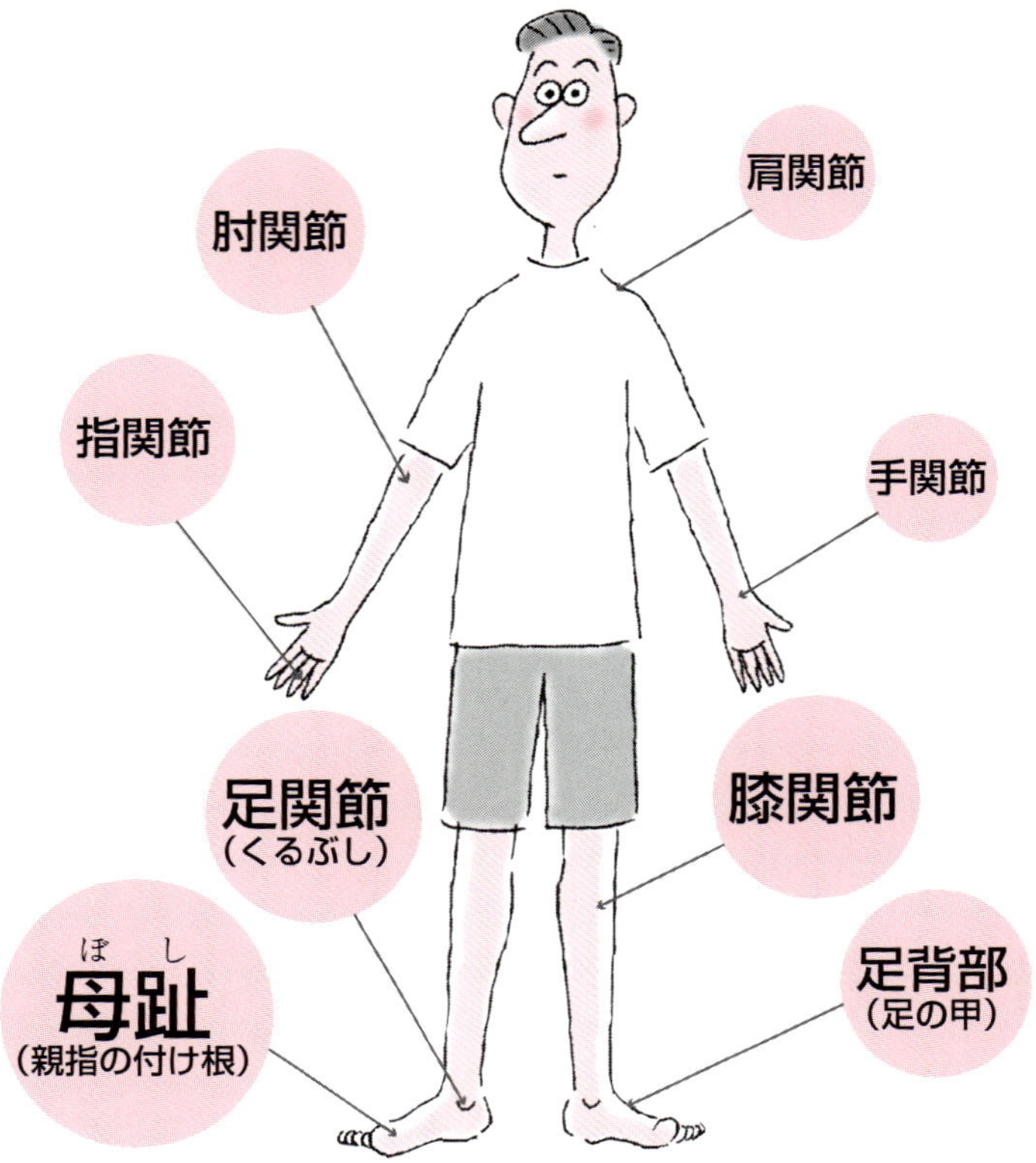

●図1-2　国民生活基礎調査による痛風患者数の推移

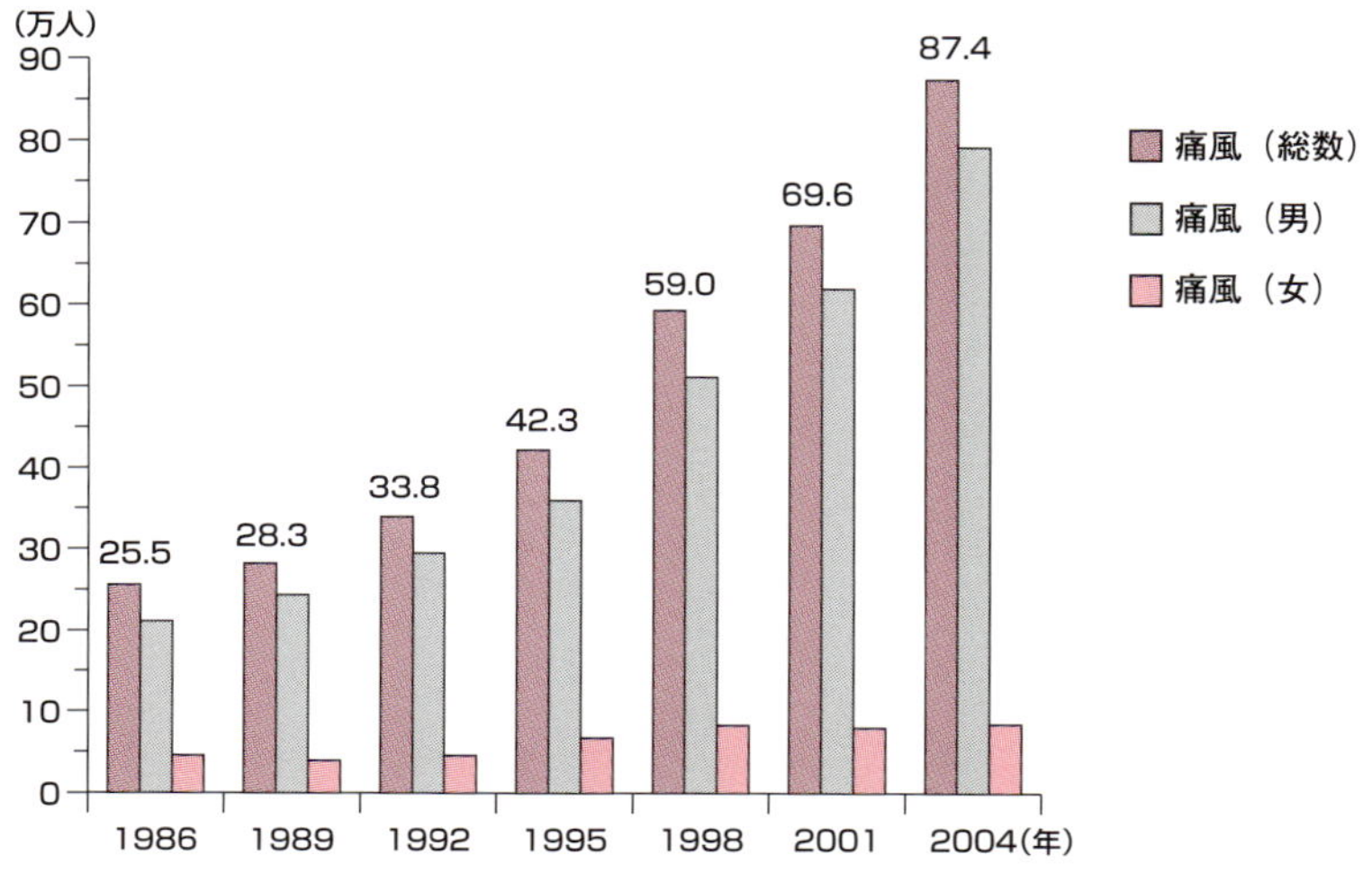

痛風の基礎知識

●激増している痛風患者

「夕方あたりからうずき始めた足先に激痛が走り、夜中に目を覚ます。耐えがたいほどの痛みに動転し、夜が明けるまで悶々《もんもん》としながら痛みをこらえ続ける」

痛風の典型的な症例です。痛風発作は関節炎の一種で、痛みに襲われる場所の3分の2が足の親指の付け根です。患者さんからは「風が吹いても痛い」「寝具に触れても痛い」と訴えられますが、そうした表現も決して誇張ではないようです（図1-1）。

痛風については今でこそ一般の人にもかなり知られるようになりましたが、50年ほど前まではそうではありませんでした。

というのも、痛風はたんぱくや脂肪、プリン体に富んだ肉類を多く摂取して、飲酒を日常的に行なっている美食家がかかる病気であると思われていたからです。戦前の日本は米と野菜が中心の食生活でしたから、一般人には縁のない病気であるとされ、実際、患者の数もきわめてまれで、一九五〇年代（昭和25〜34年）までは日本全体で100人にも達しないほどでした。ところが、一九六〇年代から七〇年代にかけての高度経済成長期に日本人の食生活が大きく変化し、状況が一変しました。肉食の割合が急速に増えて、それと歩調を合わせるかのように、痛風の患者数も爆発的に増加したのです。

厚生労働省の統計では、二〇〇四年に痛風の治療を受けた人の数は90万人に迫ろうとしています。これは20年前と比べると約3.5倍で、10年前と比べても約2倍という数字です（図1-2）。もともとは40〜50歳代の男性に多く見られた病気だったのですが、最近では20〜30歳代で発症するケースが増えていますし、高齢になると女性患者もまれとはいえなくなります。

●痛風は全身の病気

痛風はとけにくくなった尿酸《にょうさん》が関節液中で結晶化し、足の関節などに沈着して激しい痛みを伴う関節炎を引き起こす病気です。

しかし、単に関節だけを襲う病気ではなく、腎《じん》結石や腎機能障害、高血圧、高脂血症（脂質異常症）、糖代謝異常なども道連れにしやすい全身の病気として認識しておく必要があります。

痛風の背景にはプリン代謝異常としての高尿酸血症の存在があり、腎結石と腎機能障害の発生には尿酸の結晶沈着が密接に関係しています。しかし高血圧や高脂血症、糖代謝異常などの場合は尿酸結晶とは直接の関係はありません。にもかかわらず、痛風がこれらの病気を伴いやすいのはなぜなのでしょう。

●図2　プリン環の構造

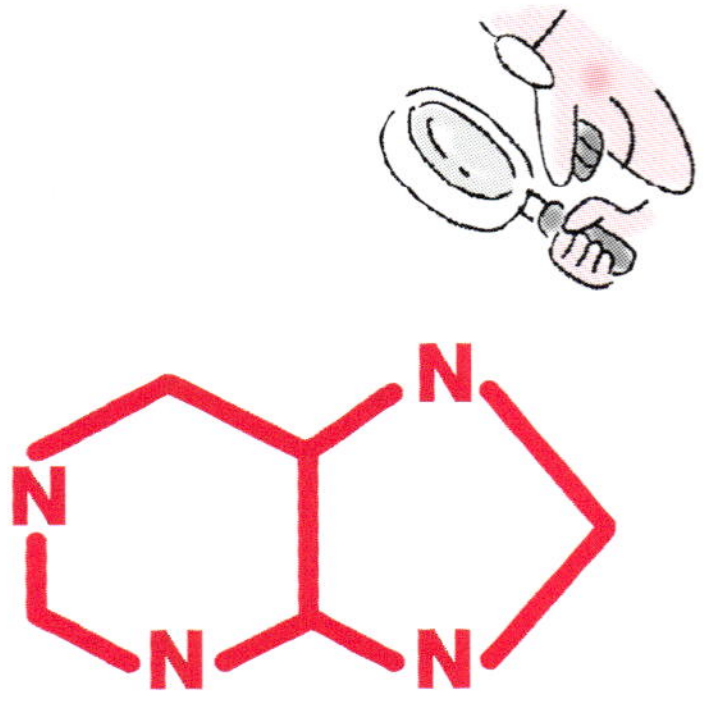

それは高尿酸血症になりやすい体質や生活習慣こそが、こうした代謝異常をも誘発すると考えられるからなのです。

●プリン代謝とは?

人間の体は60兆個もの細胞で構成され、常に新陳代謝をくり返して生命活動を維持しています。この細胞の中には遺伝情報を担う核酸やエネルギー物質であるアデノシン三リン酸(ATP)などがあり、それらはプリン環という共通の化学構造を持っているので、プリン体という名で総称されています(図2)。

細胞が古くなってこわれるときやエネルギーを使って活発な代謝を営んだときにプリン体から排出される老廃物が尿酸です。この尿酸が関節液中で結晶化して関節などに沈着することで痛風が引き起こされるのですが、犬や猫などは尿酸をさらに低分子の物質に分解することができるので、体に尿酸がたまることはなく、痛風にはなりません。人間は高等生物に進化する過程で尿酸を分解する酵素を失ってしまったのです。進化の代償として痛風というリスクを背負ってしまったといえるかもしれません。

●尿酸の処理

尿酸は汗や糞便の中にも排出されますが、多くは腎臓を経て尿とともに出ていきます。

健康な成人が普通の生活をして一日に合成する尿酸の量は700mg程度です。

●図3　尿酸の合成と排泄のバランス

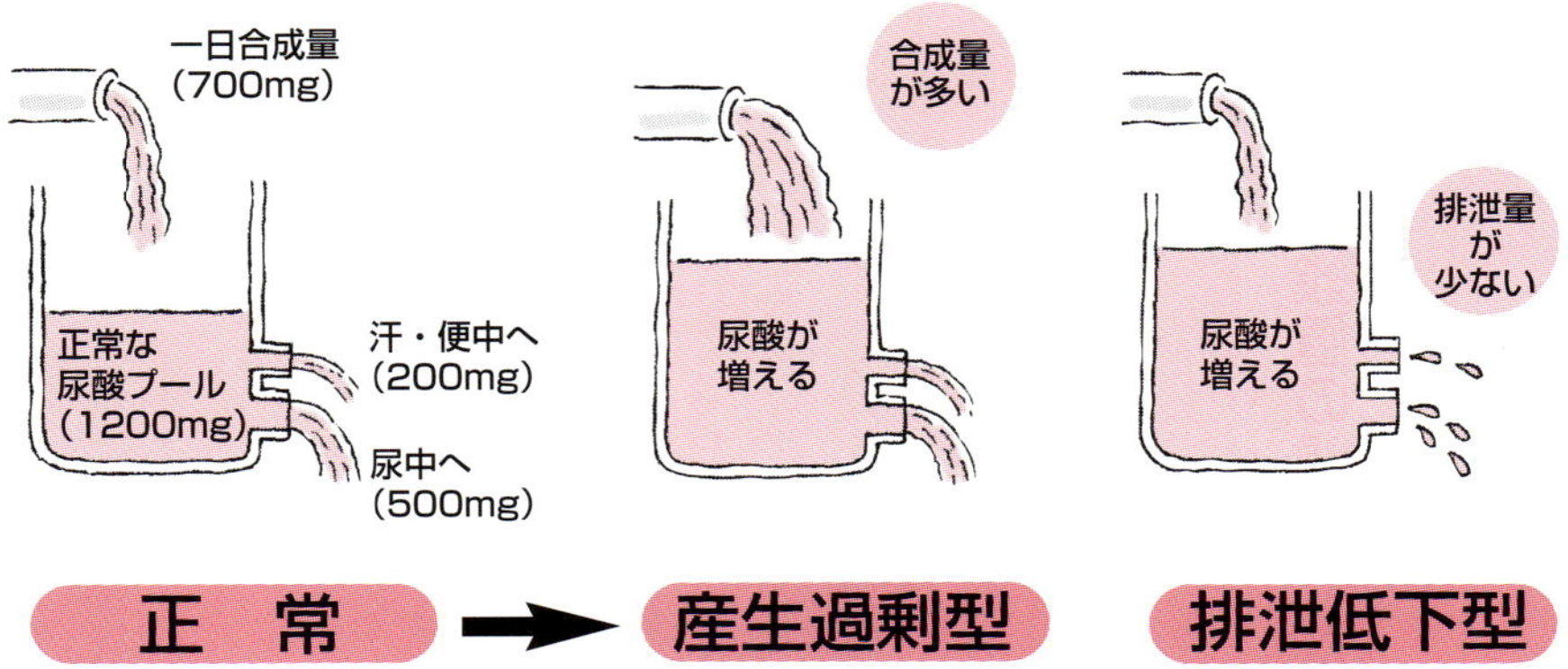

そのうち尿に混じって排泄《はいせつ》される分は約500mgで、ほぼ70％以上を占めています。残りが汗や便とともに体外に出ていきます。このように尿酸の合成と排泄は、通常はバランスがとれていて、血液中の尿酸濃度も一定の範囲内に維持されています。

ところが、尿酸が合成されすぎたり、排泄の機能が低下しすぎたりすると体の中の尿酸の量が過剰になります（図3）。そのような状態を「高尿酸血症」といい、臨床的には血清尿酸値（血液中の尿酸濃度）が7mg／dlを超えたものを指します。

●尿酸値は変動する

血清尿酸値は、人種、性別、年齢によっても異なり、食事や運動、精神活動など、さまざまな影響を受けて変動します。そのため、一日の中での変動（日内変動）や毎日の変化（日差変動）、季節による変動（季節変動）なども観察する必要があります。

普通の食事をとっている健康な人の場合ですと、日内変動は1mg／dl以内で、明け方が最も高く、夕方に低くなる傾向があります。

季節では冬より夏のほうが高くなる傾向があります。これは夏になるとビールの摂取量が増えることや、汗をかいて脱水傾向になることなどが関係しているように思われますが、まだ科学的に証明はされていません。

●図4　血清尿酸値の男女差（1993年度、人間ドック検診）

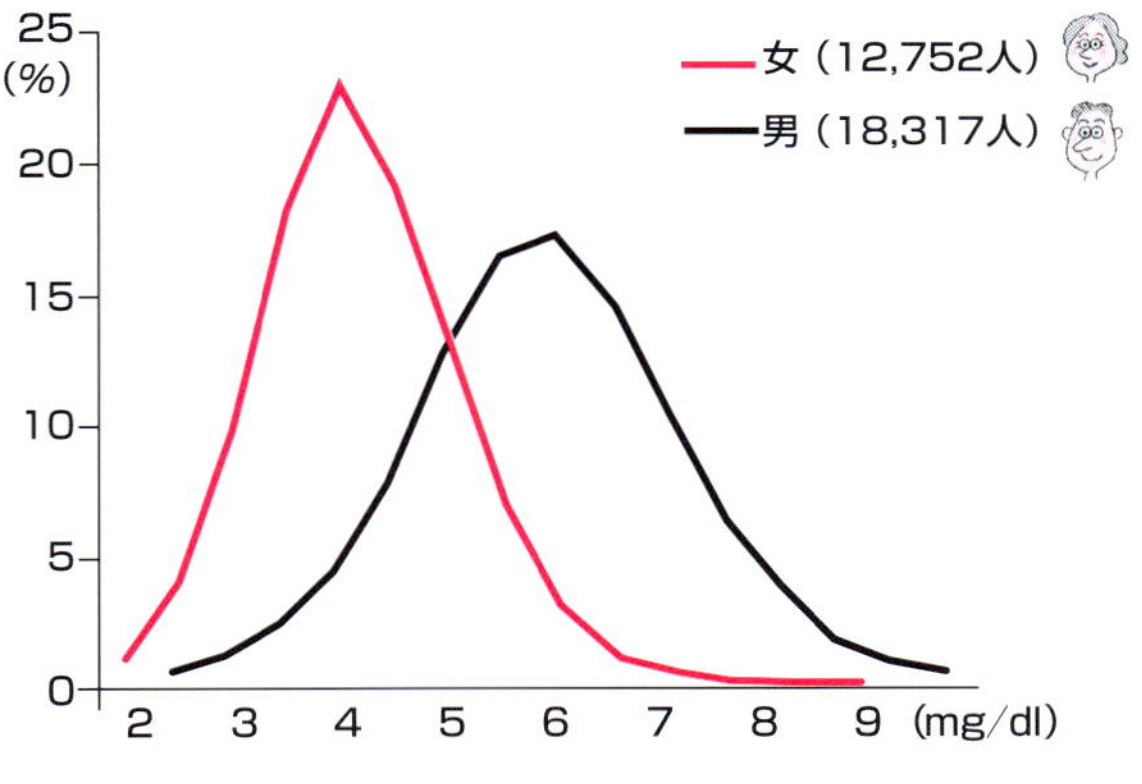

尿酸値の差が最も大きく出るのは性別と年齢差です。

小児期は男女とも4mg／dl程度で差がないのですが、思春期を境に男性の尿酸値のほうが女性より1.5～2mg／dl程度高くなります（図4）。これは性ホルモンの影響によるもので、女性ホルモンには尿酸値を低下させる作用があるのです。したがって閉経後、女性の尿酸値は若干上昇します。

このように男女で尿酸値が異なるため、高尿酸血症の頻度も男女で大きく異なってきます。最近の日本では成人男性の4～5人に1人、20～25％に高尿酸血症が見られますが、女性では1％にも達しません。

●痛風と尿酸値の関係

ところで、高尿酸血症になると、かならず痛風を発症するのでしょうか。

実は痛風が起こるのは、高尿酸血症

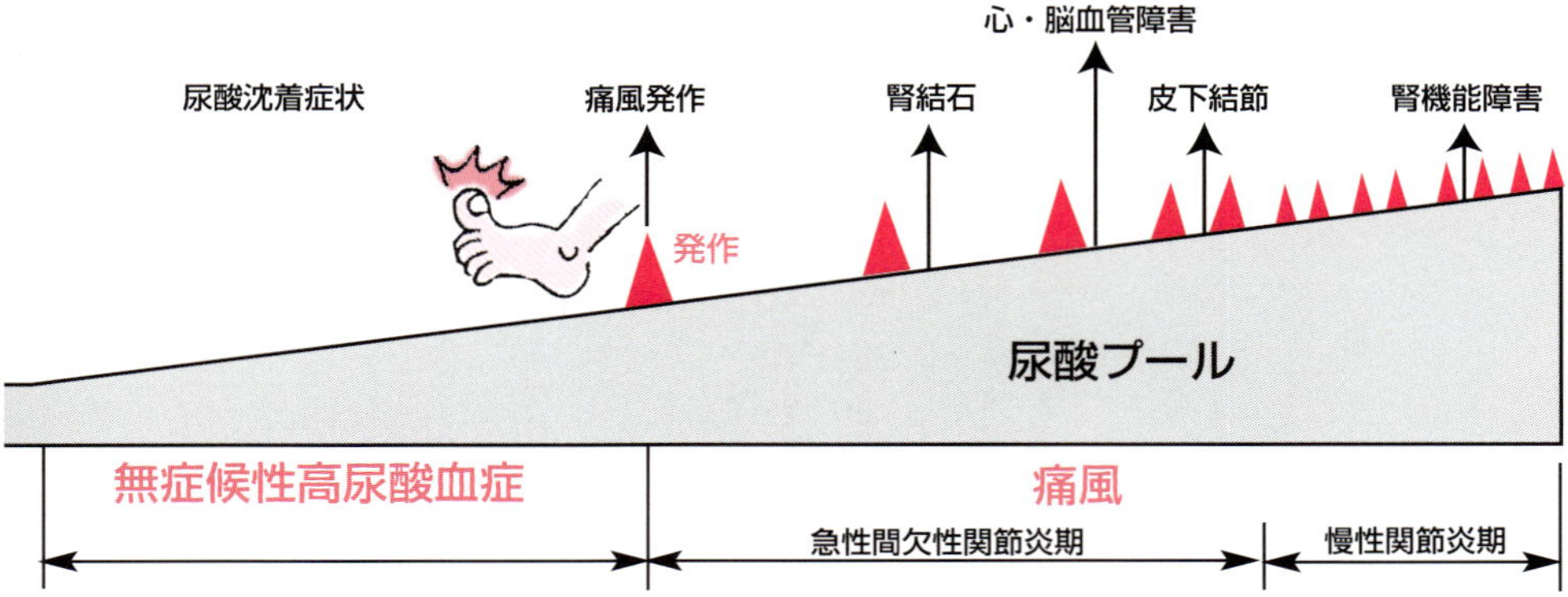

の人のおよそ10％ほどです。

先ほども述べたように、高尿酸血症は血清尿酸値が7㎎／dlを超えた場合をいいますが、9㎎／dl未満であれば、その後5年以内に痛風を発症する確率は数パーセントにすぎません。ところが9㎎／dl以上になると22％にはね上がり、その状態で12年を経過すると90％にも達するというデータがあります（図5）。尿酸値が高いほど痛風になる確率が高いのは確かですが、高尿酸血症イコール痛風というわけではないのです。

■どのような病気か

●高尿酸血症がたどる経過

高尿酸血症ではあるけれど痛風の発症には至っていないというようなケースを「無症候性高尿酸血症」と呼びます。痛風はこのような無症候性高尿酸血症の時期を数年から十数年経て発病しますから、いわば「痛風予備軍」といってもよいでしょう。

発病初期は関節炎発作の回数も少なく、発作が起こっても短期間で治まってしまうため、根本治療である高尿酸血症の治療をないがしろにしてしまいがちです。しかし、高尿酸血症の状態で長い時期を経過すると、大きな発作が起こるようになり、回数も増えて、あちらこちらの関節に発作がくり返される慢性関節炎の段階に至ります。

こうなると尿酸結晶のかたまりである「痛風結節」と呼ばれるこぶが関節周囲や耳などにも見られるようになります。また、腎結石や高血圧、高脂血症、糖代謝異常などの合併症も影響して、腎機能障害が進行し、動脈硬化が原因の心筋梗塞《こうそく》や脳卒中などの病気も併発しやすくなってきます（図6）。

かつては痛風についての認識も薄

●図5　血清尿酸値と痛風発症率（5年間の累積発症頻度　Campion,1987）

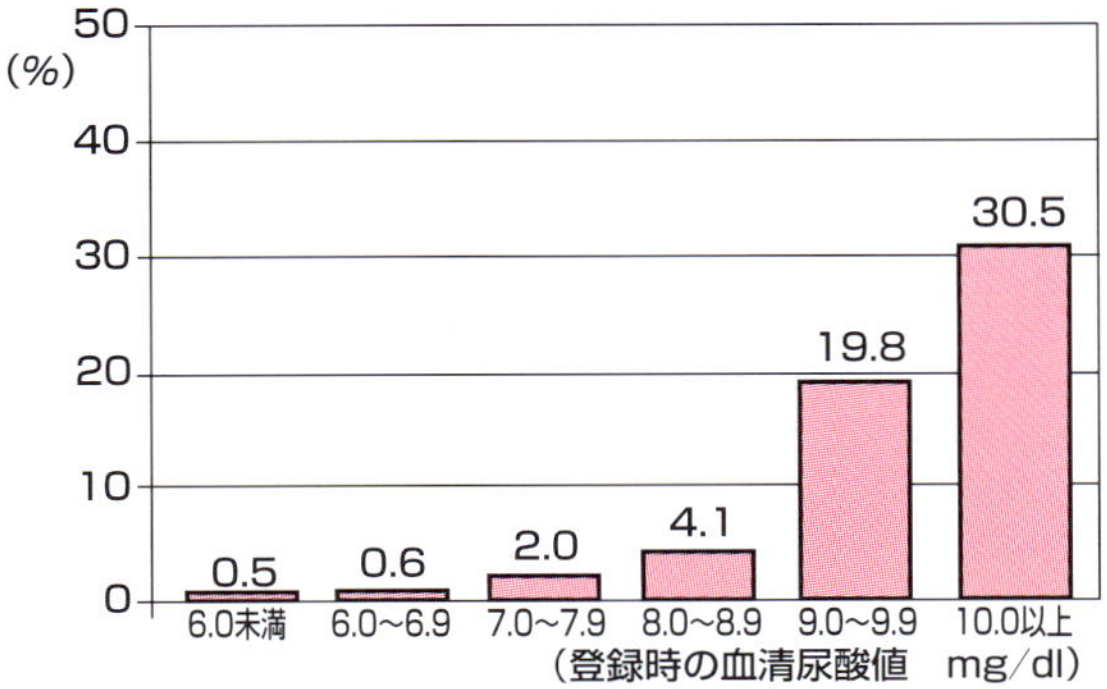

●図6　高尿酸血症がたどる経過

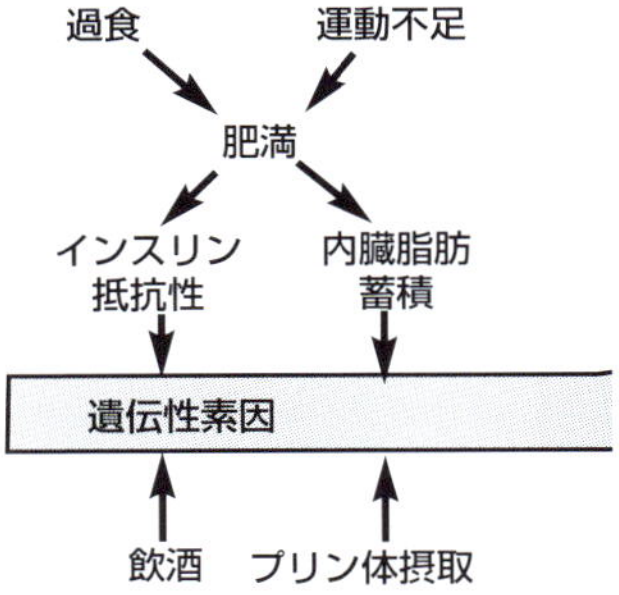

く、薬物療法も確立されていなかったので、痛風患者の多くが、腎機能が荒廃したことによる尿毒症で命を落としていました。

しかし、痛風の根本治療である高尿酸血症の治療が適切に行なわれるようになって以来、尿毒症で亡くなる人の数は激減しました。痛風は適切な治療さえすれば、それが原因で死に至ることはまれになっています。痛風患者でも悪性腫瘍《しゅよう》（がん）や心筋梗塞、脳卒中など、ほかの病気によって亡くなるケースが増えています（図7）。

●合併症の危険

超音波検査で詳しく調べてみると、痛風患者の20数パーセントが腎結石の合併を引き起こしています。

結石の成分は、尿酸を含んだものが50%ですが、残りの50%はシュウ酸カルシウムです。これは尿酸とは異なる物質ですが、尿中の尿酸排出が多いとできやすいことがわかっていますから、

●図7　痛風患者の初診年次別死因の変化（数字は％）

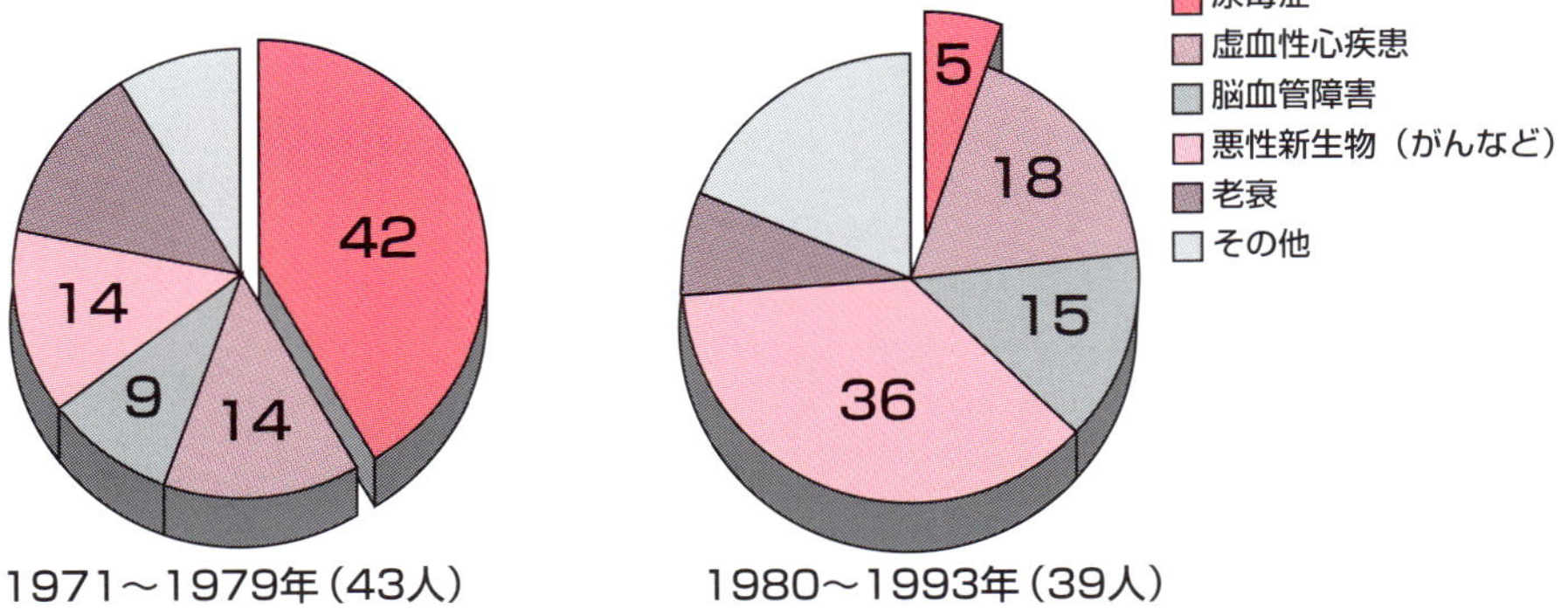

加賀美年秀「痛風の合併症と死因・予後、その変遷」高尿酸血症と痛風　1994年　より作成

痛風患者が腎結石を合併しやすいというのは理屈に合っています。

しかし、尿酸の結晶と直接関係のない他の症状との合併も少なくありません。それらについて帝京大学病院での初診時に集計した数字があります。それによると、高血圧66.2％、高脂血症65.6％、糖代謝異常26.8％という結果が出ています。痛風患者の高脂血症は、コレステロールに比べて中性脂肪が多いという特徴があります。

他の医療機関の集計でもこれらの合併症が痛風患者に多く見られることが報告されています。そして、痛風患者には肥満者が多く、標準体重（27ページ参照）を10％以上オーバーしている肥満者が50.3％も見られました。

痛風患者はこれらの合併症を複数持っていることが特徴的で、肥満、高血圧、高脂血症、糖代謝異常のすべてを有する患者は14.6％もいるのに対し、逆にこれらの合併症がまったく見られない人は8.3％にすぎませんでした（図8）。

●図8　痛風患者の合併症

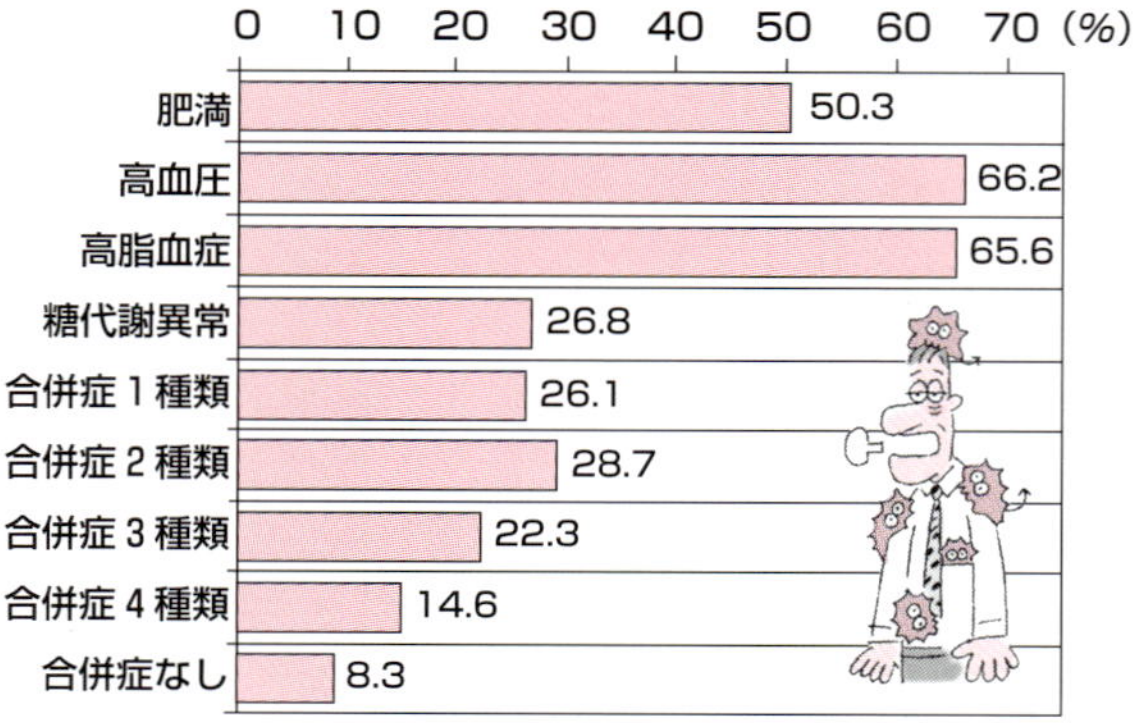

●危険因子集積症候群

高血圧や高脂血症、糖代謝異常などはそれぞれ単独でも動脈硬化を進行させる危険因子なのですが、これらがそろって見られることを「危険因子集積症候群」といいます。最近はメタボリックシンドロームの名で有名です。こ

●図9　インスリン抵抗性とシンドロームXの各病態の関係

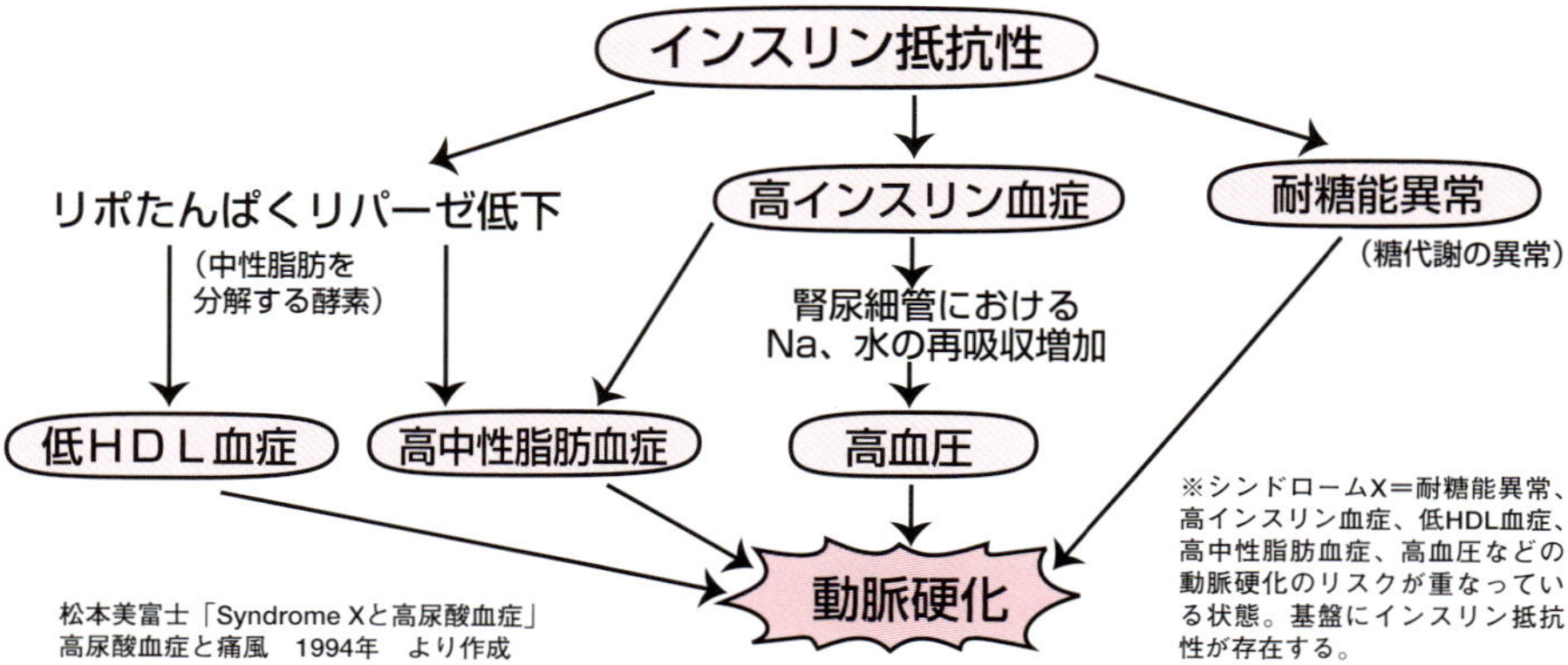

松本美富士「Syndrome Xと高尿酸血症」
高尿酸血症と痛風　1994年　より作成

※シンドロームX＝耐糖能異常、高インスリン血症、低HDL血症、高中性脂肪血症、高血圧などの動脈硬化のリスクが重なっている状態。基盤にインスリン抵抗性が存在する。

の症候群の人は心筋梗塞や脳卒中などの発症が数倍高くなります。

　これらの危険因子は偶然重なるわけではありません。危険因子を集積させる病態として、インスリン抵抗性や内臓脂肪蓄積の存在が最近の研究で指摘されています。

　インスリンはホルモンの一種で、膵《すい》臓《ぞう》から血液に出て、ブドウ糖（糖分）をいろいろな臓器にとりこませる働きをします。インスリン抵抗性というのは、食後など血糖値が上がり始めるときにインスリンが活発に出ているにもかかわらず、臓器に糖分をとりこませることがうまくいかない状態です。

　インスリン抵抗性が存在すると、血液中のＨＤＬコレステロール（いわゆる善玉コレステロール）の値が下がって、中性脂肪が増加します。また、腎臓からのナトリウムの吸収が増したり、交感神経が過敏な状態になるので、血圧も上昇します（図９）。そしてインスリン抵抗性が続いていると膵臓からのインスリン分泌も底をついて、血糖値を維持するのに必要なインスリンを供給することができなくなり、糖尿病発症という事態につながります。

　痛風患者の半数にインスリン抵抗性が認められるという報告もあり、危険因子をどれだけ抱えているかが痛風の経過を左右しているといっても過言ではありません。

●尿酸と動脈硬化との関係

　尿酸値の高い人は正常な人に比べて死亡率が高く、心筋梗塞や脳卒中を発症する危険度も高くなることは、多くの人を対象とした疫学調査で証明されています（図10）。

　しかし、尿酸値の高い人には肥満者やアルコールを過剰摂取する人が多く見られ、高血圧や高脂血症などの合併も多いため、これらの因子が死亡率や動脈硬化に関連した病気の発症率を高めている可能性もあります。

　合併症の影響を除外して検討してみると、尿酸による危険性が否定される

●図10　血清尿酸値と心・脳血管障害の相対危険度

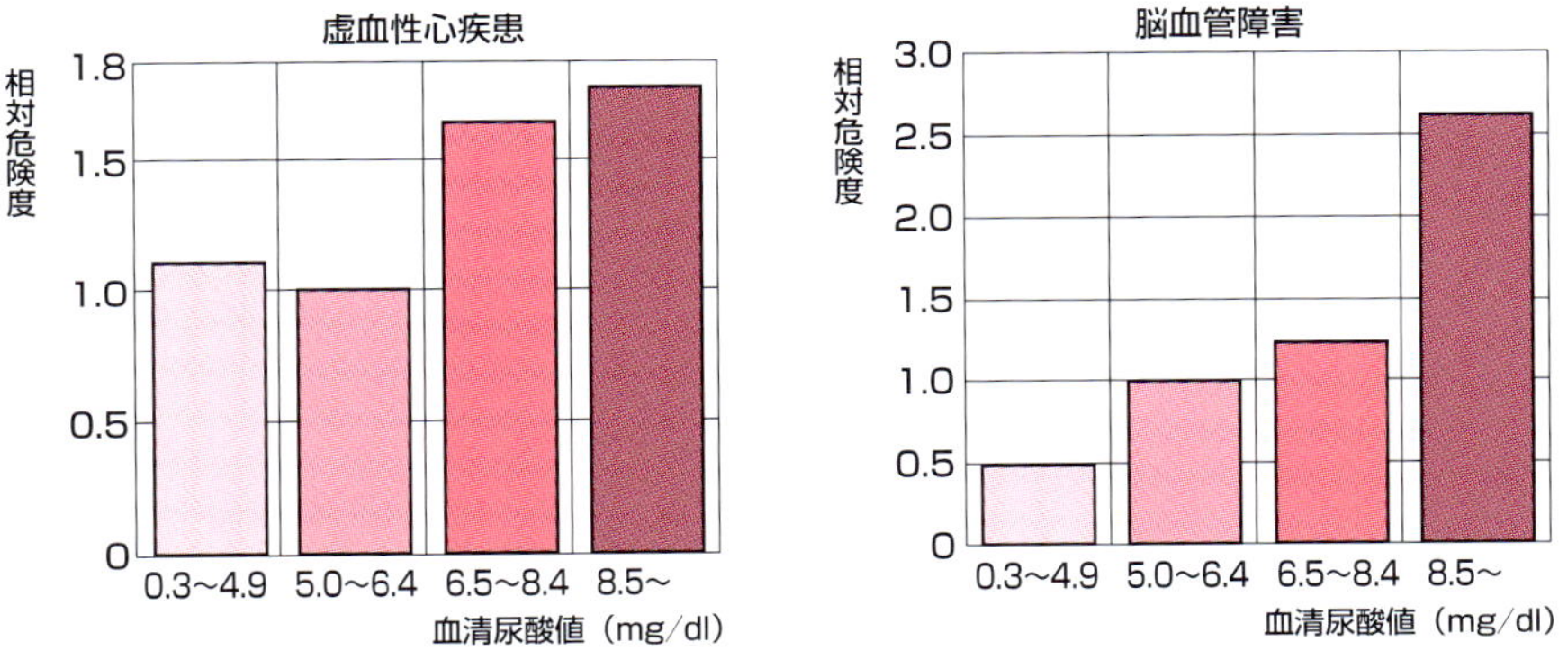

富田眞佐子、小高稔、佐久間光史ほか「血清尿酸値が諸疾患に及ぼす影響―固定集団の長期追跡調査」プリン・ピリミジン代謝 1996年 より作成

ような疫学調査も少なくありません。最近の調査結果では、尿酸が心筋梗塞や脳卒中の独立した危険因子であるとする報告と、そうではないとする報告が同じくらい見られます。

尿酸が独立した危険因子であることを証明するには、薬物で尿酸値を適正に管理した群と、薬物を使用しない群に分けて長期間観察し、死亡率や病気の発症にどのような差が出るかを調べる必要があります。そうした大規模な検討が行なわれていない現段階で、尿酸の直接的な関与を断言することはできませんが、尿酸値が高い人は間違いなく動脈硬化になる危険度の高いグループに入ります。

■痛風の症状

●関節炎の特徴

痛風発作のつらい痛みを表現した言葉があります。いわく、「リウマチの痛みは万力《まんりき》で締められたようだが、痛風ではさらにひねりを加えられたほど痛い」。

経験したことのない人は、それはそうとうひどい症状の場合だろうなどと思われるでしょうが、そうではないのです。痛風は痛みが出始めると急速に拡大し、普通の場合、24時間以内に関節周囲が赤くなり、腫《は》れも伴って痛みもピークに達します（図11）。

痛風関節炎は関節内の尿酸濃度の変化や局所の小外傷などで誘発されることが多く、アルコールの飲みすぎ、高プリンや高たんぱく食品の摂取、外科手術、強い精神的ストレス、長時間の歩行やねんざなどが発作の直接のきっかけになります。

人体には多くの関節がありますが、痛風関節炎は足指、足首、ひざなど、下半身の関節に発症しやすいという特徴があります（4ページ参照）。冒頭にも書いたように、特に足の親指の付け根の関節が最も起こりやすい部位として知られています。理由は定かではないのですが、ひとつには常に体の重みがかかるので、小さな損傷を受けやすいことが考えられます。また、体の中心から離れているので冷えやすく、尿酸の結晶ができやすいなどの理由もあげることができるでしょう。

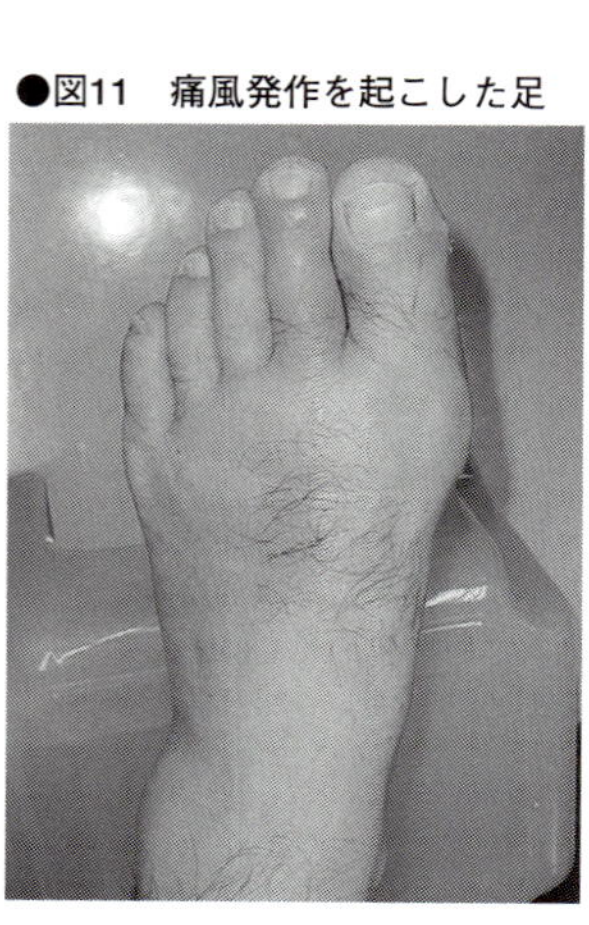
●図11　痛風発作を起こした足

痛風発作は関節が炎症を起こしているわけですから、腫れたり赤くなったり、その部位に熱を伴うなどの症状が見られるのが特徴です。ですから、健康診断などで高尿酸血症を指摘されている人が「足の親指がなんとなく痛い」と訴えたとしても、腫れや発赤がないようなら痛風とは診断されません。

また、一つの関節に起こり、何日かすると自然に治まってしまうという特徴もあります。だからといって高尿酸血症を放置したままにしておくと、やがていくつもの関節が痛み出したり、痛みが何か月にもわたって続くなど重症と化し、ひどい場合は骨が溶解して関節が破壊されることもあります。

●まぎらわしい病気との区別

医師は、痛風関節炎の診断をくだす前に、関節が侵されるすべての病気の可能性を調べます。多いのは変形性関節症、関節リウマチ、骨折、外反母趾《がいはんぼし》、偽痛風、蜂窩織炎《ほうかしきえん》などです（表1）。

痛風関節炎は進行すると骨が溶解しますが、初期の場合は骨には変化をきたさないので、レントゲンでも関節周囲の軟部組織が腫れているのが観察されるだけです。ところが関節リウマチの場合は骨と骨の間隔が狭まりますし、変形性関節症は骨の周囲に棘《とげ》のような突起が形成されます。また、偽痛風は関節内に線状の石灰沈着が見られます。骨折ですと当然、骨折線があります。ですから痛風とまぎらわしい症状との区別はレントゲン撮影だけでも可能なのです。

しかし、それ以前に、「痛風関節炎というのは高尿酸血症の続いている男性の足の関節を中心に、それも一つの関節に腫れを伴った激烈な痛みが急速に進行して症状がピークに達する」という特徴を知っていれば、本人自身がかなり高い確率で判断できるはずです。

痛風関節炎が起こっているときは炎症関連物質の影響で血清尿酸濃度が下がることが多く（次ページ、図12）、ときには7mg／dl以下のこともあります。そうすると、医師のほうでも痛風であるという判断をくだしにくくなります。かといって、痛風を否定するわけにはいきません。

このような場合は、過去の健康診断の結果が非常に参考になります。というのも、たとえ発作時に血清尿酸値が

●表1　痛風とまぎらわしい病気

●関節リウマチ 自己免疫疾患の一つ。関節炎の痛みは、痛風のように数日で消えることはなくダラダラと続く。手の関節が左右対称に痛むことが特徴。7～8割は女性。
●偽痛風 ピロリン酸カルシウム結晶によって引き起こされる関節炎。1か所の関節が急に赤く腫れあがるなど、痛風とよく似ているため、この名前が付いた。 高齢者に多く、女性にも多い。肩や膝の関節に起こりやすい。レントゲン写真で関節内に石灰沈着が見られる。
●変形性関節症 老化により、関節の軟骨の一部が磨耗し、骨が変形する病気。痛風のように赤く腫れあがることはあまりない。レントゲン写真で骨の突起が見られる。
●外反母趾 足の親指が根もとから小指側に曲がってしまう病気。足に合わない爪先の細い靴をはき続けていることなどで起こる。女性に多く、特に靴をはいているときに痛む。靴と接触する箇所が赤く腫れて痛む。
●蜂窩織炎 皮下組織に起こる細菌性感染症。炎症兆候は激しいが、関節運動による疼痛は軽度。

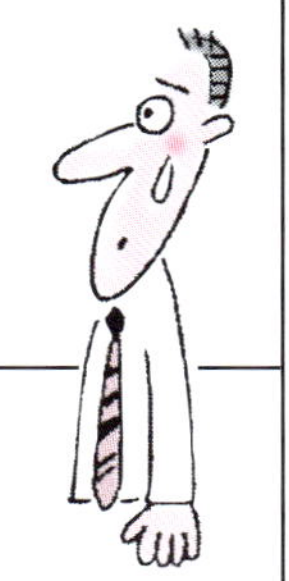

●図12　痛風発作期の血清尿酸値

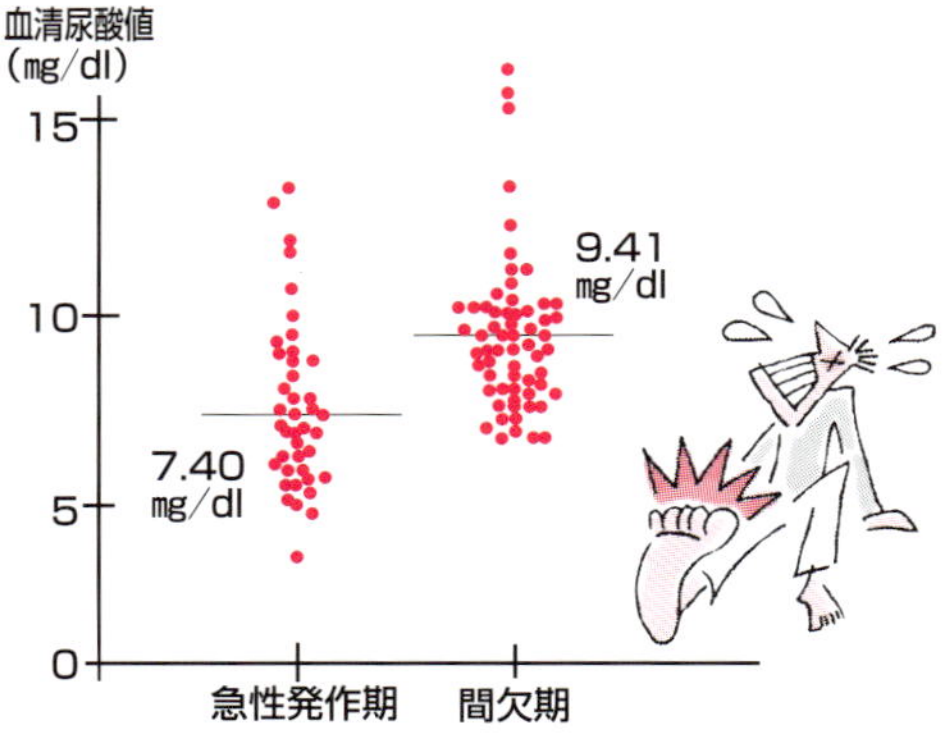

Ann Rheum Dis 56 : 696-697,1997　より作成

正常域になっていたとしても、高尿酸血症なら、その後かならず元のレベルにまで上昇していくからです。

痛風は一時的な尿酸値の上昇で発症するものではありません。高尿酸血症であることが重要なポイントです。

●痛風の診断に必要な検査

痛風関節炎は特徴がはっきりしている関節炎なので、その発症の仕方を聞き出すだけでも90％以上は診断がつきます。しかし合併症なども考えると血液・尿検査、レントゲン撮影、心電図、腹部超音波検査などが必要となります。血液だけでも最低限、次のような検査が必要です。

●血液・血清検査

＊炎症の程度を判定する血沈、ＣＲＰ（Ｃ反応性たんぱく）の検査

＊赤血球、白血球、血小板の数を調べる

●血液生化学検査

血液中に含まれるいろいろな物質を生化学的に調べる検査です。

＊尿酸値

＊尿素窒素（腎機能測定）

＊クレアチニン（腎機能測定）

＊脂質代謝のコレステロールと中性脂肪

＊血糖

痛風には腎結石の合併が多く見られます。腎結石は尿を検査すると潜血反応が陽性を示すこともありますが、特に所見がないのが普通です。腎結石があると尿酸をコントロールする薬を制限しなければなりませんから、腹部超音波検査によって腎結石の有無を判定する必要もあります。

●高尿酸血症の病型分類

尿酸の合成と排泄のバランスがくずれて体に尿酸がたまった状態が高尿酸血症です。痛風はこの高尿酸血症の成り立ちによって大きく二つの型に分けられます（表2）。産生過剰型と排泄低下型です。

●産生過剰型＝体の中で尿酸が合成されすぎたことが原因で高尿酸血症になっているタイプ。

●排泄低下型＝腎臓からの排泄機能が低下しすぎたことが原因で高尿酸血症になっているタイプ。

中にはこの**混合型**もあります。

そしていずれの場合でも、尿酸の合成と排泄のバランスがくずれて尿酸がたまる原因になっている病気が特に見いだせない場合を「原発性」または「一次性」の痛風、または高尿酸血症といいます。

●表2　高尿酸血症の病型分類

病　型	原発性、続発性の別	成　因
産生過剰型	原発性	・特発性 ・プリン代謝の酵素異常症
	続発性	・造血器疾患（白血病、悪性リンパ腫、骨髄腫など） ・乾癬 ・特殊な筋肉疾患（糖原病Ⅲ型、Ⅴ型、Ⅶ型、ミトコンドリア異常症など） ・薬剤 抗がん薬（シスプラチン、メトトレキセイト、シクロホスファミド） ぜんそく治療薬（テオフィリン） ・プリン体過剰摂取 ・糖原病Ⅰ型 ・アルコール過剰摂取 ・フルクトース（果糖）過剰摂取 ・過激な運動（無酸素運動） ・組織低酸素血症（ショック、心不全、呼吸不全） ・肥満
排泄低下型	原発性	・特発性 ・家族性若年性痛風性腎症（FJGN）
	続発性	・腎不全 ・脱水 ・飢餓、糖尿病性ケトアシドーシス ・妊娠中毒症 ・薬剤 利尿薬（サイアザイド系、ループ利尿薬） 抗結核薬（ピラジナミド、エタンブトール） ・糖原病Ⅰ型 ・アルコール過剰摂取 ・フルクトース（果糖）過剰摂取 ・過激な運動（無酸素運動） ・組織低酸素血症（ショック、心不全、呼吸不全） ・肥満

これに対し、ある病気が原因となって発症している場合を「続発性」または「二次性」の痛風、あるいは高尿酸血症と呼んで分類しています。尿酸値を上昇させる薬物を使用したことが原因の場合も続発性ということになります（表2）。

たとえば産生過剰型の高尿酸血症の原因の一つに白血病がありますが、これは白血病細胞の増殖と破壊によって大量の核酸が細胞から放出されて尿酸に分解されるためです。特殊な筋肉の病気が原因の高尿酸血症の場合も、筋肉運動を行なうことで尿酸の合成が増加するため、産生過剰型になります。これらは別の病気が原因で発症しているので「産生過剰型・続発性」の痛風または高尿酸血症ということになります。

一方、腎臓の働きが荒廃する腎不全の場合だと慢性、急性の別なく排泄低下型の高尿酸血症になります。心不全や肝硬変などでむくみをとるために用いられる利尿薬は尿酸の排泄を抑制するので、排泄低下型の高尿酸血症の原

●図13　高尿酸血症の分類法

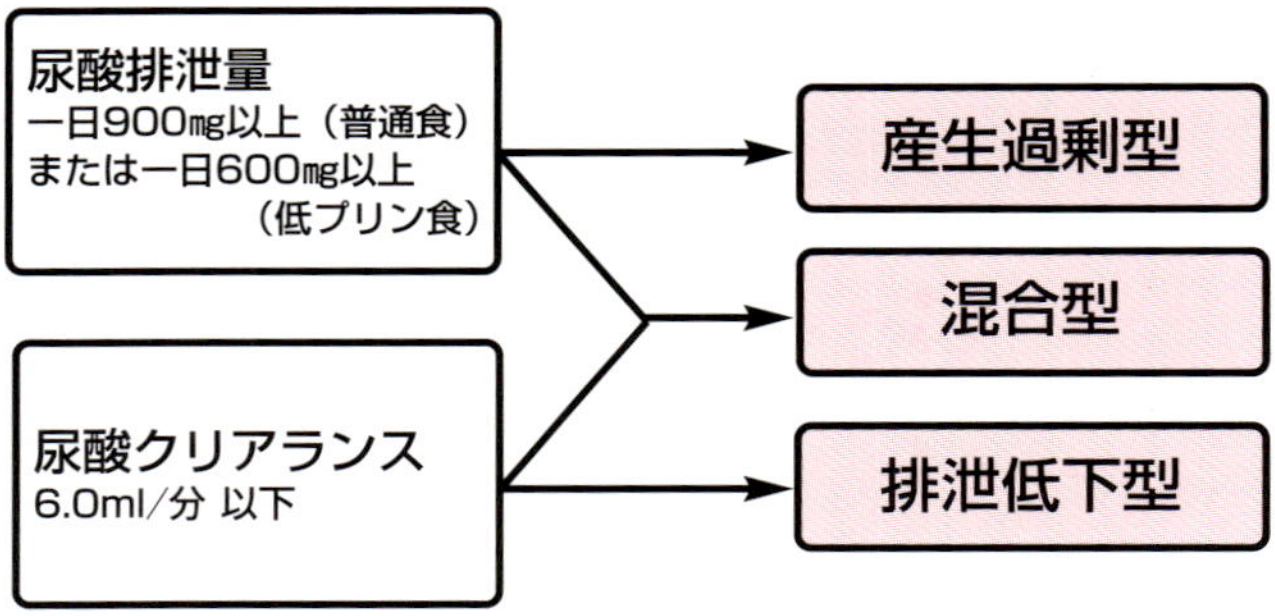

因になります。結核治療薬にも尿酸の排泄を抑制するものがあり、やはり排泄低下型の高尿酸血症を誘発します。この場合は「排泄低下型・続発性」の痛風または高尿酸血症というわけです。

このような分類を病型分類といい、痛風や高尿酸血症ではこうした型決めが非常に重要になってきます。というのも、型を知ることによって、陰に隠れている病気を発見する糸口になるからです。たとえば産生過剰型の高尿酸血症から、より重大な病気である白血病を発見するようなこともあるのです。もちろん、尿酸コントロール薬をじょうずに使い分けるためにも病型を知っていることがたいせつになります。

病型を決めるには尿に排泄される一日の尿酸排泄量と尿酸クリアランス（腎臓の尿酸排泄能力）を求める必要があります。尿酸排泄量がわかれば尿酸合成の程度が判定できますし、尿酸クリアランスは腎臓からの排泄能力を教えてくれるので、産生過剰型か排泄低下型かが判定できます（図13）。ちなみに原発性痛風の多くは排泄低下型です。

なぜ痛風になるのか

高度成長期の日本で痛風の患者数が爆発的に増加したのは、原因となる特殊な病気が増えたからでもなく、日本人の遺伝子が突然変異を起こしたからでもありません。

痛風の原因となるいくつかの病気で遺伝子の異常が見つかってきてはいますが、それはごく一部に限られています。痛風は遺伝的素因に環境因子が加わって発症するといわれますが、実のところ、遺伝的素因を形成する遺伝子は現在でも見つかっていません。

環境的な要素が大きなウエートを占めると考えざるをえないのです。

●環境因子

●肥満

環境因子の一つとして肥満をあげることができます。肥満度、特に体脂肪率が高くなると血清尿酸値も高くなるという相関関係が認められます（図

14）。肥満者の尿酸が高くなる理由として、インスリン抵抗性の関与が考えられます。インスリン抵抗性があると尿酸クリアランスが低下して尿酸の排泄が減少し、血清尿酸値が上昇することがわかってきました。また内臓脂肪が蓄積すると尿酸の合成が増えるということも、肥満が高尿酸血症の原因になる理由と考えられます。

●図14　肥満度と血清尿酸値との相関（健常男性）

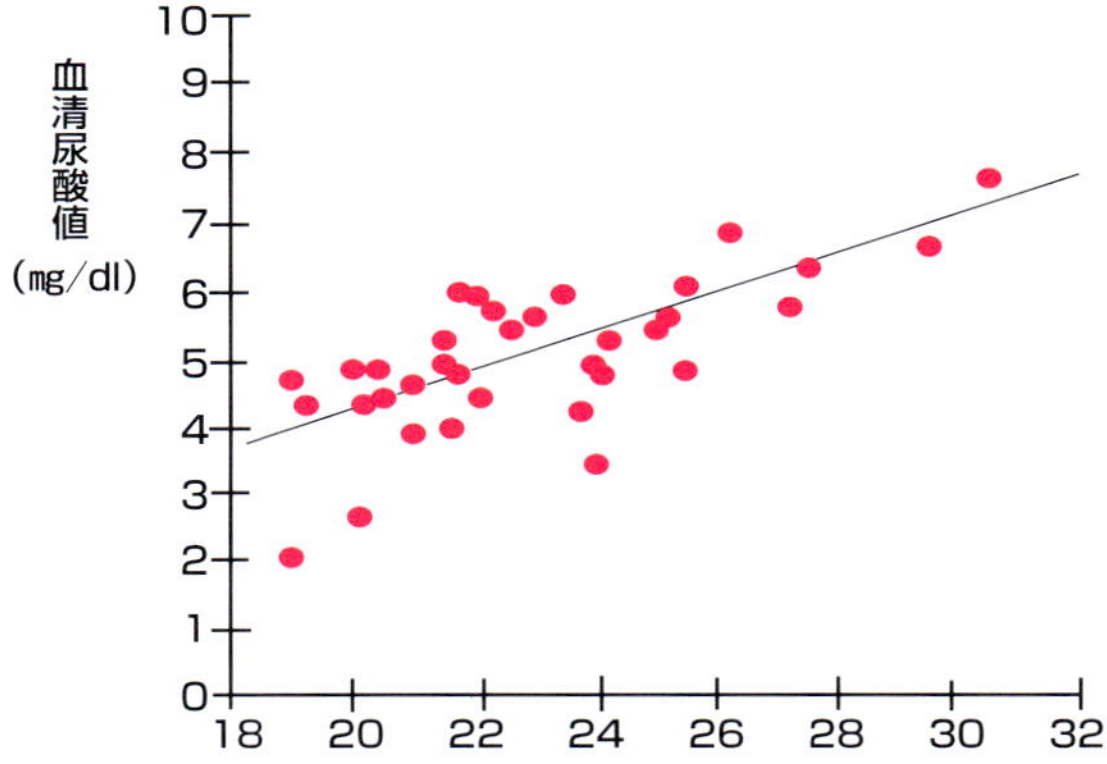

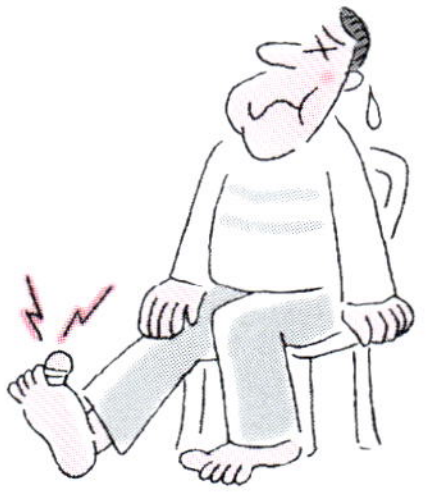

BMI＝体重／(身長)²

●食生活

食品も大事な環境因子です。

プリン体を豊富に含む酵母由来のリボ核酸（RNA）を一日4gずつ数日間摂取すると、尿酸値が正常な人でも2〜3mg／dlも上昇し、中には高尿酸血症のレベルにまで上がる場合すらあります（図15）。さらに、尿に排出される尿酸の量も2倍に増えます。

RNA4gすべてが吸収されて、これがすべて尿酸に代謝されたとすると、その量は約1000mgにもなってしまいます。RNA4gのプリン体は鶏レバー300gに含まれるプリン体量に相当します。もっとも、鶏レバー300mgを食べたとしても、腸での消化吸収や吸収後

●図15　RNAを数日経口摂取させたときの血清尿酸値の変化

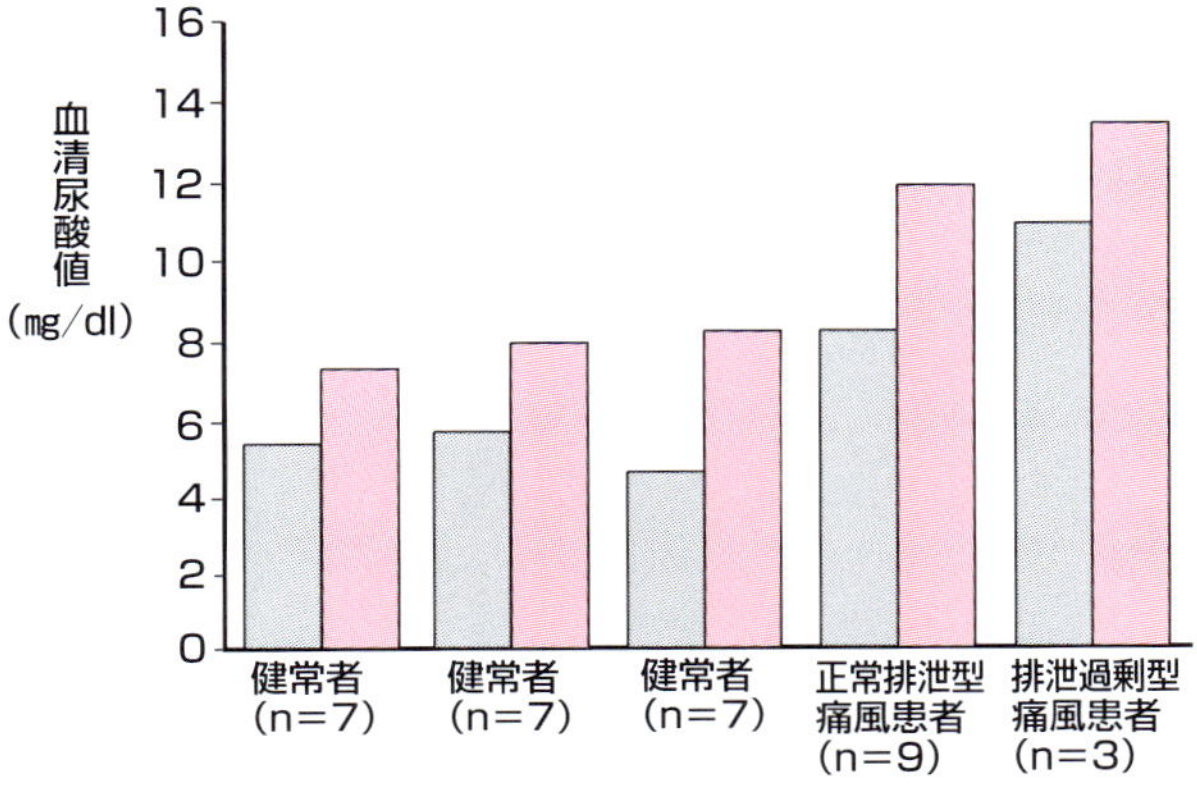

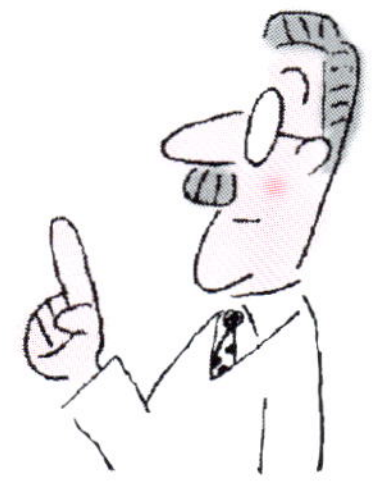

Yü,Nugent, Seegmillerらの調査をもとに作成

の代謝などがあるので、1000mgの尿酸が体に負荷されたとはいえませんが、健康な人の尿酸合成量が一日700mgであることを考えると、プリン体を多く含む食品摂取が尿酸値上昇に関係することは容易に理解できるはずです。

しかし、プリン体だけが尿酸に関係する食品成分というわけではありません。たんぱく質や脂肪もおおいに関係があります。

たんぱく質はアミノ酸に分解されて体の中に吸収されますが、このアミノ酸がプリン体を作る材料となります。さらに、脂肪はエネルギー量が高く、肥満を助長するだけでなく、脂肪が分解してできるケトン体は腎臓からの尿酸の排泄を妨げて血清尿酸値を上昇させます。したがって、たんぱく質と脂肪のとりすぎも尿酸値の増加につながることになります。

●アルコール

日本人はアルコールの分解に必要なアルデヒド脱水素酵素が不足している人が多く、欧米人に比べて「酒に強い」人が少ないといわれています。しかし痛風患者ではこの酵素を有する「酒に強い」人が多いことが知られており、痛風とアルコールの関係は深いものがあります。

飲酒を行なうと、次のように異なった三つの作用によって血清尿酸値が上昇します。第一と第二のメカニズムはすべてのアルコール代謝に関連したものなので、アルコール飲料の種類は問いません。

①アルコールが肝臓で代謝される際、人間の細胞内のほとんどのエネルギー源を供給しているアデノシン三リン酸（ＡＴＰ）という物質を消費します。このときプリン体が分解して尿酸が合成されます。

②アルコール代謝に伴って、体の中で乳酸が作られます。これが腎臓からの尿酸の排泄を妨害します。

③ビールには他のアルコール飲料と比べてプリン体が多く含まれています。そのため「痛風の天敵」とさえいわれるほどです（「栄養指導」参照）。

●過激な運動

激しい運動も尿酸値を上昇させる要素になります。

酸素供給能力を上回るスピードでアデノシン三リン酸（ＡＴＰ）が消費されるような激しい運動を続けると、ＡＴＰの合成に酸素を必要としない反応系が活性化されて骨格筋へのエネルギー供給を行なうようになります。

このような無酸素運動では大量のエネルギー消費が行なわれるため、ＡＴＰの分解が起こるのと、エネルギーを供給するための活動であるアデニル酸キナーゼ反応が活性化することによって筋肉内で大量のアデノシン一リン酸（ＡＭＰ）が作られます。このＡＭＰが分解されて尿酸になります。正常な尿酸値の人でも激しい運動によって数mg／dlも数値が上昇することが観察されていますが、それはこうした体の仕組みによるものです。

●図16　痛風関節炎の薬物療法

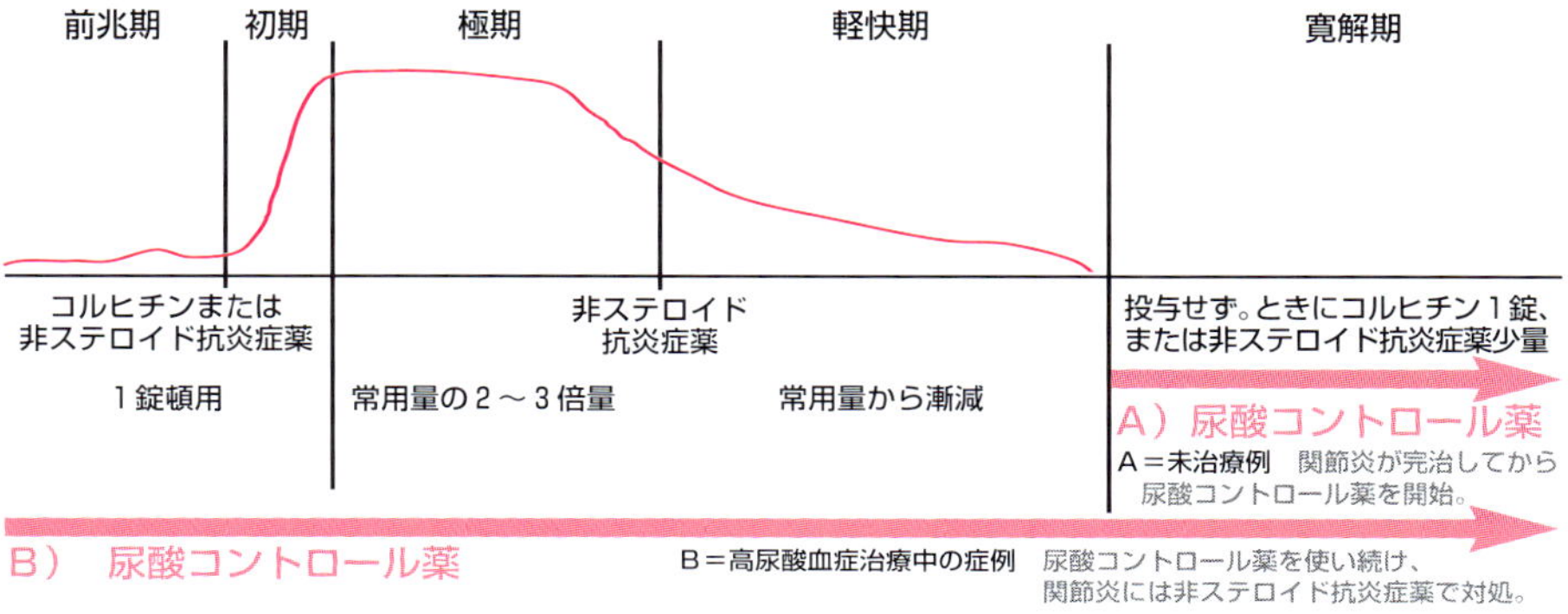

どのような治療が行なわれるか

●痛風関節炎の治療

痛風関節炎は自然に治まる性質がありますが、ひどい発作だと痛みのために、仕事はおろか夜眠ることもできません。発作時には非ステロイド抗炎症薬と総称される消炎鎮痛薬を通常の2〜3倍量を一日から三日間服用する短期大量療法が行なわれます（図16）。

痛みが軽減してきたら薬の量を減らし、以後痛みの強さに合わせて薬の使用量を調節します。

痛風関節炎は非常に激しい炎症であるため、非ステロイド抗炎症薬を漫然と使用するよりは、思いきって大量を短期間使用する使い方のほうが治療効果と副作用防止の両面から奨《すす》められます。

非ステロイド抗炎症薬は胃潰瘍を起こしやすい薬です。痛風治療の場合は長期使用にならないので、それほど心配する必要はないのですが、かならず胃薬を併用するなど注意するにこしたことはありません。

かつては痛風には、コルヒチンがよく使われたものです。しかし、赤く腫れ上がった関節炎を治すためにはコルヒチンの使用量を多くしなくてはならず、量を増やすと下痢や腹痛が起こってしまうため、満足する必要量を使用するのが困難でした。また、長期間使用すると血液障害などの副作用の可能性もあるので、痛風関節炎にも有効な非ステロイド抗炎症薬が開発されてからは、発作のごく初期を除いて、コルヒチンを使用することはほとんどなくなりました。

痛風発作は炎症ですから、温めると痛みがひどくなります。患部は冷やすほうがよく、腫れ上がった足を机の上に置くなどして心臓の位置よりも高くし、血液の貯留を避けるような状態にしておくと痛みは軽くなります。

また、尿酸値の急激な変動は関節炎を悪化させたり、別の新しい発作を招く恐れがありますので、痛風発作時に尿酸値に影響する薬物を使用するのは禁物です。尿酸コントロール薬も発作が完全に治ってから使用するよう指導されます。

●高尿酸血症の治療

痛風関節炎の治療はあくまでも対症療法にすぎません。痛風治療の本来の目的は、まず高尿酸血症を是正して尿酸が関与するさまざまな合併症を防止することです。そして動脈硬化の危険因子を増やさないようにして、痛風の予後を改善することにあります。

現在は優れた尿酸コントロール薬があるため尿酸値の管理も容易にできるようになりましたが、大事なことは病気になる前に予防を心がけることです。

痛風や高尿酸血症が日本で著しく増加した背景には、過食と運動不足による肥満、高プリン、高たんぱく、高脂肪食摂取や常習飲酒など、生活習慣のマイナス方向への変化によるものです。

このような生活習慣は同時に動脈硬化の危険因子も集積させやすいので、生活習慣の改善、特に食生活の指導が最もたいせつであると考えています。

●食事指導（図17）

●肥満の解消

肥満はインスリン抵抗性や内臓脂肪蓄積の基本的な病態です。インスリンはブドウ糖をエネルギーに変え、血糖値を下げる唯一のホルモンですが、インスリン抵抗性（インスリンに対する体の反応が低下する状態）があると糖尿病や高脂血症、高血圧の引き金になります。これらはいうまでもなく動脈硬化の危険因子ですから、肥満者の高尿酸血症では肥満の解消がなによりたいせつとなります。

食事エネルギーの設定は糖尿病治療に準じて行ない、標準体重あたり25～30kcalが妥当と思われます。

●プリン体の制限

最近では痛風や高尿酸血症に対して、食事のプリン体制限が従来ほど強調されない傾向にあります。というのも、核酸代謝やエネルギー代謝に関与する内因性のプリン体量のほうが、食品として供給される外因性のプリン体量よりはるかに多いからです。それに、厳格なプリン体制限を行なっても、血清尿酸値の低下はわずかであるといわれてきたことも理由の一つです。

しかし、プリン体の過剰な摂取は、痛風の人に限らず、明らかに尿酸値を押し上げます。当然、尿中の尿酸排泄量が増加して、尿酸に関連した腎結石や腎機能障害の危険性を増やすことになります。

あまり厳しく低プリン食を強いられるのは味気ないと感じるかもしれませ

●図17　痛風、高尿酸血症患者の生活指導

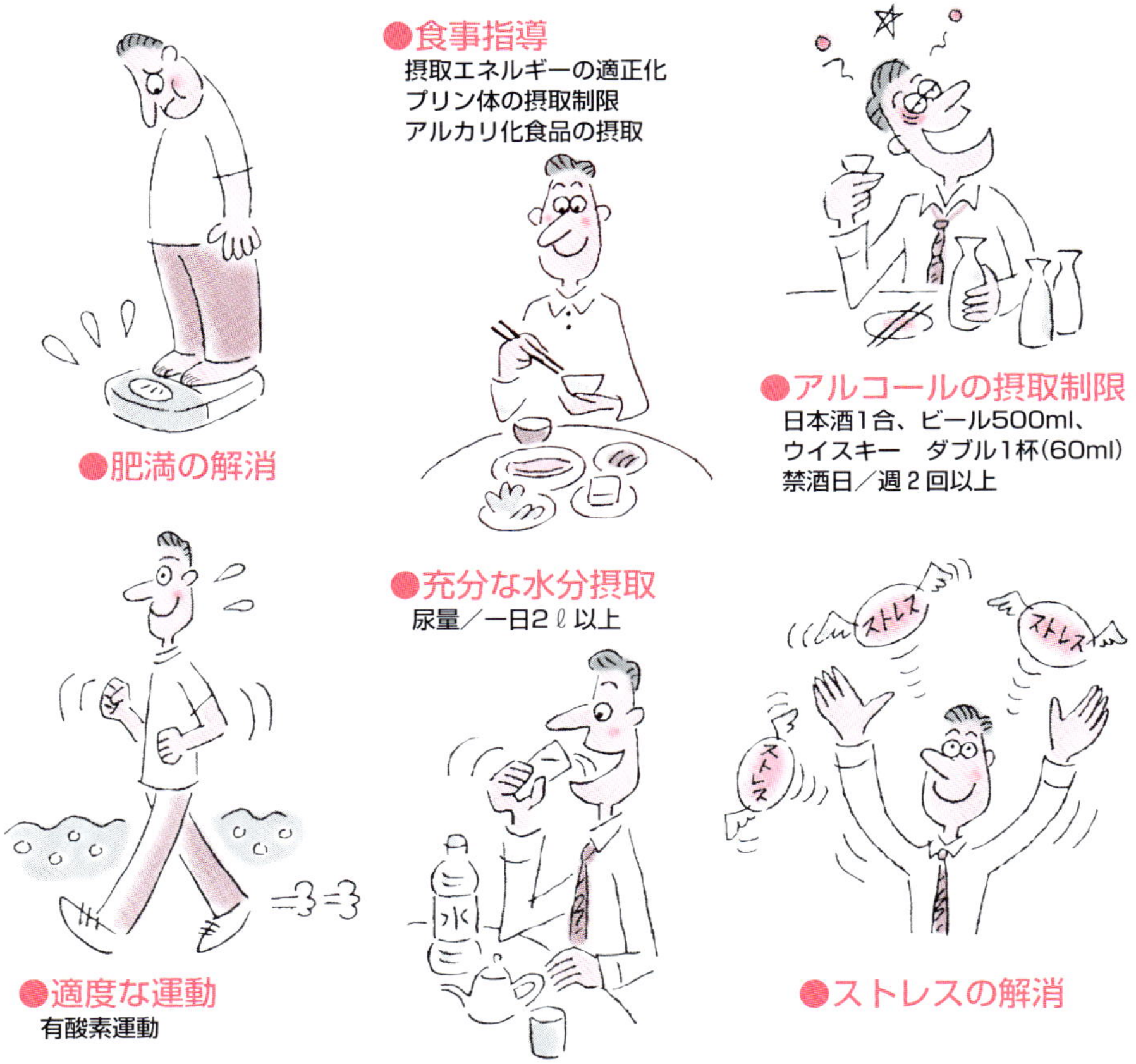

んが、健康を考えるなら、やはりプリン体が極端に多い食品（表3）は避けて、一日の摂取量を300mg以内という目安で制限するのが賢明でしょう。

●アルカリ化食品のすすめ

尿酸は酸性溶液ではとけにくく、結晶化して結石ができやすくなります。そのため尿を酸性化させないようにする必要があります。アルカリ化食品が血液のpHに影響することはないのですが、これを食することで尿のpHが上昇して酸性化を防ぐので、結石の防止につながります。アルカリ化食品は血清尿酸値とも直接の関係はありませんが、プリン体の少ない食材が多いので、多く摂取することで間接的によい影響を与えます。

●水を飲むことのすすめ

尿の量を多くしておくことは尿中の尿酸濃度を低下させて腎結石を防止するのに効果があります。一日に2ℓ以上の尿が出るよう常に飲水を心がける

●表3　プリン体の多い食品と少ない食品（100ｇ中の含有量／総プリン体表示）

きわめて多い（300mg～）	鶏レバー、マイワシ干物、イサキ白子、アンコウ肝酒蒸し、カツオ節、ニボシ、干し椎茸
多い（200～300mg）	豚レバー、牛レバー、カツオ、マイワシ、大正エビ、マアジ干物、サンマ干物
少ない（50～100mg）	ウナギ、ワカサギ、豚ロース、豚バラ、牛肩ロース、牛肩バラ、牛タン、マトン、ボンレスハム、プレスハム、ベーコン、つみれ、ほうれん草、カリフラワー
きわめて少ない（～50mg）	コンビーフ、魚肉ソーセージ、かまぼこ、焼きちくわ、さつま揚げ、カズノコ、スジコ、ウインナーソーセージ、豆腐、牛乳、チーズ、バター、鶏卵、とうもろこし、じゃが芋、さつま芋、米飯、パン、うどん、そば、くだもの、キャベツ、トマト、にんじん、大根、白菜、ひじき、わかめ、こんぶ

とよいでしょう。

●アルコール飲料の制限

ビールにはプリン体が多く含まれているので、他のアルコール飲料に比較すると尿酸値に影響しやすいのは確かです。しかし、プリン体が含まれなくてもアルコールが肝臓で代謝されるだけで尿酸値は上昇しますので、ビールを焼酎に替えたからといって飲む量が増えればビールの適量よりも悪い結果になります。痛風の人でも日本酒1合、ビール500ml、ウイスキーダブル1杯（60ml）程度なら尿酸値への影響は少ないと思われます。週に2日間ほど酒を飲まない日を設けるとさらによいと思います。

●運動指導（図17）

尿酸の産生を高めるような激しい運動はおすすめできませんが、有酸素運動は血清尿酸値の上昇を起こさず、体脂肪の減少、軽症高血圧の改善、HDLコレステロールの上昇、耐糖能の改善など高尿酸血症に合併しやすい種々の病態を改善させます。

具体的には速歩きや軽いジョギング、平地での自転車走行、体操、軽い水泳などをおすすめします。

●薬物療法

●薬物治療の適応

痛風を発症している人が高尿酸血症を放置したままにすると、時期の差はあれ、大多数の人が関節炎を再発します。痛風関節炎は激烈で、これが起こるとその人の社会生活は著しく障害されます。

したがって、痛風のために食事療法を行なっているにもかかわらず高尿酸血症が改善しない場合は、尿酸コントロール薬を使って血清尿酸値を6mg／dl前後に維持するようにしたいものです。

これに対して、いまだ痛風を発症していない無症候性高尿酸血症の人の場合はどのくらいの尿酸値から薬物治療を行なえばよいのでしょうか。

血清尿酸値が7mg／dlをわずかに超えた程度の無症候性高尿酸血症であれば、ほとんど薬物治療の必要はないでしょう。高尿酸血症治療の基本はあくまでも食事療法を中心とした生活習慣の改善です。

しかし、中には生活指導を行なっても血清尿酸値が低下してこない無症候性高尿酸血症で、高血圧、高脂血症、心臓病、腎機能障害などの合併症のある人もいます。その場合は血清尿酸値8mg／dlを尿酸コントロール薬開始の目安とするのがよいといわれています。合併症がまったくないような人であれば、薬物治療を開始する血清尿酸値の基準を9mg／dl程度にゆるめてもよいのではないかと考えています（図18）。

●尿酸コントロール薬の種類

尿酸を低下させる薬剤には排泄促進薬と産生阻害薬の2種類があり、尿酸

●図18　高尿酸血症の治療方針

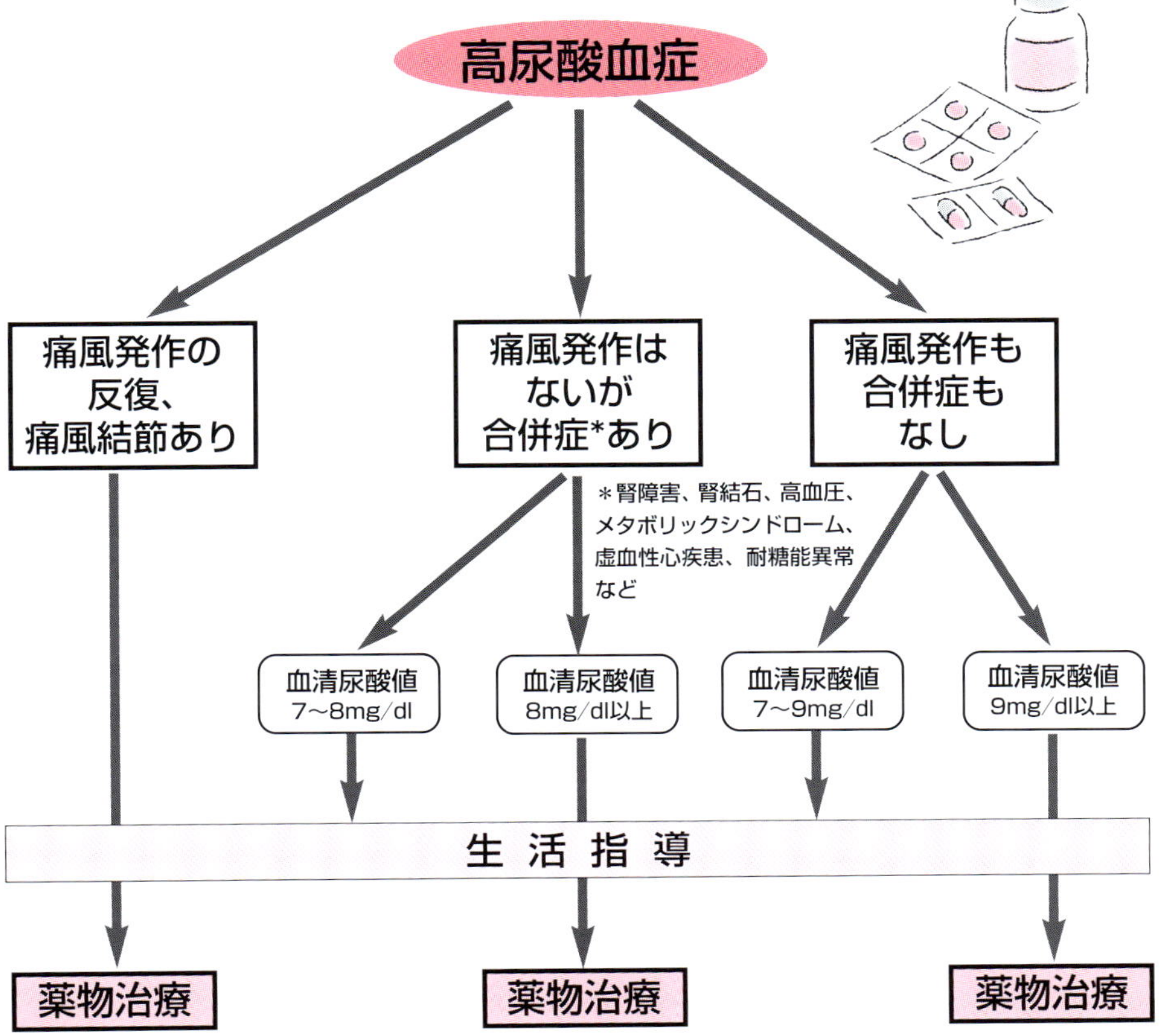

●表4　尿酸コントロール薬の種類と投与量、副作用など

	一般名	商品名	一日投与量と投与方法	副作用
排泄促進薬	プロベネシド	ベネシッド	500〜2,000mg 2〜4回分服	胃腸障害、ネフローゼ症候群、再生不良性貧血、皮疹、腎結石
	ブコローム	パラミジン	300〜900mg 1〜3回分服	消化性潰瘍、皮疹、白血球減少症、腎結石
	ベンズブロマロン	ユリノーム ナーカリシン ベンズマロン他	25〜100mg 1〜2回分服	劇症肝炎、胃腸障害、腎結石
産生阻害薬	アロプリノール	ザイロリック アロシトール サロベール他	100〜300mg 1〜3回分服	中毒症候群（過敏性血管炎）、Stevens-Jhonson症候群、剥脱性皮膚炎、皮疹、再生不良性貧血、肝機能障害
	フェブキソスタット	フェブリク	20〜40mg 1回	肝機能障害、胃腸障害

を下げる仕組みが違います（表4）。

排泄促進薬は腎臓からの尿酸の排泄を増加させて尿酸値を低下させる薬、産生阻害薬は体の中でプリン体が分解して尿酸ができるのをストップすることで、尿酸値を低下させる薬です。

排泄促進薬には3種類の薬がありますが、ベンズブロマロンが最も多く使用されています。排泄促進薬を使用すると、体にたまっていた大量の尿酸が腎臓を通って尿に排泄されるため、その過程で腎臓で尿酸の結晶ができて結石を作る可能性があります。したがって排泄促進薬を使用するときは尿の酸性化を防止する尿アルカリ化薬をかならず併用するようにします。

産生阻害薬として臨床で使用できる薬剤はアロプリノールだけでしたが、二〇一一年5月からフェブキソスタットが使用できるようになりました。両薬剤とも尿酸を作るキサンチン酸化酵素という酵素の働きをおさえてしまう酵素阻害薬です。アロプリノールはアレルギーとしての皮膚の発疹が比較的起こりやすい薬ですが、日本でいちばん多く使用されています。ただし特異体質の人や腎不全の人に漫然とアロプリノールを使用すると、ときに命にかかわるような中毒症候群や骨髄障害が現われることがあり注意を要します。

排泄促進薬のベンズブロマロンのほうは副作用の少ない薬剤です。しかしそれでも、特異体質の人に使用されると劇症肝炎などの命にかかわるような副作用を起こすことがあります。二〇〇〇（平成12）年2月にこのことが報道され、非常に怖い薬のように勘違いされてしまいました。そのため、服用が必要な人でも使用を止めてしまうというケースが多々起こり、痛風治療の混乱を招いてしまいました。

薬はよく「両刃の剣」といわれます。どのような薬でも病気を治すよい面がある反面、副作用の危険も伴います。しかし、薬物治療の有用性がはっきりしているならば積極的に薬を続けるべきであると思います。

薬には副作用が付き物であるとの認

識のもとに定期的な検査を行なえば、重い症状の副作用が出るのを未然に防ぐことができます。治療の中断はその人にとって不利益を生むことになりますので、自己判断で薬を中断することは避けなければなりません。

●尿酸コントロール薬の選択と注意点

排泄促進薬と産生阻害薬を使い分けるにあたっては、病型分類の結果が生きてきます。

産生過剰型の患者は尿酸が合成されすぎている状態なので尿中の尿酸の排泄量も増加しています。ところが排泄促進薬は常に腎結石を起こす可能性をはらんでいますから、産生過剰型に排泄促進薬を使用すれば、ますます尿酸量が増して腎結石を作りやすくなってしまうことになります。したがって産生過剰型の治療には産生阻害薬を使用するのがよいということがおわかりいただけると思います。

同じ理由で腎結石を合併している人にも産生阻害薬が適用されます。一般的に「排泄低下型には排泄促進薬を、産生過剰型には産生阻害薬を使用する」のが原則です。

どちらの薬剤で治療する場合も、治療開始時に多くの量を使用すると血清尿酸値が急に下がって痛風関節炎が起こってしまう危険性があります。尿酸コントロール薬は最少量でスタートし、血清尿酸値の変化を観察しながらゆっくりと増量していき、最終的に血清尿酸値が6㎎／dl前後に維持できる量を一生使用することがすすめられます。

尿酸コントロール薬で血清尿酸値が適正値に維持されているにもかかわらず痛風関節炎が起こることが治療の初期には見られることがあります。これは血液中の尿酸値が正常化しても長年にわたって蓄積した関節内の尿酸の結晶は短期間では消失しないという証《あかし》です。体に蓄積したすべての尿酸結晶が抜けきらない限り、痛風関節炎が起こる可能性があることを充分認識していただきたいと思います。

もし尿酸コントロール薬の治療中に関節炎が起こってしまったら、血清尿酸値は変動させないという原則のもと、服用中の尿酸コントロール薬は中止しないで、非ステロイド抗炎症薬による短期大量療法を行ないます（19ページ、図16参照）。

当然個々のケースで異なりますが、尿酸結晶の掃除が完了するのには半年から1年ほどかかります。この間は痛風関節炎が起こる可能性がありますから、発作が起こりそうな予感がしたらすぐに服用できるよう、治療薬の非ステロイド抗炎症薬を携帯するのがよいと思います。

このような予感時にはコルヒチンもよく効きます。尿酸コントロール薬は体質を変える薬物ではなく、あくまでも使用中に限って尿酸値を低下させる薬です。尿酸コントロール薬で血清尿酸値が下がったからといってそこで薬を止めてしまうと、尿酸値はかならずもとの高い値に戻ってしまい、痛風関節炎の再発につながってしまいます。

痛風の人の食事の基本

医療法人社団同友会
深川クリニック管理栄養士
泉 眞利子

■高尿酸血症の食事療法

「食事療法」というと、「食事の量を極端に制限されたり、好きな食べ物を禁止されたりするのではないか」という不安を持つ人が多いようです。また一方で「病気に特別に効く食品があったら教えてほしい」という人もいます。

しかし、「食事療法」は何かを禁止することでも、特別なものを食べることでもありません。健康によい、普通の食事に近づけるために、今までの食生活の軌道修正をすることと理解していただきたいと思います。

外食、つき合い、アルコール、夜遅い食事、朝食抜きなど、現代の食生活には普通の食事をすることを妨げる要素がたくさんあります。これらの生活習慣が高尿酸血症の発症の要因の一つになっています。また高尿酸血症は、肥満、高脂血症（脂質異常症）、高血圧症、耐糖能異常など、他の生活習慣病を合併しているケースが多く見られます。このまま放置していても、自然によくなるものではありませんので、なるべく早く食事療法にとり組んでほしいのです。

治療で薬を使用する場合も、食事療法で尿酸の生成や排泄《はいせつ》をコントロールした上で使用することが望まれます。

高尿酸血症の食事療法の基本は、次の6つです。

①エネルギーをとりすぎない
②栄養バランスのよい食事をする
③アルコールを控えめにする
④プリン体の多い食品をとりすぎない
⑤野菜や海藻類を充分にとる
⑥水分を充分にとる

以上を順を追って説明していきましょう。

●エネルギーをとりすぎない

高尿酸血症の人がまず注意すべきことは、エネルギーをとりすぎないことです。

血液中の尿酸値が高くなるのは、「体内での尿酸の生産が過剰になる」「尿酸の排泄が低下する」「食事からのプリン体の摂取が過剰になる」のいずれかが原因です。

肥満と高尿酸血症との関係はまだ充分にはわかっていませんが、肥満していると尿酸の排泄が低下し、減量するとそれが改善されることは明らかになってきています。また、たくさん食べれば、それだけプリン体の摂取量が多

●標準体重と目標体重の求め方

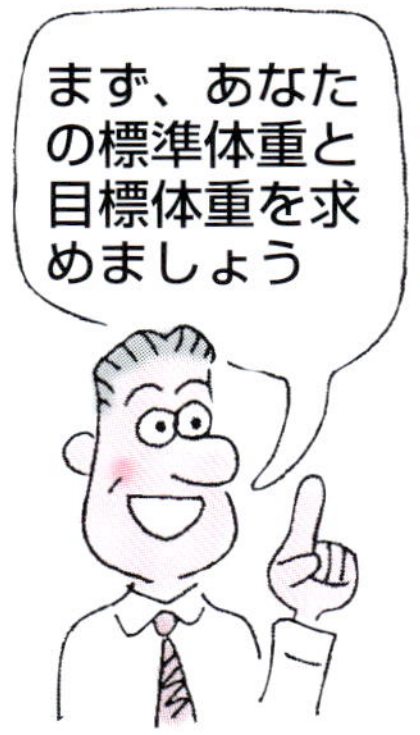
まず、あなたの標準体重と目標体重を求めましょう

標準体重＝身長（m）×身長（m）×22
目標体重＝標準体重の±10％以内に設定

例　身長170㎝（＝1.7m）の場合
標準体重＝1.7×1.7×22≒64kg
目標体重＝57〜70kg

あなたの標準体重＝□m×□m×22＝□kg

あなたの目標体重＝□kg〜□kg

くなることも事実です。

したがって、エネルギー量をとりすぎないようにし、肥満がある人は減量することが、高尿酸血症の治療にも予防にも、最もたいせつなことです。

一日の摂取エネルギー量は標準体重×30kcalを目安にします。

減量のペースは月に1〜2kg、目標体重は標準体重の±10％以内に設定します。

●栄養バランスのよい食事をする

高尿酸血症の患者さんによく見られる生活パターンや食事の仕方として、「仕事が忙しくて食事が規則的にとれない」「接待や酒の席が多い」「つまみをたくさん食べる」「早食い、大食である」「野菜が少ない」などがあり、生活のリズムも食事の内容にも、かなりの偏りがあります。この偏りが高尿酸血症を引き起こす原因にもなっています。

また、肥満や高脂血症、高血圧症、耐糖能異常などの生活習慣病をあわせ持っていることも多く、その改善や予防のためにもバランスのよい食事は重要です。

栄養バランスのよい食事がたいせつ、といっても、一品ごとの栄養価計算をしながら食べるのは現実には無理でしょう。そこで、「バランスのよい食事」のイメージを覚えておくと便利です。

◆栄養バランスのよい食事のイメージ

1回の食事に主食、主菜、副菜（野菜中心のおかず）の3つの皿をそろえましょう。主食からはおもに糖質がとれ、これはエネルギー源になります。主菜からはおもにたんぱく質と脂質、副菜からはおもにビタミン、ミネラル、食物繊維がとれます。

このように、主食、主菜、副菜の3つの皿をそろえると、五大栄養素と食物繊維をまんべんなくとることができます。朝、昼、夕に毎食3つの皿をそろえ、このほかに一日に牛乳1本とく

●栄養バランスのよい食事
ーこうすれば簡単にできますー

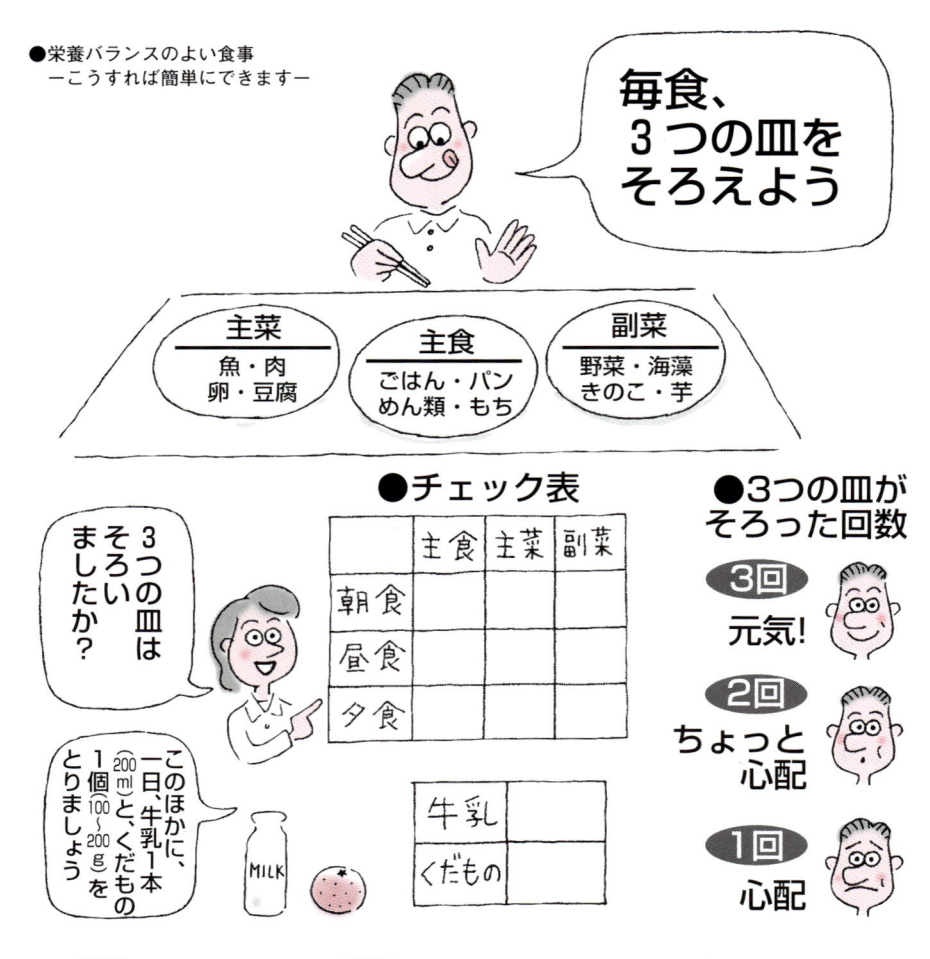

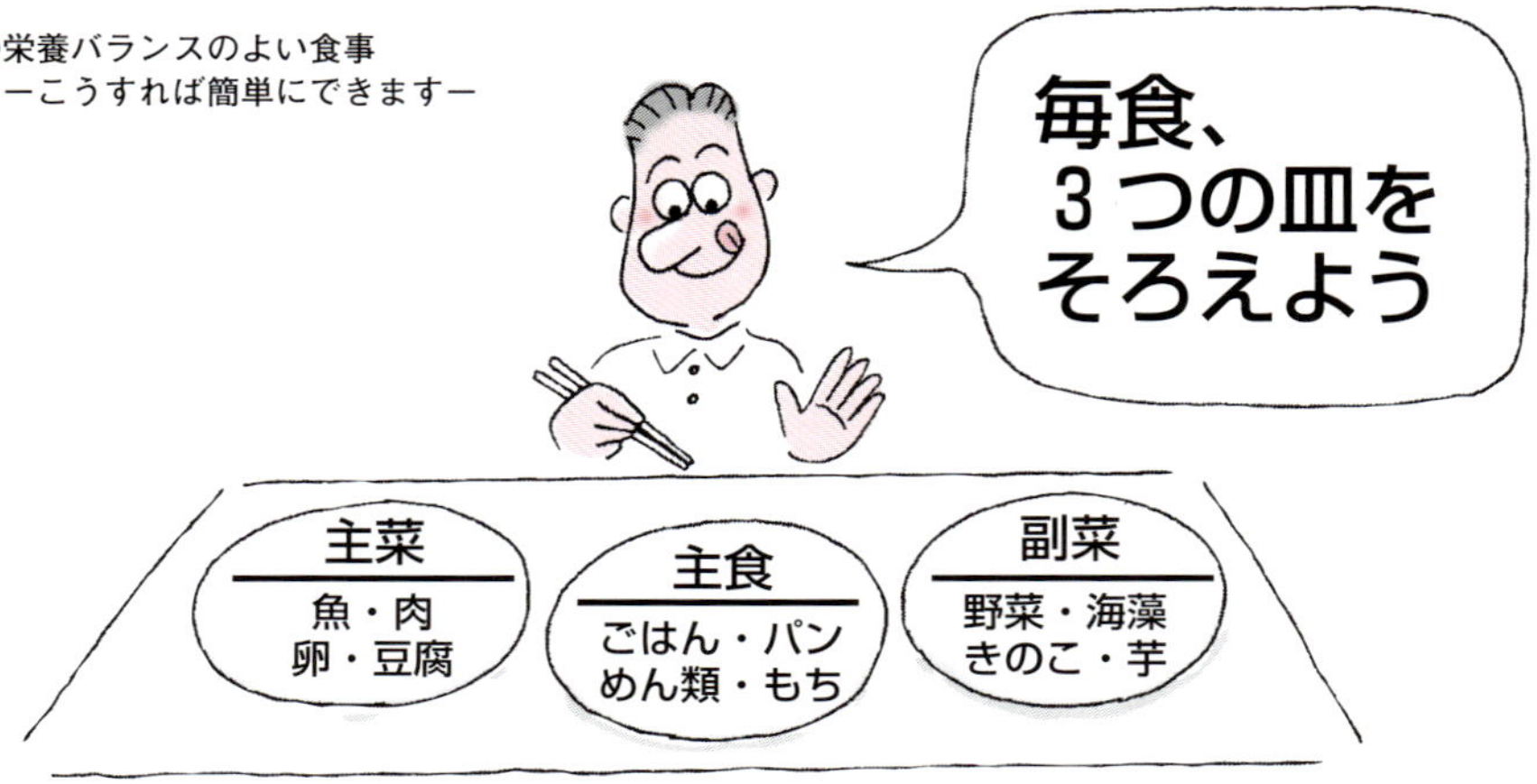

●チェック表

	主食	主菜	副菜
朝食			
昼食			
夕食			

牛乳	
くだもの	

●3つの皿がそろった回数

だものを1個（100～200g）とれば、栄養素の大きな過不足は防げます。もちろん微量栄養素の充足も必要ですが、まずは3つの皿という太い柱をしっかり立てることから始めましょう。

朝食　朝食は時間や食欲がないなどの理由で軽くすませる傾向が見られ、3つの皿がそろいにくいようです。朝食を食べていない人は、牛乳1本、バナナ1本でも食べる習慣をつけ、パンとコーヒーだけの人は、卵やチーズ、ソーセージなどのおかずをプラスするなど、とにかく今よりワンランクアップを心がけましょう。

昼食　外食だから無理と決めつけるのは早計です。3つの皿を意識するとしないとでは、栄養バランスに大きな差が出ます。会社の食堂、コンビニエンスストア、町の定食屋さんを利用してじょうずに選んでほしいものです。

夕食　自宅で食べるとたいていは3つの皿がそろうようですが、問題は酒の席です。肉や魚のつまみは食べすぎないようにし、野菜をかならず食べるなどの工夫が必要になります。また、飲んだとき主食を抜くという方法は感心しません。主食を抜くと充足感が得られませんので、その分、つまみが多くなり、アルコールも増え、尿酸値が増加しやすくなります。もちろん、他の生活習慣病にも悪い影響を与えます。「飲むときも、ごはん1杯は食べる」という心づもりを持つことをおすすめします。

●アルコールを控えめにする

アルコールを控えめにする理由は3つあります。

第一は、アルコールは肝臓での尿酸の生成をすすめること。

第二は、アルコールが分解される途中で乳酸が増加し、その影響で腎臓《じんぞう》からの尿酸の排泄が悪くなること。

第三は、アルコールを飲むと食欲が増して食べすぎにつながりやすく、つまみには高たんぱく質食品が多いのでプリン体の摂取量そのものも多くなることです。

アルコールの適正範囲は一日に日本酒なら1合、ビールなら500ml、ウイスキーならダブル1杯、ワインならワイングラス2杯、焼酎のお湯割りなら（ウーロン割りでも）コップ1杯以内、とお考えください。

アルコール飲料の中で、プリン体が多いのはビールです。しかし、普通のビールのプリン体量は中びん1本で20～30mgですから、食品と比較すると、その含有量はそれほど多くありません。中びん1本程度であれば、ビールをやめて他の酒類に変える必要はないでしょう。アルコールの種類より、量に注意をはらいましょう。

●アルコールの適正量

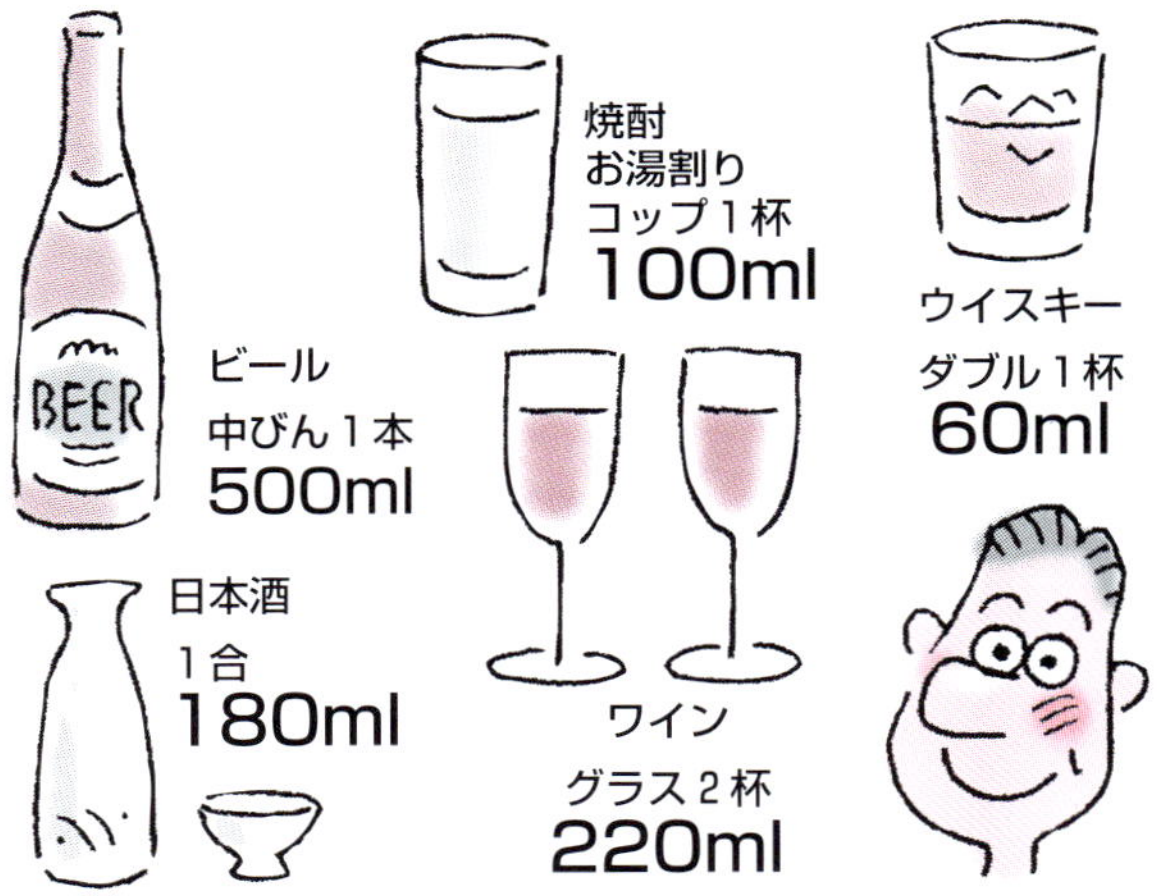

●アルコール飲料中のプリン体含有量

種類	総プリン体量 100mlあたり（mg）
一般のビール（3種）	4.4～6.9
地ビール（11種）	6.8～16.6
発泡酒（4種）	2.8～3.8
ウイスキー	0.1
ブランデー	0.4
焼酎（25%）	0.03
日本酒（1級）	1.2
ワイン	0.4

藤森新ほか「アルコール飲料中のプリン体含有量」1985年、小片絵里ほか「ビール中のプリン体含有量」2000年　より作成

★最近の疫学的研究から、プリン体の豊富なビールの節制は重要とされています。できればプリン体カットのビールに変えましょう。

（資料＝『高尿酸血症と痛風』2008年No.1　メディカルレビュー社）

毎日飲んでいる人は、アルコールにより血中尿酸値が上昇しやすいといわれています。また、低い尿酸値でも痛風発作が起きやすいこともわかっています。週に2日くらいの休肝日を作るようにして、アルコールとじょうずにつき合っていきましょう。

●プリン体の多い食品をとりすぎない

プリン体は細胞の核を構成する成分ですので、ほとんどすべての食品に含まれています。中でもたんぱく質食品に多いので、この摂取の仕方がプリン体をとりすぎないためのいちばんのポイントになります。

ただ、プリン体を警戒しすぎて、たんぱく質食品をむやみに減らすことは避けたいものです。栄養のバランスがくずれ、免疫力が低下したり、他の病気の原因になったりします。プリン体量と栄養面との両方を考慮すると、おもなたんぱく質源として、一日に卵1個、魚切り身1切れ、肉50～80g、豆腐1/3丁くらいが適正量です。

プリン体の量は食品によってかなり違いがあります。4段階に分けて「控えたい食品」「できれば控えたい食品」「量や食べる回数に注意したい食品」「心配ない食品」と大まかに覚えておくとよいでしょう（22ページ参照）。一日のプリン体摂取量は300mg以下を目標にします。アンコウの肝、白子、レバーなどはプリン体が特に多い食品です。日常の食事でこれらを多量に食べることはないと思いますが、プリン体の独特のうま味を好むかたは集中的に食べる傾向がありますので、自覚してほどほどにしましょう。

ふだんの食事でよく食べるものでは、イワシ、アジ、カツオ、エビなどが要注意です。1人前でプリン体は150mg以上になります。毎日続けない、同じ日に重ねて食べない、などの注意が必要です。

●野菜や海藻類を充分にとる

尿酸はアルカリ性にとけやすく、酸性にとけにくいという性質があります。

血液のPHは食事の影響を受けませんが、尿のPHは食べる食品の種類によってかなり変化します。野菜や海藻は尿をアルカリ側に傾けるものなのでたっぷり食べましょう。

野菜は一日に350gが目標です。野菜を食べるのは夕食だけ、という人が多いのですが、夕食だけで350gはとてもとれません。毎食欠かさず1皿以上、100g以上をとるように心がけることが必要です。

野菜は一品料理のほかに、つけ合わせや汁物の具など、いろいろな形で登場します。しかし、これらの量はそれほど多くありませんので、それで野菜を食べた気になると量が不足してしまいます。やはり野菜中心の料理を1皿とりたいものです。具だくさんの汁物は野菜もとれますが、塩分も多いので1杯が限度です。野菜や海藻の料理が加わると満腹感が得られるので、たんぱく質のとりすぎをおさえて食事全体のエネルギーを下げるのにも役立ちま

●たんぱく質源としてとりたい主菜の一日あたりの適正量

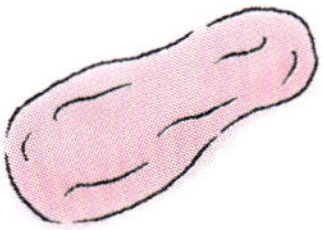

肉
50〜80g

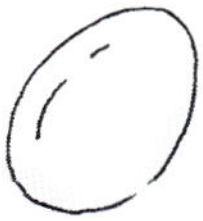

卵
1個

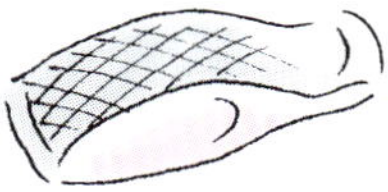

魚
切り身1切れ

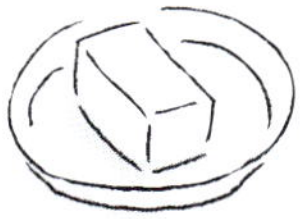

豆腐
⅓丁

●食品中のプリン体含有量（プリン体窒素含有量をプリン体含有量に換算）

食品名	100g中の総プリン体量（mg）	1回量	1人前の含有量	
			プリン体（mg）	尿酸換算（mg）
アンコウの肝（酒蒸し）	399.2	15g	59.9	70.2
干ししいたけ	379.5	4g（乾燥2枚）	15.2	18.0
マイワシの干物	305.7	80g（2尾）	244.5	286.4
イサキの白子	305.5	30g	91.7	105.3
豚レバー	284.8	80g	227.8	264.9
マアジの干物	245.8	60g（中1尾90g）	147.5	173.5
カツオ	211.4	80g（刺身5切）	169.1	207.1
マイワシ	210.4	50g（1尾100g）	105.2	123.6
クルマエビ	195.3	50g（5尾）	97.6	117.7
乾燥大豆	172.5	35g（¼カップ）	60.4	70.6
マグロ	157.4	80g	125.9	154.7
鶏肉ささ身	153.9	80g	123.1	150.6
アサリ	145.5	35g（5個）	50.9	60.0
タコ	137.3	50g	68.7	79.8
ヒラメ	133.4	50g（刺身5切）	66.7	81.5
たらこ	120.7	20g（¼腹）	24.1	28.2
納豆	113.9	40g（小1パック）	45.6	53.1
タラバガニ	99.6	100g	99.6	119.4
牛肉ヒレ	98.4	80g	78.7	95.5
豚肉ロース	90.9	80g	72.7	88.8
ボンレスハム	74.2	20g（2枚）	14.8	18.2
えのきだけ	49.4	50g	24.7	29.4
ウィンナーソーセージ	45.5	50g（2〜3本）	22.7	27.7
板かまぼこ	26.4	30g	7.9	9.6
白米	25.9	80g（ごはん1杯180g分）	20.7	24.2
カズノコ	21.9	30g（1本）	6.6	7.6
豆腐（冷奴）	31.1	100g（⅓丁）	31.1	36.5
チーズ	5.7	20g（1枚）	1.1	1.3
牛乳	0	200g（1カップ）	0	0
鶏卵	0	50g（1個）	0	0

「高尿酸血症・痛風の治療ガイドライン第2版」2010年 より作成

●尿をアルカリ化する食品と酸性化する食品

尿アルカリ化食品	アルカリ度、酸度	尿酸性化食品
ひじき・わかめ・こんぶ	高い	卵・豚肉・サバ
干ししいたけ・大豆		牛肉・アオヤギ・アサリ
ほうれん草・ごぼう		鶏肉・カツオ・ホタテガイ
さつま芋・にんじん		精白米・ブリ・マグロ
バナナ・里芋		サンマ・アジ・カマス
キャベツ・メロン		イワシ・カレイ
大根・かぶ・なす		アナゴ・シバエビ
じゃが芋・グレープフルーツ		サワラ・大正エビ
アスパラガス	低い	

細谷達男ほか「高尿酸血症、痛風と腎障害、尿路結石の新しい概念と治療」Medical Practice 1995年 より作成

す（33ページ参照）。

●水分を充分にとる

尿量を増やして尿酸の排泄をよくするのが目的です。水分を充分にとり、一日約2ℓの尿量になるようにします。心臓や腎臓の病気がある場合は医師からの指示をあおぎましょう。

水分は原則として甘くないもの、アルコールが入っていないもの、エネルギーがないものを選びます。普通の水、緑茶、番茶、麦茶、ウーロン茶などが適切です。

水分をとるためにジュースやビールを飲むことは大きな誤りです。また、牛乳が体によいといってもエネルギーはありますので、水代わりに飲むのは好ましくありません。

具体的な飲み方として、朝、昼、夕の食後にお茶を飲むほかに、朝起きたとき、3時のお茶の時間、夜寝る前にも飲む習慣をつけます。寝ている間に汗、呼吸などで水分が失われて尿が濃縮され、尿酸の結晶ができやすくなるので、寝る前の水分補給は重要です。

夏場や、運動のあとなど、多量に汗をかいたときも、こまめに水分をとるように心がけましょう。

■合併症を伴うとき

肥満合併の場合

高尿酸血症の患者さんの20％くらいに肥満が見られます。体脂肪率と尿酸値は強い相関を示し、減量するだけで尿酸値が改善することはいくつかの研究で明らかになっています。肥満を合併している場合は、まず減量することが先決です。

減量のペースは月に1～2kgが適当です。急激な減量を行なうと、かえって尿酸値が上昇したり、ケトン体の影響で尿酸の排泄が悪くなったりします

●野菜のじょうずなとり方

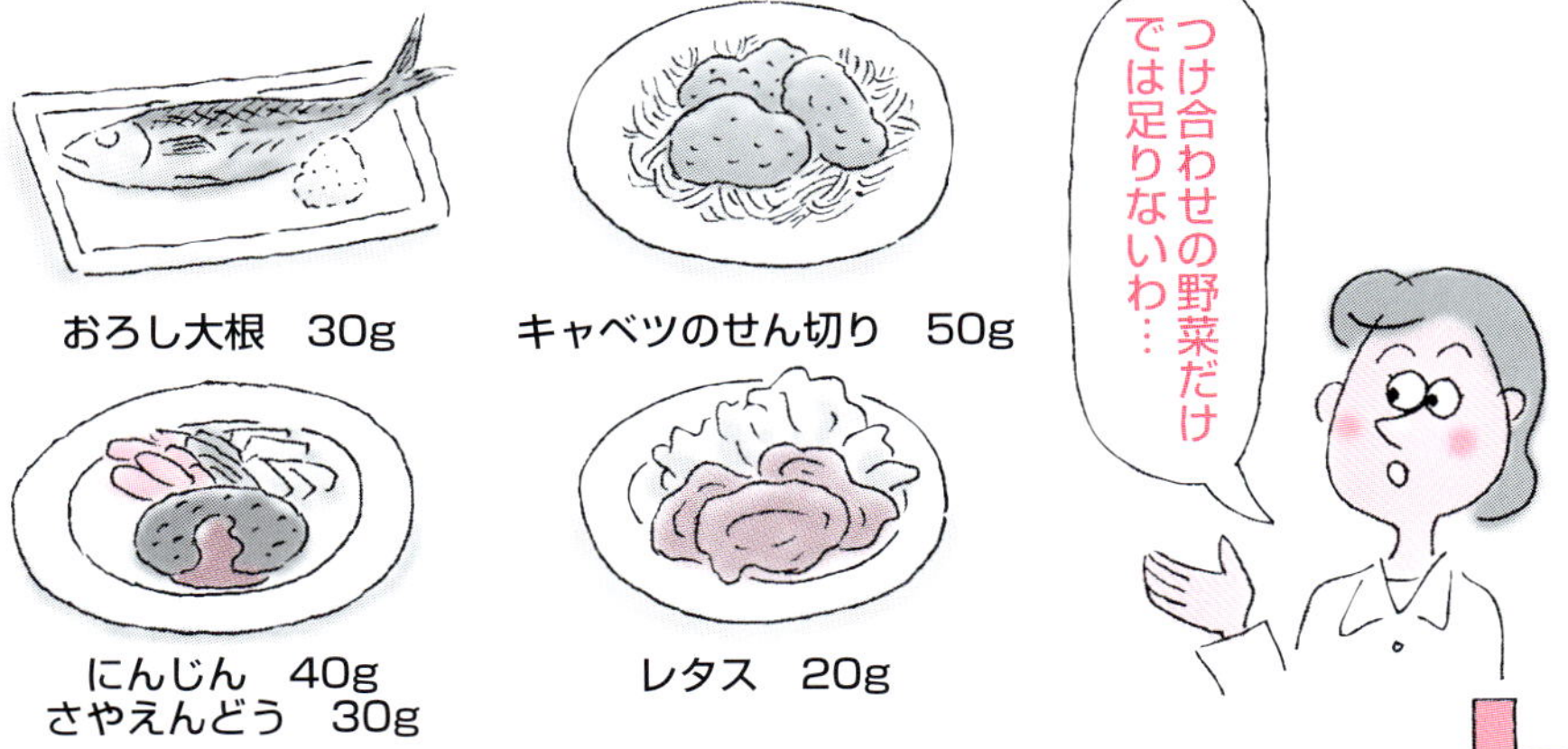

つけ合わせの野菜だけでは足りないわ…
おろし大根　30g

にんじん　40g
さやえんどう　30g

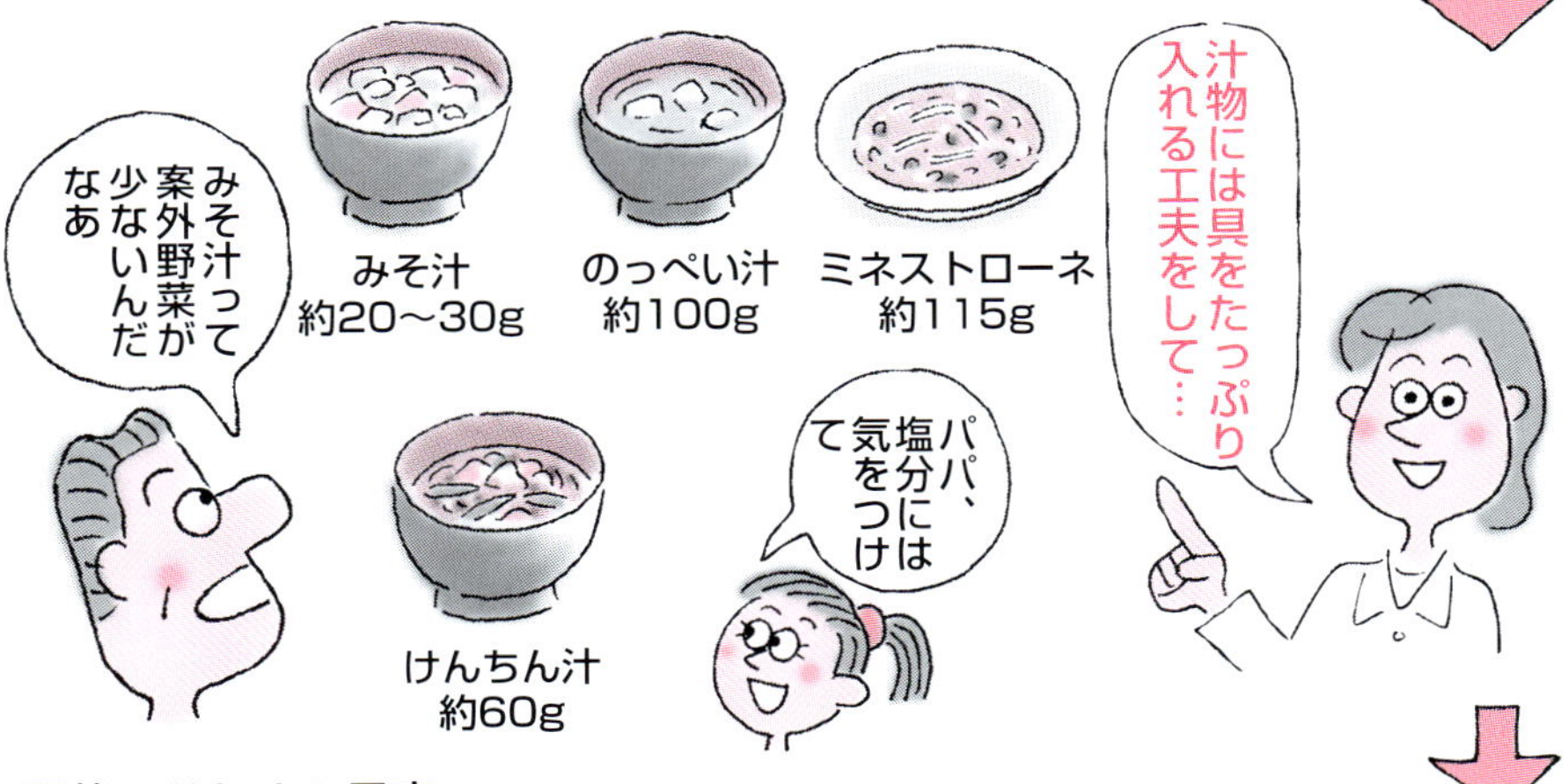
汁物には具をたっぷり入れる工夫をして…
みそ汁って案外野菜が少ないんだなあ
みそ汁
約20〜30g
のっぺい汁
約100g
ミネストローネ
約115g
けんちん汁
約60g
パパ、塩分には気をつけて

野菜のおかずの目安

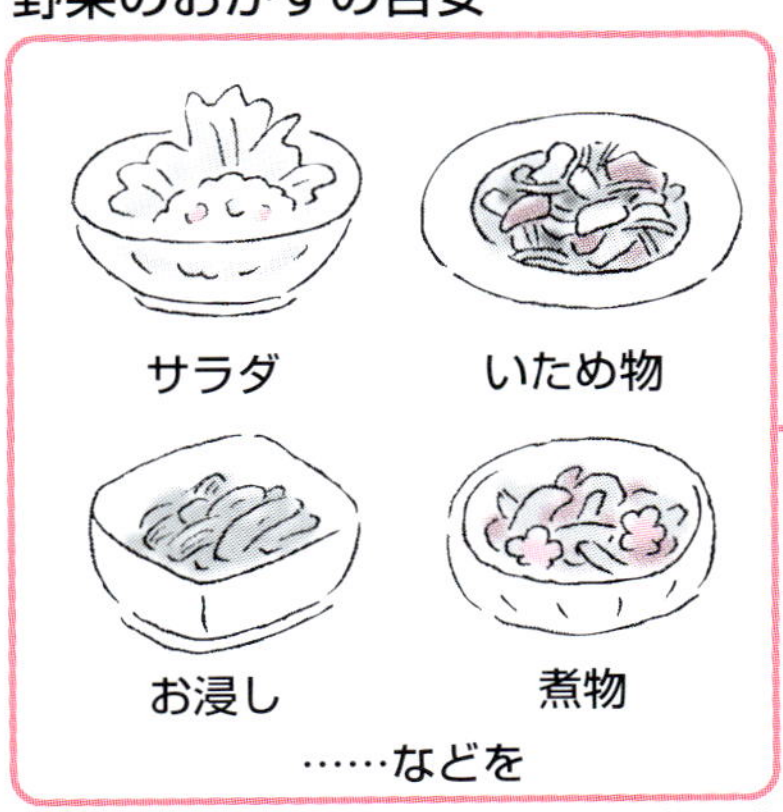
サラダ
3回に分けて
いため物
お浸し
煮物
……などを

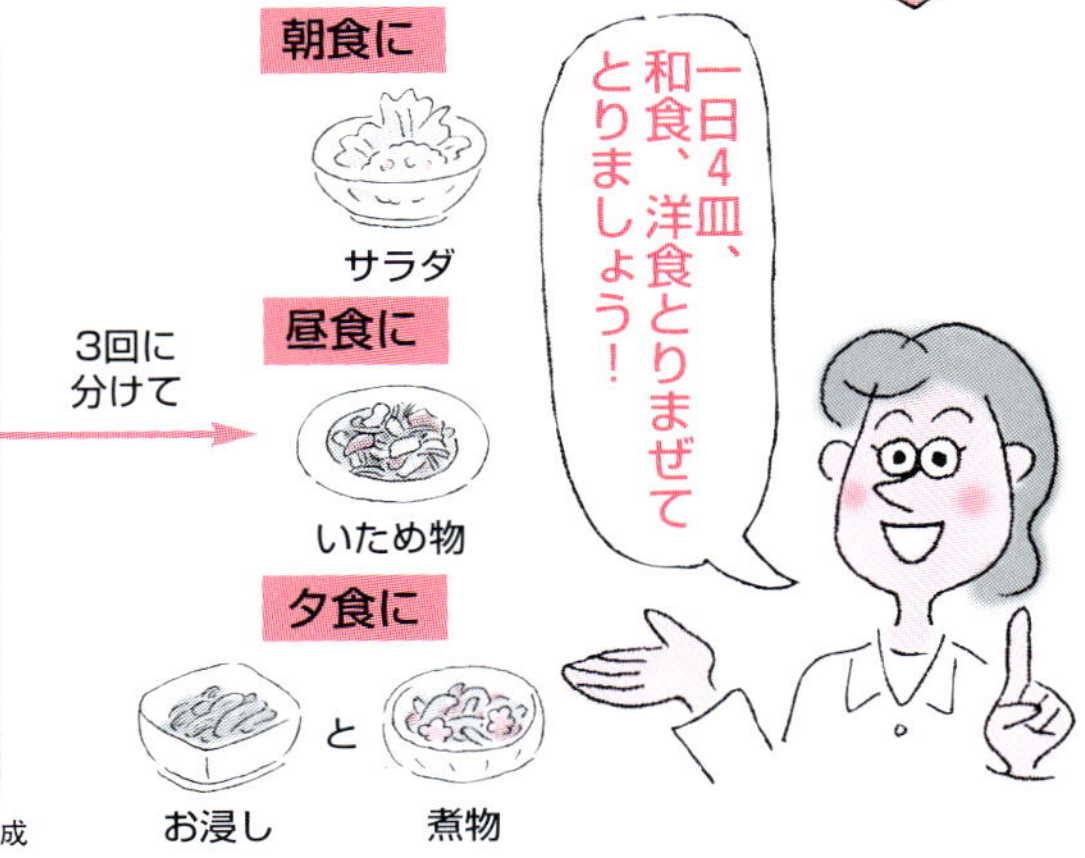

一日4皿、和食、洋食とりまぜてとりましょう！

『栄養と料理フーズデータ⑤』女子栄養大学出版部より作成

ので、無理な減量は避けるべきでしょう。**一日の摂取エネルギー量は、「標準体重×30」で求めます。**栄養のバランスのよい食事をとることはいうまでもありません。

減量のポイントは次のとおりです。

①腹八分にする
②油、砂糖、アルコールのとり方を意識する
③食事を抜いたり、まとめ食いをしない
④夕食は9時までに食べる
⑤早食いをやめる

自分の肥満の原因を一つずつ解決して、減量に努めましょう。

●食べる量に注意

「おなかいっぱいになるまで食べる」「多いと思っても残せない」「子供が残したものも食べてしまう」「大皿に盛りつけて自由に食べる」「たくさん作る」などという習慣があると自然に食べる量が多くなってしまいます。

大皿盛りやたくさん作る習慣は、おなかいっぱいになるまで食べる人や、残せない人にとっては大敵です。大皿盛りは銘々盛りに変えてもらい、たくさん作る習慣がある家庭は、一度、家族の適量を見直して小さいなべに変えるなど、家族にも協力してもらいます。

残せない人は気持ちの切り替えがたいせつです。残り物は次の日にまわしましょう。自分に合った量が自分の健康を守ることになる、とお考えください。

おなかいっぱい食べるという人は、たいていの場合、食べ方が早いようです。よくかんで食べることを心がけるだけで、自然に食べる量を減らすことができます。

●脂肪のとりすぎに注意

脂肪は1gで9kcalと、エネルギー量が高いものです。「天ぷらやカツ、酢豚に八宝菜など、揚げ物や中華料理が好きでよく食べる」「ステーキはサーロイン、カツはロース、刺し身はトロやハマチを選んでしまう」というような習慣がある人は、脂肪の摂取量が多く、高エネルギーの食事になっています。

料理のエネルギー量は、材料の選び方と調理法で決まります。材料を選ぶとき、脂っぽいものばかりでなく、カレイ、タラ、ヒラメなど脂肪の少ない魚を選んだり、ヒレやもも肉など赤身の肉を選ぶようにします。調理法は揚げ物や中華料理は週1～2回までにして、煮物、焼き物、蒸し物など油を使わない料理を増やすようにします。

このように材料の選択範囲を広げたり、いろいろな調理法で食べることが、摂取エネルギー量を下げることにつながります。

●菓子類、甘味飲料に注意

甘いお菓子には和菓子でもケーキでも、1個あたり20～30gの砂糖が入っています。スナック菓子には油が多く、1袋（100g）で500kcalと高エネルギーです。どちらもとりすぎたり、夜遅く食べるなど、食べるタイミングが悪いと肥満の原因になります。お菓子は「一日1回にする」「1回1個にする」「夕食後はやめる」などのルールを作ることをおすすめします。

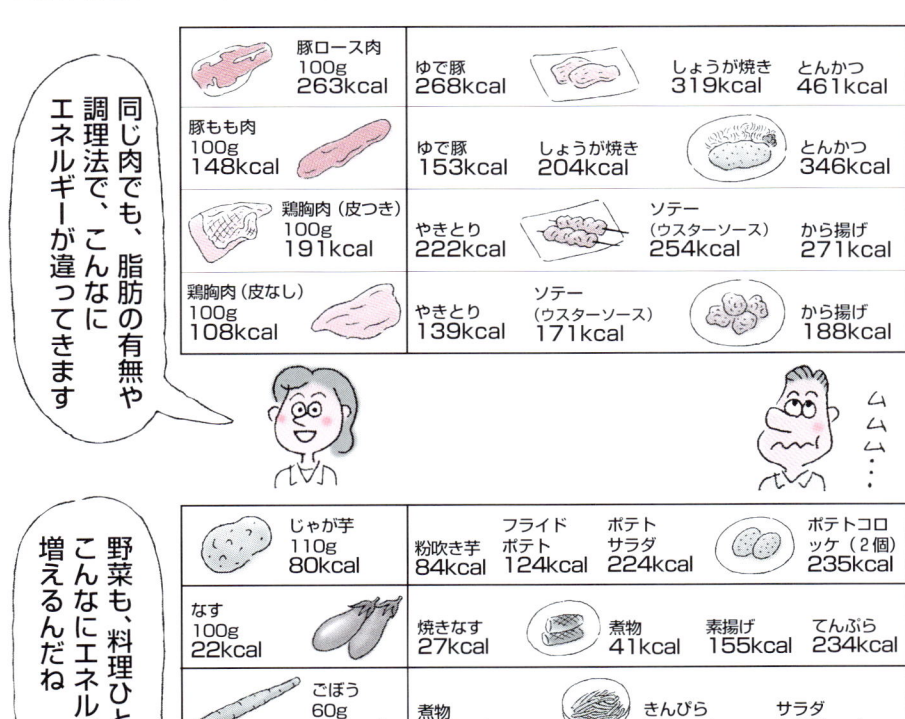

ジュースや炭酸飲料も1缶（250～300ml）に25～30gの砂糖が入っています。多飲は避けましょう。のどが渇いたら水かお茶をとる習慣に切り替えます。コーヒーや紅茶に入れる砂糖も、何杯も飲めば高エネルギーになります。一日にペットシュガー1～2本の範囲で使うようにしましょう。

●アルコールを控える

アルコールは1gあたり7kcalと油の次にエネルギー量が高いものです。ビール中びん1本弱は、ごはん軽く1杯分（100g）のエネルギー量に相当します。ごはんを控えてもビールを何本も飲めば太るのはあたりまえです。

アルコールを控えるコツとして、飲んだときもごはんを食べることをおすすめします。アルコールでは、なかなか満腹感は得にくいものです。そのために、つまみや飲む量が増え、結果としてエネルギーオーバーになりやすい

●材料、調理法によるエネルギーの違い

豚ロース肉 100g 263kcal	ゆで豚 268kcal	しょうが焼き 319kcal	とんかつ 461kcal
豚もも肉 100g 148kcal	ゆで豚 153kcal	しょうが焼き 204kcal	とんかつ 346kcal
鶏胸肉（皮つき） 100g 191kcal	やきとり 222kcal	ソテー（ウスターソース） 254kcal	から揚げ 271kcal
鶏胸肉（皮なし） 100g 108kcal	やきとり 139kcal	ソテー（ウスターソース） 171kcal	から揚げ 188kcal

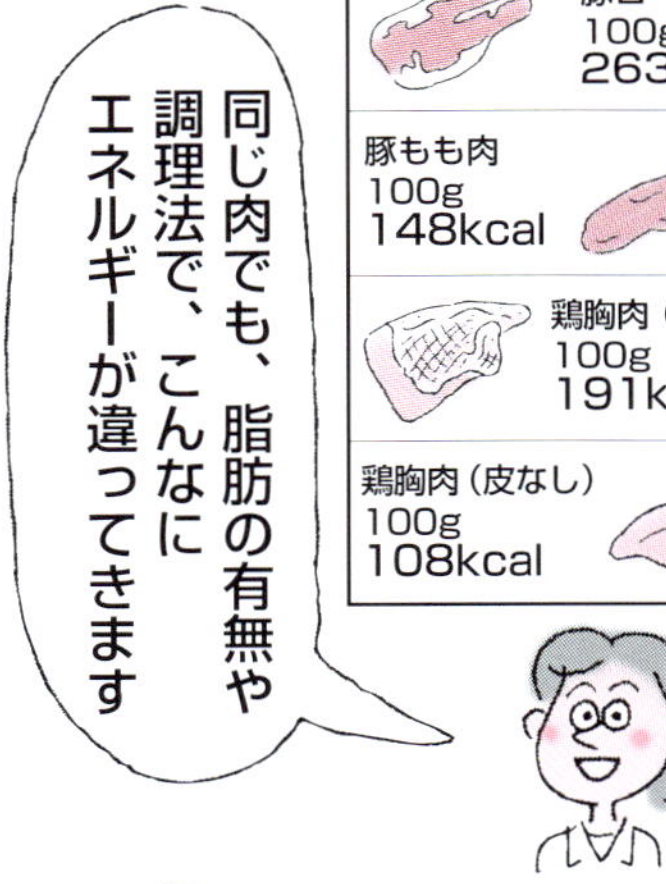

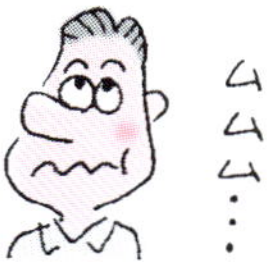
ムムム…

じゃが芋 110g 80kcal	粉吹き芋 84kcal	フライドポテト 124kcal	ポテトサラダ 224kcal	ポテトコロッケ（2個） 235kcal
なす 100g 22kcal	焼きなす 27kcal	煮物 41kcal	素揚げ 155kcal	てんぷら 234kcal
ごぼう 60g 40kcal	煮物 59kcal	きんぴら 93kcal	サラダ 100kcal	

『新毎日の食事のカロリーガイドブック』
女子栄養大学出版部 より作成

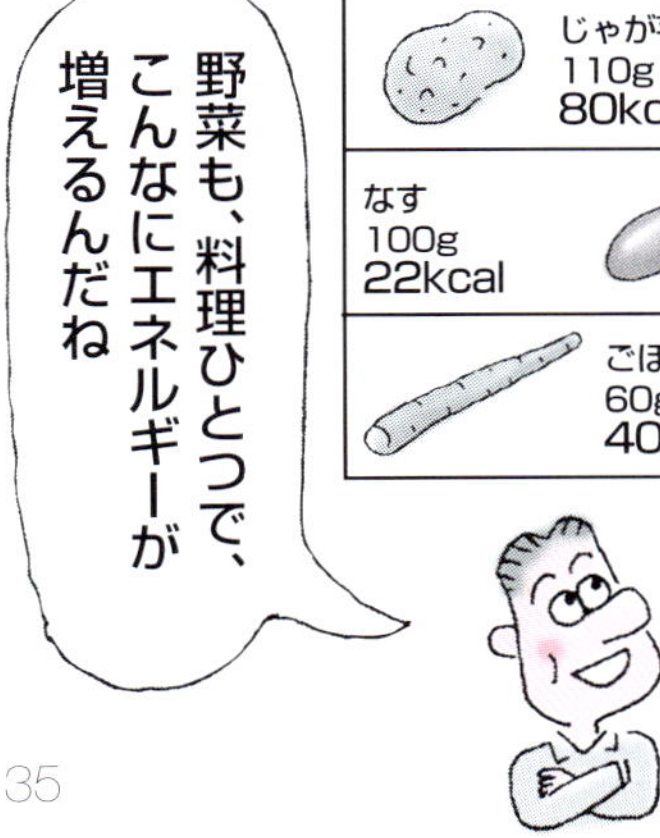
野菜も、料理ひとつで、こんなにエネルギーが増えるんだね

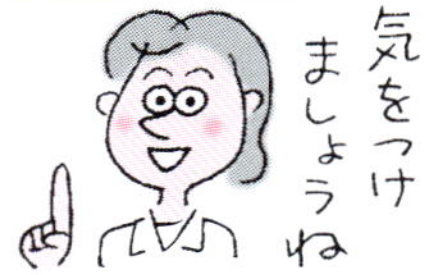

●お菓子・アルコール飲料のエネルギー量

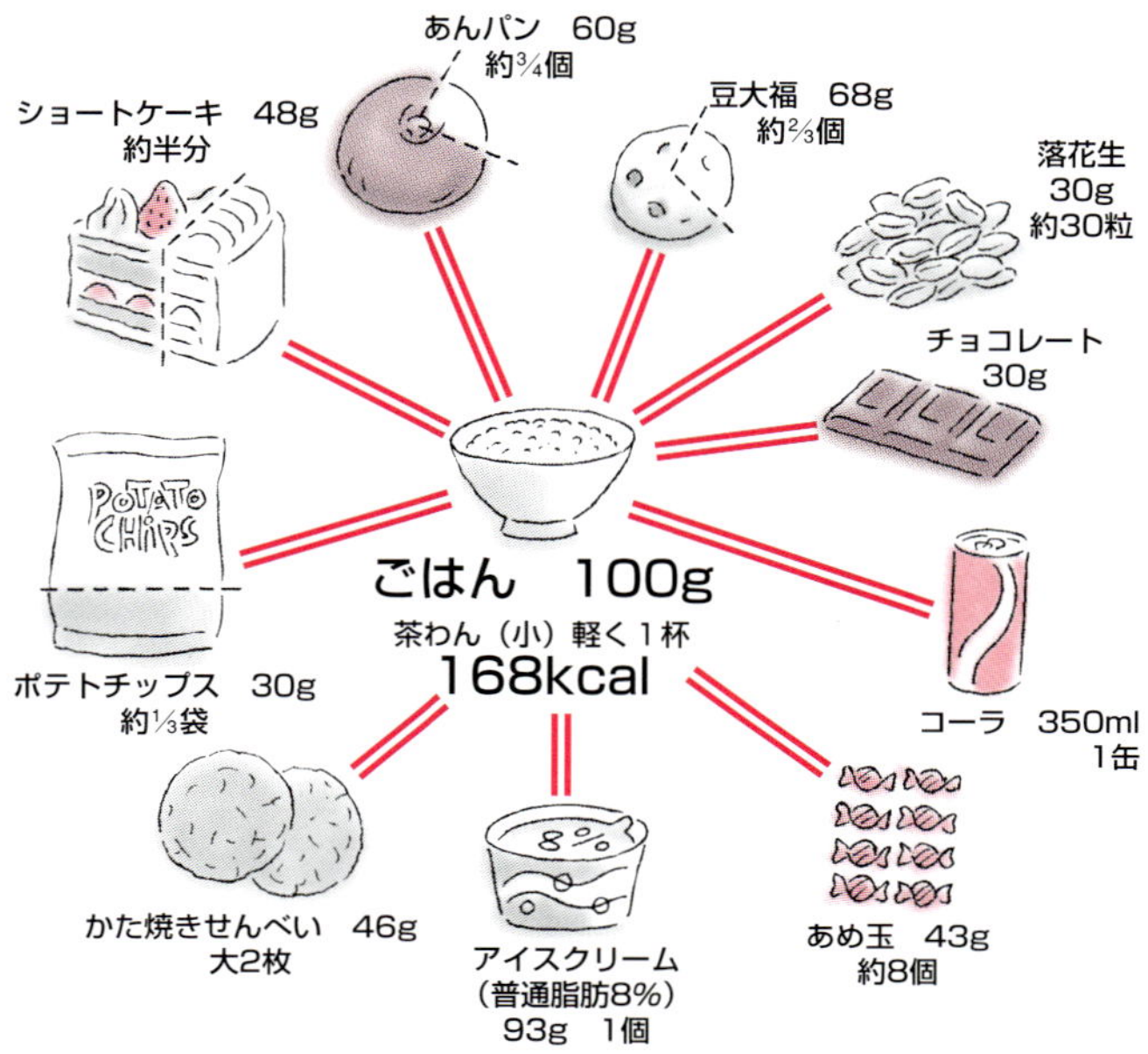

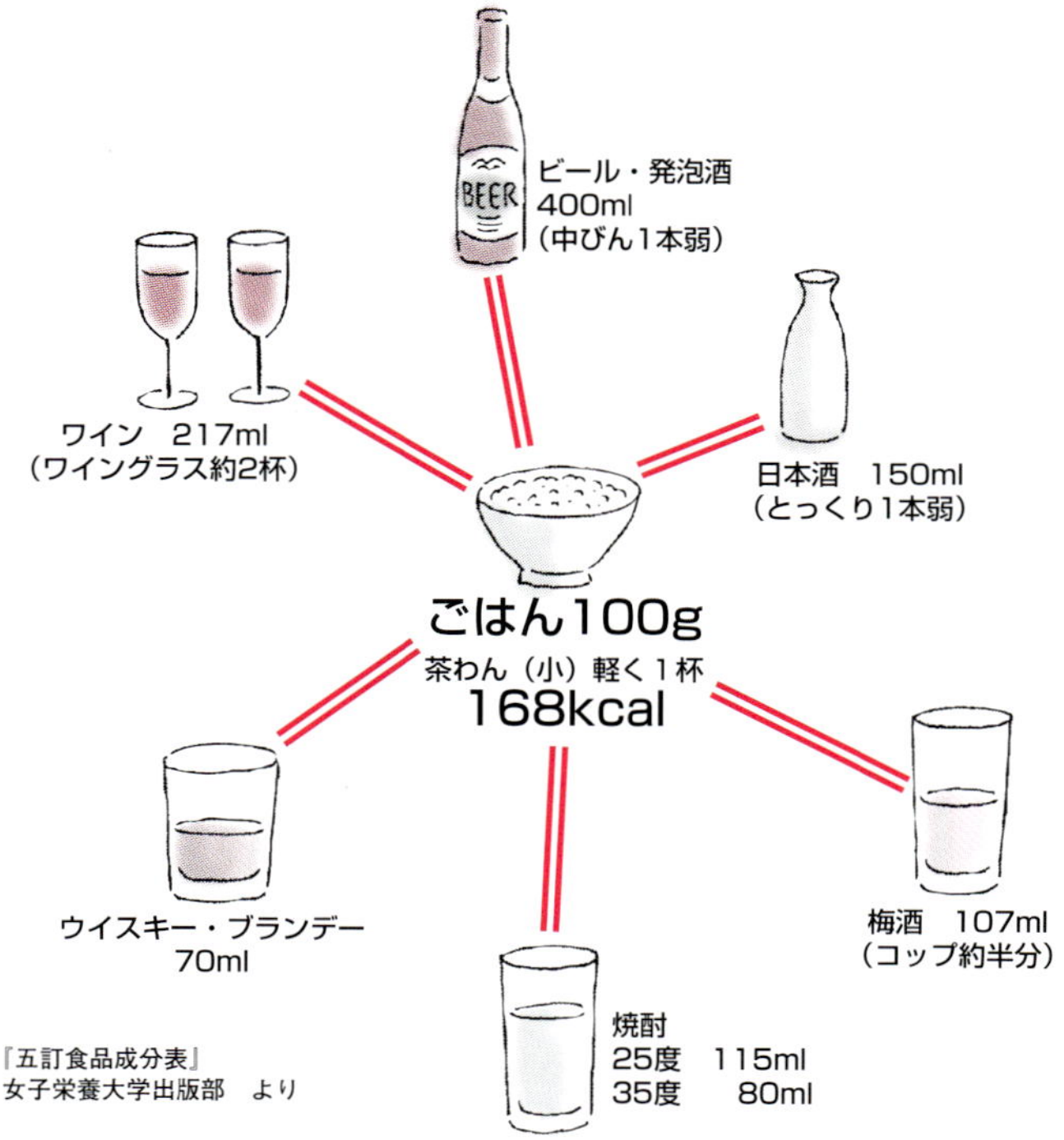

『五訂食品成分表』
女子栄養大学出版部　より

のです。その点、ごはんは満腹感があります。最後にごはんを軽く１杯食べる、という心づもりで、つまみやアルコールの量を加減しましょう。アルコールは尿酸値への影響も大きいので（29ページ参照）ぜひ適正量を守ってください。

●食生活のリズムを作る

食べすぎ以外にも、食事を抜く、一度にたくさん食べる、夜遅い時間に食べる、早食いであるなど、食生活のリズムに偏りがあると肥満の原因になります。

私たちの体は飢餓に強くできています。食事と食事の間隔があいて絶食時間が長くなると、食べ物を効率よく消化吸収し、体脂肪として蓄えようという機能が働きます。朝食を抜いたりするのは、かえって太りやすい状況を作っていることになります。

一度にたくさん食べたり、早食いをしたりすると、急激に血糖が上昇し、それをおさえるためにインスリンが過剰に分泌されます。インスリンがたくさん出ると今度は血糖が下がるので、食欲が高まり、また食べるという悪循環に陥ってしまいます。加えてインスリンは体内の余分なエネルギーを脂肪に置き換える役割がありますので、インスリンが過剰に出ると脂肪がたまりやすいのです。一日2食の人や、夕食を腹いっぱい食べる人は、インスリンの過剰分泌が起きている可能性があります。

朝食を食べる習慣がない人は牛乳1本でも飲むことから始めましょう。朝、食欲がない人は夕食の食べすぎに原因があるかもしれません。夕食を腹八分にすると、自然に朝食がおいしく食べられるようになります。

早食いの人は意識してよくかんで食べることです。一口30回、といいますが、まずは現状より10回多くかむことを心がけましょう。

夜遅い時間に食事をすることも肥満になりやすい習慣です。夜は副交感神経の働きで胃腸の働きが活発になり、食べたものが胃腸から吸収されやすくなっています。また、インスリンの分泌も活発になっていますので、脂肪がたまりやすいのです。寝る3時間前までに食事をすませたいものですが、無理な人はなにかしらのくふうが必要でしょう（48ページ参照）。

高脂血症合併の場合

高尿酸血症の患者さんの50％に高脂血症が見られます。特にこれらの人たちは中性脂肪が高くなるタイプの高脂血症と、HDLコレステロールの低下を認めることが多いといわれています。いずれも動脈硬化をすすめるリスクファクターで、食事、運動などの生活習慣の改善が必要です。

食事のポイントは次のとおりです。

①食べすぎない
②アルコールを控える
③脂肪は量と脂肪酸のバランスに注意する
④野菜、海藻類を充分にとる
⑤菓子類・砂糖に注意する
⑥くだもののとりすぎに注意する

●食べすぎない

高脂血症というと脂肪のとりすぎと思いがちですが、脂肪に限らず糖質でも脂質でも、エネルギーをとりすぎれば肝臓で中性脂肪やコレステロールの合成が促進されます。高中性脂肪、高コレステロール、どちらの場合も食べすぎは禁物です。

●アルコールを控える

アルコールを飲むと体内での脂質合成が盛んになり、高脂血症の原因になります。自宅で飲むときは適正量の範囲内という人も、つき合いで飲むときはアルコール量がぐんと増えるようです。月に1～2回のつき合いならそれほど影響はありませんが、週に何回もある人はそれなりの防衛策が必要でしょう。注がれるままに飲んでいると間違いなくエネルギーオーバーになります。ここまでという目安を作ったり、途中からはウーロン茶に切り替えたりするなど、自分なりのルールを作っておきましょう。

つまみのとり方も要注意です。ピーナッツやポテトチップスなど高エネルギーのものは避け、野菜も心がけてとるようにします。

●脂肪は量と脂肪酸のバランスに注意する

脂肪は量をとりすぎないことと、脂肪酸のバランスがたいせつです。

脂肪酸には飽和脂肪酸と不飽和脂肪酸の二種類があります。

飽和脂肪酸は肉類に多く含まれる脂肪酸で、とりすぎはコレステロールの増加を招きます。また不飽和脂肪酸は、さらに一価不飽和脂肪酸と多価不飽和脂肪酸に分かれます。

一価不飽和脂肪酸の代表はオレイン酸でオリーブ油に多く含まれています。コレステロールを低下させる作用があり、酸化されにくい特徴があります。多価不飽和脂肪酸はリノール酸に代表されるn-6系と、ＩＰＡ（イコサペンタエン酸）、ＤＨＡ（ドコサヘキサエン酸）に代表されるn-3系があります。リノール酸は大豆や植物性油に多く、コレステロールを低下させる働きがあります。ＩＰＡ、ＤＨＡは魚の脂肪に多く含まれ、中性脂肪を下げる作用や血栓を予防する働きがあります。しかし、多価不飽和脂肪酸は体内で酸化されやすく、とりすぎると動脈硬化を進めることがわかっています。

脂肪酸の作用と酸化の観点から、飽和脂肪酸、一価不飽和脂肪酸、多価不飽和脂肪酸を3対4対3の比率でとることが望ましいといわれています。肉だけ、あるいは魚だけという食べ方ではこのバランスがくずれやすくなります。肉、魚、豆腐、卵などをバランスよく食べることが肝心です。調理用の油は植物性の油を中心に、料理によって、オリーブ油、ごま油、バターなどを使い分けると脂肪酸のバランスもよくなります。

●野菜、海藻類を充分にとる

野菜は普通一日350ｇは必要ですが、高脂血症の人は野菜不足が目立ちます。

野菜や海藻に含まれているペクチン、アルギン酸などの食物繊維は、コレステロールの合成をおさえる作用と排泄を促進する作用がありますので、積極的にとりたいものです。毎食1皿は食べるように心がけましょう。

色の濃い緑黄色野菜にはβ《ベータ》-カロテンやビタミンCが豊富に含まれています。これらのビタミンは抗酸化ビタミンと呼ばれ、動脈硬化を予防する働きがあります。動脈硬化はＬＤＬ（悪玉コレステロール）の増加だけでなく、ＬＤＬが酸化されることによって進行することがわかってきました。このＬＤＬの酸化防止に役立つのがβ-カロテンとビタミンCなのです。

野菜350gのうち1/3を緑黄色野菜でとるようにします。外食が多くて緑黄色野菜がなかなかとれないという人は、ぜひ朝食でとりましょう。多忙な朝に食べるには、前日に洗っておく、ゆでておくなどの下準備が必要ですが、しっかり食べて酸化から体を守りましょう。時間がないときは緑黄色野菜のジュースやスープ（市販もあり）の利用もおすすめします。

海藻を食材に加えると、料理にボリュームが出ます。カロリーも低いので減量中も安心して使えます。保存がきくので、常備しておけば、使う頻度もおのずと増えるでしょう。

●菓子類・砂糖に注意する

砂糖もごはんも分解されると最終的にはブドウ糖の形で吸収されます。砂糖とごはんの違いは、砂糖のほうが吸収が早いことです。吸収が早いと血糖値の上昇も早いので、インスリンの過剰分泌につながります。インスリンは脂肪の合成を促進するので太りやすく、中性脂肪も増加しやすいのです。一日20gくらいまで（ペットシュガー4本分）におさえましょう。ケーキ、クッキーなどの洋菓子類には、砂糖だけでなく、バター、生クリーム、卵など高コレステロール食品がたくさん使われています。洋菓子に偏らないような注意が必要です。

●くだもののとりすぎに注意する

くだものの甘みは果糖という糖質です。果糖は中性脂肪になりやすい性質があります。また、果糖が代謝される過程で、尿酸の産生が増加するという報告もありますので、とりすぎは禁物です。一日100～200gが適正量、みかんなら2～3個、りんごなら大1/2個です。

高血圧合併の場合

高尿酸血症の患者さんの20～25％に高血圧の合併が見られます。血圧を上げる要因としては、食塩だけでなく、肥満、アルコールがあり、特に肥満は血圧に与える影響が大きいといわれています。肥満、アルコールは高尿酸血症の原因としても共通ですので、まずは減量し、さらに減塩、適度なアルコール量にすることが高尿酸血症と高血圧両方の予防、治療につながります。

また、高尿酸血症と高血圧症両方があると、腎機能の低下が早いことがわかっていますので、改善への早いとり組みが必要でしょう。

●食塩を減らす

日本人の食事は食塩の摂取量が多く、減塩はなかなかむずかしいものです。毎年行なわれる国民栄養調査によると、日本人の平均摂取量は一日12g前後です。

「食事摂取基準（２０１０年版）」では、成人男子9g未満、成人女子7.5g未満が目標量。血圧が高い人は6g以下（２００９年高血圧治療ガイドライン）を目標にしましょう。

主食・主菜・副菜の食品選び コツのコツ

主食

私たちが主食にしているものは、ごはん、パン、めん類などの穀類です。穀類は糖質が多く、エネルギーの中心になるもので、食事の中で重要な位置を占めています。しかし、最近は「アルコールを飲んだときはごはんを食べない」「減量するために主食は食べない」などと主食を軽んじる傾向が見られます。

主食がないと充足感がないため、つまみをたくさん食べてしまい、たんぱく質や脂肪のとりすぎになりがちです。また、ごはんを食べないという安心感から、飲みすぎてしまったり、すぐにおなかがすくので、ついお菓子に手が出てしまいます。結果として栄養のバランスがくずれたり、高エネルギーになるなど、かえって生活習慣病のもとを作ってしまいます。主食は生活習慣病の予防に欠かせません。アルコールを飲んだときも、減量中も、少量でもよいですから主食を食べるようにしましょう。

主食を何にするか、ごはん、パン、めん類など、種類は自由です。そのときの献立に合わせて決めればよいでしょう。

めん類を食べるときは注意が必要です。めん類はおかずなしでも食べられ、汁を飲むと塩分摂取が多くなるという特徴があります。昼はいつもめん類、という人がいますが、栄養バランス、塩分摂取の面から見て、少々不安です。肉や野菜などいろいろ入っているものを選んだり、回数を控えたり、自宅で食べるときはおかずをいっしょに食べるように心がけてください。

また、ラーメンの汁にはだし用の骨からプリン体がたくさんとけ出しています。あまり頻繁にとらないよう注意してください。

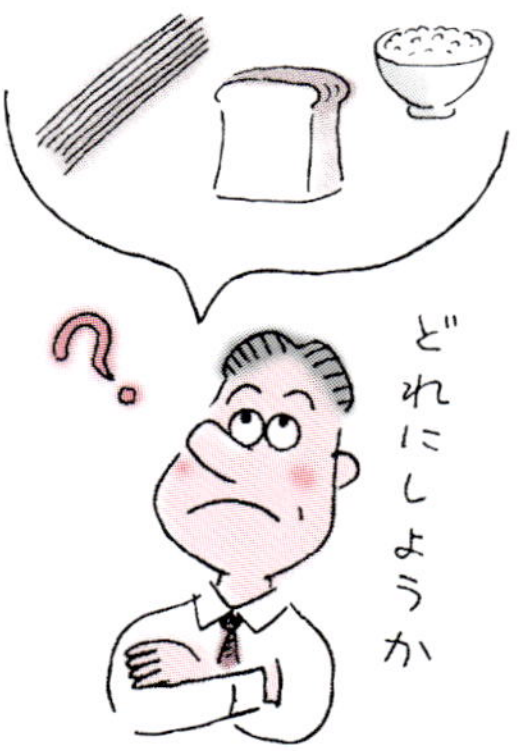

主菜

主菜になる肉や魚、豆腐、卵などは、おもにたんぱく質と脂質を含む食品です。たんぱく質は体作りの主役で、筋肉や血液、ホルモンや免疫体なども作っています。これらは毎日こわれるので、修復のために毎日一定量のたんぱく質を補わなければなりません。成人で一日60～70g必要で、主菜はそのおもな給源です。

一日に主菜として肉50～80g、魚1切れ、豆腐1/3丁、卵1個を食べるのが理想的な配分です。この配分でとると、たんぱく質を作っているアミノ酸もいろいろな種類がとれますし、脂肪酸のバランスもよくなります。

肉を極端に避けたり、逆に肉ばかりを食べるといった、この配分が大きくくずれるような食べ方は感心しません。どちらも脂肪酸のバランスをくずして動脈硬化を進めることになります。

毎日この配分で食べるのは無理、という人は2～3日の範囲でバランスがとれるよう調整しましょう。肉が続いたら魚、魚が続いたら肉をとるように意識して食べることがたいせつです。

●肉

痛風に肉はよくないと思われがちですが、もつ類に注意すればあとは普通に食べられます。普通というのは1回50～80gくらいです。200gのステーキ、すき焼きは4人で1kgという食べ方は食べすぎです。といっても、ごくたまに200gのステーキを食べても、それだけで高尿酸血症になることはありません。ふだん食べる量を適正量にすることのほうが重要です。

肉の種類は何がよいのか、とよく聞かれます。豚、牛、鶏肉はともに良質のたんぱく質で、プリン体の量にも大きな違いはありません。いろいろな種類を食べるとよいでしょう。

肉は種類より部位に注意を払いたいものです。どの部位を選ぶかによって脂肪やエネルギーの量がかなり違ってきます。肉の脂肪は飽和脂肪酸が多く、とりすぎはコレステロール増加につながりますので、ロース肉、バラ肉、霜降り肉など脂肪の多い部位に偏らないことが大事です。日ごろはもも肉、ヒレ肉、肩肉など脂身が少ない肉を中心に選び、鶏肉は皮と肉の間にある脂肪を除き、メニューによってここぞというときにだけロースや霜降り肉を使う、といった使い方を心がければ、肉を敬遠する必要はありません。

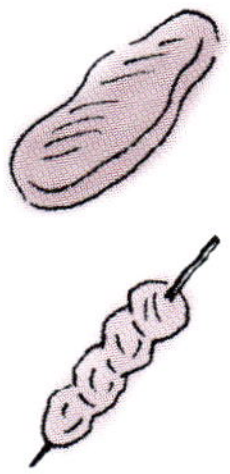

もつ類はプリン体がかなり多いので避けたほうが無難です。ハムやソーセージなどの加工品は脂肪、塩分が多いので、多用しないようにします。

●魚

中高年の人に魚は人気がありますが、20～30代の人には魚離れが見られます。魚の脂肪にはＩＰＡ（イコサペンタエン酸）、ＤＨＡ（ドコサヘキサエン酸）などの多価不飽和脂肪酸が多く含まれ、この脂肪は血栓の予防や動脈硬化の予防に効果があります。また、魚介類に多く含まれるタウリンというアミノ酸は胆汁酸の分泌を促進させてコレステロールを低下させる作用があります。

このように動脈硬化の予防に魚は不可欠で、一日に1切れくらい（60～80g）とりたいものです。骨があるので魚が苦手という人には、切り身や刺し身をおすすめします。

魚の種類はまんべんなく、いろいろ食べるのが安全です。ＩＰＡやＤＨＡが青い背の魚に多く含まれていることから、イワシ、サンマ、アジなどを集中的に食べる人がいますが、これらには比較的プリン体が多いので、尿酸が増加する原因にもなりかねません。また、ＩＰＡ、ＤＨＡは体内で酸化されやすく、過剰摂取はかえって動脈硬化を進めます。また脂が多いのでエネルギー量も高いのです。

　このように同じ食品ばかり食べると他の生活習慣病を引き起こしたりするので、集中して食べることは避けたいものです。魚の種類はたいへん豊富ですから、季節によって顔ぶれも変わります。いろいろな種類の味を楽しみましょう。

　ちくわ、かまぼこ、さつま揚げなどの加工品は、加工の過程でプリン体が水にとけるため、プリン体量は少ない食材です。しかし塩分が多いので、多用は避けたいものです。

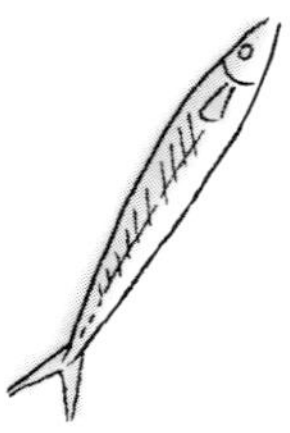

●豆腐・大豆製品

大豆は畑の肉ともいわれ、良質のたんぱく質が豊富に含まれています。大豆のたんぱく質はＬＤＬコレステロールの吸収をおさえたり、代謝を促進させ、ＬＤＬコレステロールを低下させる効果があります。大豆の脂肪は多価不飽和脂肪酸が多く、これもＬＤＬコレステロールを低下させます。さらに、大豆サポニン（植物中に広く分布する配糖体の一種）はＬＤＬコレステロールの酸化を防ぐなど、動脈硬化予防の要素に富んだ食品です。

　プリン体の量も肉や魚に比べるとかなり少なく、エネルギー量も低い、という特徴があります。大豆製品をとることで、肉や魚のとりすぎを防ぎ、プリン体量を適正化し、脂肪酸バランスを整え、ＬＤＬコレステロールを低下させる、といった生活習慣病予防の効果が期待されます。

　大豆からは豆腐、生揚げ、納豆、凍り豆腐などが作られ、昔からなじみが深い食材です。豆腐なら1/3丁、生揚げなら1/3枚、納豆なら小1パック、凍り豆腐なら1枚が一日の適正量です。

　納豆はプリン体が多いのでやめたほうがよいのか、とよく質問を受けます。豆腐に比べれば多いのですが、1パック程度ならプリン体57㎎ほどで問題はありません。

　このほか、大豆製品はカルシウムも多く吸収もよいので、乳製品が苦手な人にはカルシウムの給源としてもたいせつな食品です。おからは食物繊維も豊富です。

　大豆製品はどの年代にも受け入れられやすい食品です。ぜひ毎日のメニューに加えていただきたいものです。

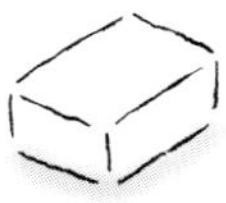

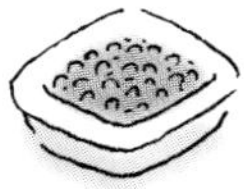

●鶏卵

　卵はプリン体がきわめて少ないので、痛風の人にとっては安心して食べられるたんぱく源です。たんぱく質は人体に不可欠な必須アミノ酸の組成でその質が決まりますが、卵のたんぱく質は必須アミノ酸の組成が理想的で、良質たんぱく質の中でも群を抜いています。

鉄、ビタミンA、B_2なども豊富で、一日1個の卵を食べることにより、食事全体の質がたいへんよくなります。ただ、コレステロールを多く含んでいるので、コレステロールが高めの人は週に3～4個にしておきましょう。高コレステロール血症の治療中の人はやめておいたほうが無難です。その場合でも、つなぎやスープなどに入る少量の卵にまで神経質になる必要はないでしょう。卵中心の料理を避ければよいという程度にお考えください。

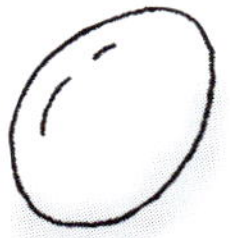

副菜

副菜は野菜、芋、海藻、きのこ類が中心で、おもにビタミン、ミネラル、食物繊維の給源になります。主食、主菜で糖質やたんぱく質をとっても、ビタミンやミネラルがないと代謝がスムーズでなく、せっかくとった栄養素をうまく利用することができません。ビタミンの中には、活性酸素で酸化されるのを防ぎ、がんや老化、動脈硬化を予防する働きを持つものもあります。食物繊維もまた、コレステロールを下げる、血糖の上昇を遅らせる、血圧を下げる、便通をよくして大腸がんを予防するなどの作用があります。このように副菜の存在は、生活習慣病の予防上、たいへん重要なものです。

しかし、実際の食べ方では、時間にゆとりがなかったり、めんどうになったりすると副菜は省略されやすく、野菜不足の人が多く見られるのは残念なことです。副菜は生活習慣病予防の要として、常に意識してとるようにしましょう。

●野菜

野菜は一日350gが適正量です。このうち130g以上は緑黄色野菜でとるようにします。ほうれん草、小松菜、春菊、青梗菜、にんじんなど、中まで色が濃い野菜が緑黄色野菜です。

緑黄色野菜はβ-カロテンが多いことが特徴です。β-カロテンは抗酸化作用があり、体の中で生じる有害な活性酸素の活動をおさえて、動脈硬化の予防、老化やがんの予防をします。ほかにビタミンC、カルシウム、鉄の給源にもなっています。外食ではなかなかとれないので、外食が多い人は、朝食で緑黄色野菜をとるようにしましょう。

淡色野菜はビタミンC、食物繊維の補給にたいせつな野菜です。ビタミンCも抗酸化作用があり、β-カロテンと協力して活性酸素による酸化を防ぎます。

β-カロテンが多い野菜、ビタミンCが多い野菜、食物繊維が多い野菜など、野菜によって得意分野が違うので、いろいろな野菜を組み合わせてとることがたいせつです。野菜というとサラ

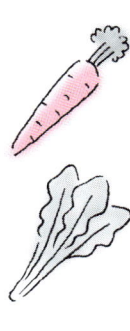

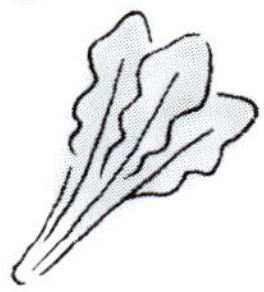

ダのイメージが強いのですが、煮る、ゆでる、いためる、あえるなど、いろいろな調理法にすると多種類の野菜がとれます。

●海藻、きのこ

海藻類はミネラルと食物繊維が豊富です。きのこ類は食物繊維と体の中でビタミンDに変わるエルゴステリンを含んでいます。ビタミンDはカルシウムの吸収をよくする働きがあるので、少量でも毎日とりたい食品です。どちらもエネルギー量はたいへん少ないので、料理のかさを増やしたいときや、もう一品ほしいときにも使えます。野菜350gとは別に、進んで献立にとり入れるようにしましょう。

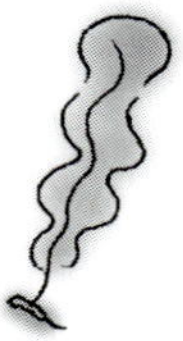

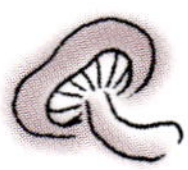

●芋

芋類のおもな栄養素は糖質ですが、ビタミンB_1、B_2、C、カリウム、そして食物繊維を多く含んでいます。また芋類のビタミンCはでんぷんにガードされているので、保存や熱による損失も少ないのが特徴です。

芋類は穀類と野菜の両面をあわせ持つ食品です。献立の中でも、芋類があるとボリュームが出るなど、主食の役割と、ビタミン類、食物繊維を補足する副菜との両方の役割を果たせます。和風でも洋風でも応用範囲が広いので常備しておくようにします。

くだもの・乳製品をプラスしてバランスアップ！

●くだもの

くだものの栄養的な特徴はビタミンC、カリウム、食物繊維です。くだものは生で食べることが多いので、中でもビタミンCのよい給源となります。カリウムの血圧降下作用、食物繊維のコレステロール低下作用も見逃せません。ただ糖分も多いので、とりすぎは禁物です。一日100～200gが適正量でしょう。

天然果汁100%のジュースはどうかとの質問をよく受けます。ビタミンCの量は生とさほど変わりませんが、食物繊維は期待できません。さらに缶詰めではビタミンCも減ってしまいますので、生でとるのがベストでしょう。

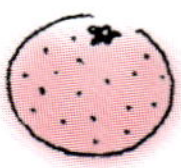

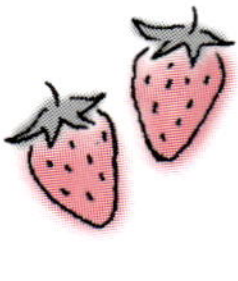

●乳製品

乳製品はカルシウムの給源として重要です。また、乳製品のカルシウムは吸収がよいことも特徴です。

しかし、だからといって水代わりに多量に飲むと、太る原因やコレステロール上昇の原因にもなります。一日200～400mlが適正量です。

ヨーグルトは無糖のものであれば、成分は牛乳とほとんど同じです。ヨーグルトは乳酸菌を含み、腸内細菌のバランスを整える作用があります。

チーズは牛乳の成分が凝縮している

食品で、20～30gで牛乳1本分のカルシウムがとれます。しかし、脂質や塩分が多いのでとりすぎに注意します。

砂糖・油脂の使いすぎには要注意！

●砂糖

砂糖はごはんやパンに含まれるでんぷんと同じ糖質の仲間で、エネルギー源として使われます。砂糖は吸収が速いので血糖がすぐに上昇してインスリンが過剰に分泌され、脂肪合成が進んで太りやすくなります。一日20g（ペットシュガー4本分）くらいまでにしておきましょう。

料理で砂糖を使うのは煮物、酢の物、甘酢あん、いため物の隠し味などが主ですが、1人前の使用量はそれほど多くありません。砂糖をたっぷり使う煮豆やすし用のかんぴょう、しいたけの煮物も頻度が少なければ心配ありません。

むしろコーヒーや紅茶に入れる砂糖に注意します。1回量は少なくても、何杯も飲めばすぐに20gとれてしまいます。何杯も飲む人は、砂糖よりエネルギー量が低い合成甘味料や天然甘味料への切り替えも必要です。みりん、はちみつ、ジャムも糖質が多く、砂糖と大差ありません。使いすぎないように注意します。

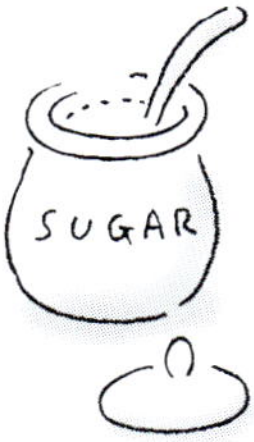

●油脂

調理に使う油脂は、バター、ラードなどの動物性のものと、大豆油、オリーブ油、ごま油など植物性の油があります。動物性でも植物性でもエネルギー量は同じで、1gあたり9kcalあります。油脂の使い方によって、高エネルギーにも低エネルギーにもなるので、肥満の予防、減量の際にはかなり重要な決め手になります。

一日に大さじ1～2杯が適正量です。いため物、ドレッシングなど油を使った料理は一日に2～3皿を目安にするとよいでしょう。ただし、天ぷら、フライ、カツなどの揚げ物は油の吸収量が多く、1人前で一日分の油がとれてしまうので、週1回くらいまでにします。

動物性の脂肪は飽和脂肪酸が多く、とりすぎるとコレステロールが上昇し、動脈硬化を進めます。植物性の油は多価不飽和脂肪酸や一価不飽和脂肪酸が多く、コレステロールを低下させ、動脈硬化を予防します。

脂肪酸のバランスがたいせつです。基本的には植物油を使用し、そのときの料理にあわせてオリーブ油、ごま油、バターを使い分けると、自然にいろいろな脂肪酸がとれます。

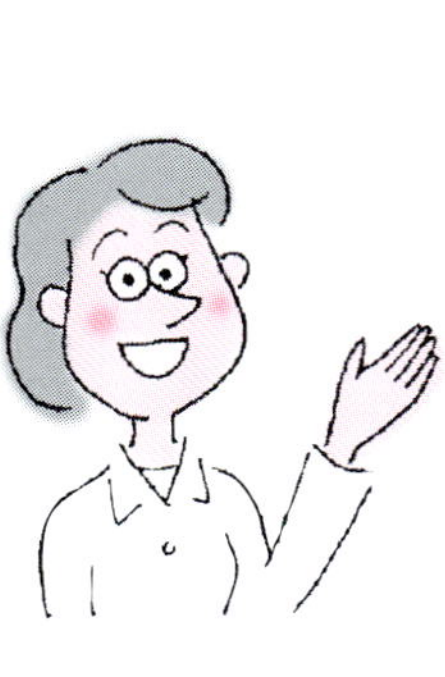

外食・テイクアウトをじょうずに使おう

食事療法をすすめると、「外食が多いから自分にはできない」という答えが返ってくることがしばしばです。しかし現代は、ひとり暮らしや単身赴任の人に限らず、だれもが外食とは縁が切れない生活を送っているのではないでしょうか。外食だからとあきらめずに、外食でもできる食事療法を身につけたほうが得策です。

外食でまず不足しやすいのは野菜です。特に緑黄色野菜がとりにくいことを認識しておきましょう。逆に過剰になりやすいのは油と塩分です。宴会では、たんぱく質、アルコールも過剰になりがちです。外食が一日に1回なら、その前後で過不足をカバーすることも可能ですが、2回になると困難になります。外食のたびに問題を解決しておく必要があります。

外食やテイクアウトでも主食、主菜、副菜を頭に置いて選ぶようにすると、何が多いのか、または不足しているのかが分析でき、じょうずに調節できます。3つの皿（28ページ参照）がそろいやすいのは定食屋さんやファミリーレストランです。テイクアウトやコンビニエンスストアでも、くふうしだいで大きな違いが出てきます。

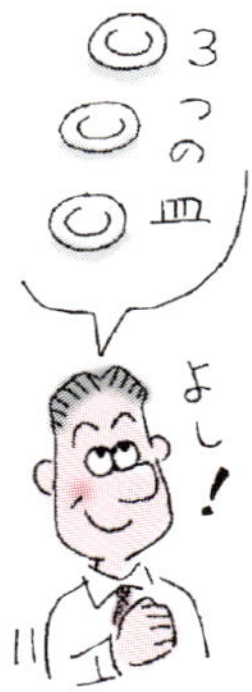

●昼食の場合

昼食はどこへ行こうか、何を買ってこようかと考えるときに、自分が何を優先させているのかをもう一度ふり返ってみましょう。

- **並ばないで入れる**
- **料理がすぐに出てくる**
- **同僚が行く**
- **好きなメニューがある**
- **経済的である**
- **栄養のバランスがよい**

いつも同じ優先順位で選んでいると、そば、ラーメン、すし、ウナギ、ハンバーガーなど食べる内容も決まってしまい、栄養のバランスはおろそかになります。こんな傾向がある人は優先順位を見直してみましょう。

成り行き任せでなく、週の半分はバランス優先、あとの半分は仕事の状況に合わせたり、好きなものを食べたりする。そうした自分なりのルールを作ることをおすすめします。

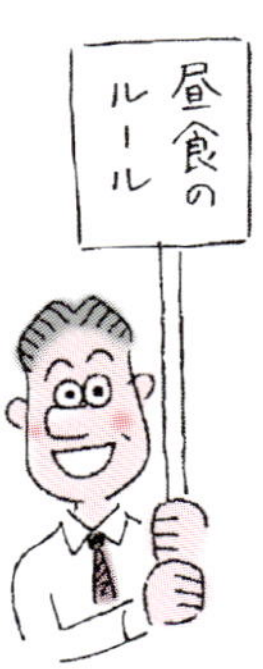

●コンビニエンスストア

コンビニの特徴は、主食、主菜、副菜が別売りなので、組み合わせが自由なことです。エネルギー量が表示してあるので1食500～700kcalを目安に組み合わせるようにします。

また、めん類や丼物など一品物を食

●ファミリーレストラン

バランスはよいが、油が多く高エネルギーなので続けて利用しないようにします。

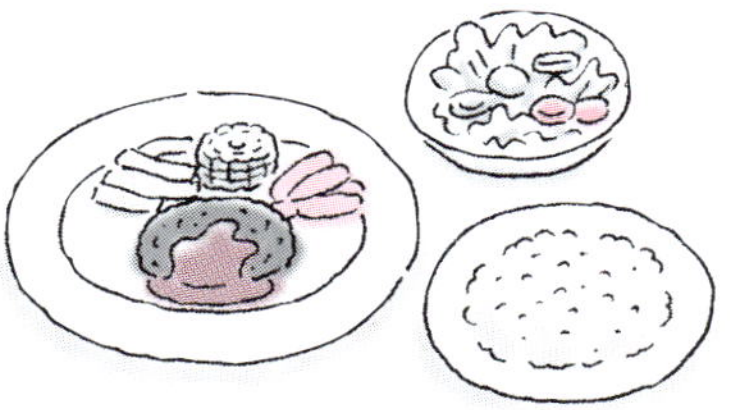

●すし屋

昼は1.5人前のメニューもあるようですが、１人前にしておきます。野菜はとれないので朝夕で補うか、せめて野菜ジュースを飲むようにします。

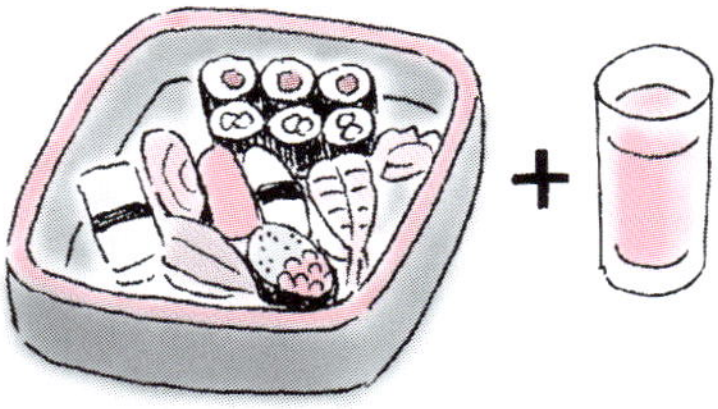

●中華料理店

たんめんや五目そばは、野菜もとれます。肉野菜いため定食や中華丼は「３つの皿」がそろいます。バランス面は比較的よいのですが、油が多いので続けないようにします。ラーメンライスは主食のとりすぎに、チャーハンとギョーザの組み合わせは油のとりすぎになるので避けましょう。

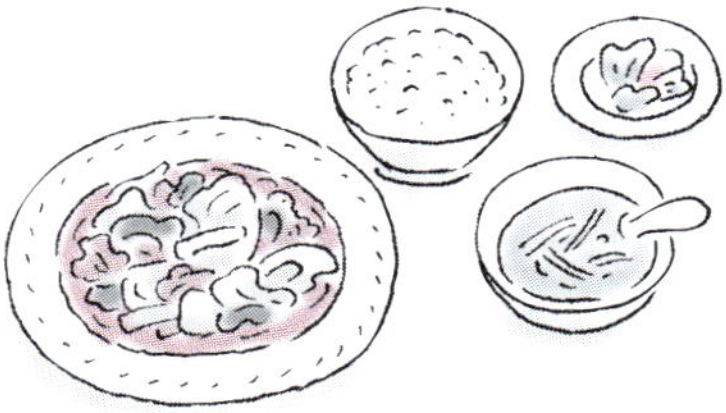

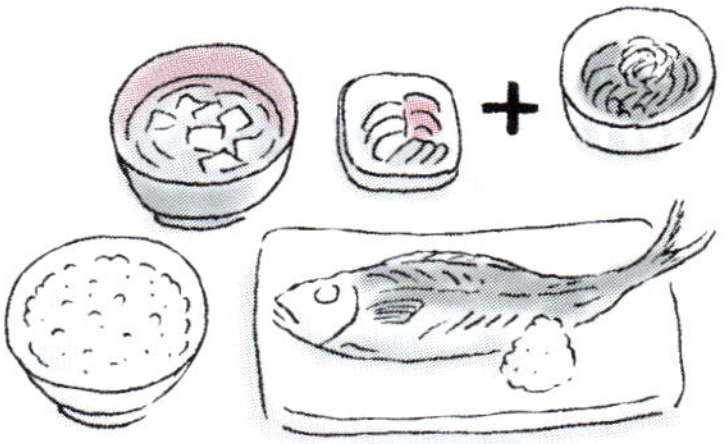

●定食屋

副菜が少ない場合、できればお浸し、煮物、サラダなどをもう一品追加します。

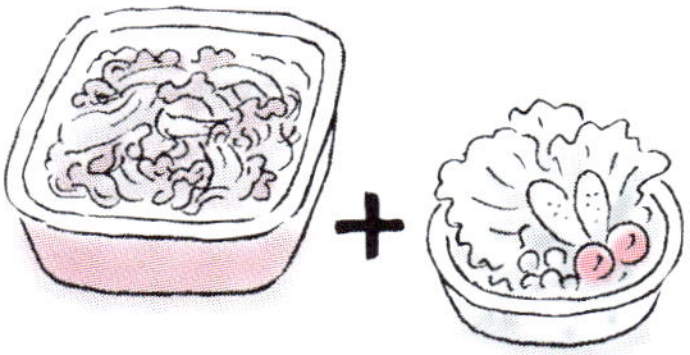

●テイクアウト

一品物を食べたあとは、コンビニエンスストアに寄り道して、お浸しやサラダなどを買う習慣をつけましょう。

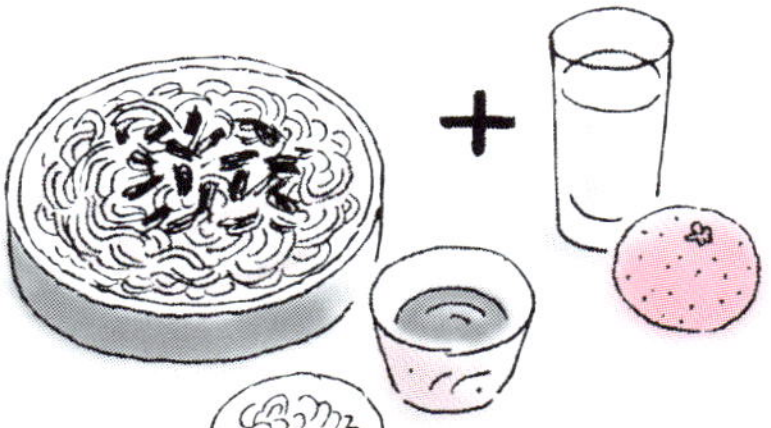

●そば屋

そば好きの人に、ざるそばやかけそばは人気があります。さっぱりしている分、栄養的には充分とはいえません。週に１～２回までにしておきましょう。牛乳とくだものを組み合わせて、たんぱく質やビタミンを補うようにしましょう。汁には塩分が多いので、全部飲まないなどの注意も必要です。

べた帰りに寄り、野菜類を補うという利用の仕方もできます。

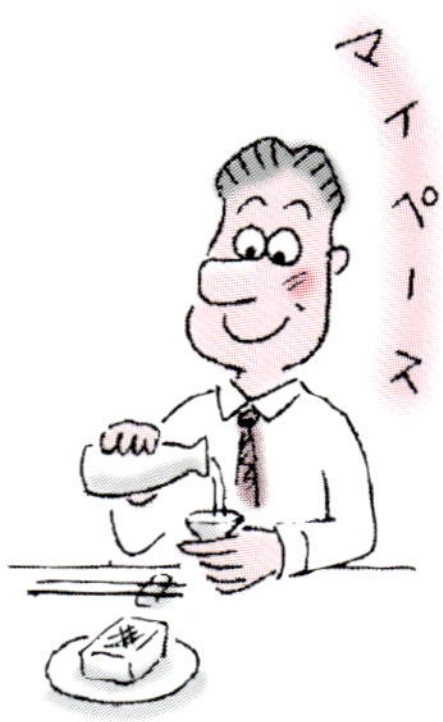

●つき合い、飲み会の場合

「居酒屋なら刺し身、焼き鳥、から揚げ…。洋風ならスモークサーモン、肉のカルパッチョ、フライドチキン…」と、気がつけば酒の席には魚や肉ばかりが並んでしまいます。たんぱく質食品にはプリン体が多く含まれますので、魚や肉ばかりだとプリン体の摂取量が多くなりがちです。

魚か肉どちらかを1皿と、たんぱく質食品の中でも比較的プリン体が少ない豆腐の料理を1皿、あとは野菜や海藻、きのこの料理を組み合わせるようにします。こんな食べ方なら、高尿酸血症だけでなく、高脂血症、糖尿病も予防できます。

魚や肉のつまみは、たいていだれかが注文します。お品書き、メニューをよくながめて野菜料理の注文を担当しましょう。最後はおにぎり、お茶づけ、茶そばなどの主食で締めくくります。飲んだときも、ごはんなど主食を食べるようにすると、つまみの食べすぎやアルコールの飲みすぎを防げます。

アルコールはもちろん適正量を目安にします。

●宴会、フルコース

高尿酸血症には、宴会が多い、残さないで全部食べる、という人が多く見られます。宴会やフルコースの食べ方のコツは一言でいえば「残すこと」です。宴会やフルコースでは魚や肉などのたんぱく質食品の一日分、またはそれ以上の量が出てきます。全部たいらげていたらプリン体は摂取過剰です。またエネルギー量も、料理だけで1000～1500kcalありますのでとりすぎです。

目安としては、全体の1/3～1/2を残すことを心がけましょう。といっても招待された場合など、残すのは気がひけます。また無理をすると長続きしません。要は、いつも全部食べるのではなく、残せるときは残すという意志を持つことが大事です。

●夕食が遅くなる場合

夕食は9時までにすませるのがよいことはわかっていても、仕事の都合でむずかしい人もいます。その場合は夕方に、おにぎりやうどんなど、簡単に食べられる主食をとり、帰宅後は主食はなしで、主菜、副菜のおかずを食べるという方法をすすめています。

この方法だと食事の間隔が長時間あくことが避けられ、寝る前の食事を低エネルギーにおさえ、太りやすい環境を是正することができます。

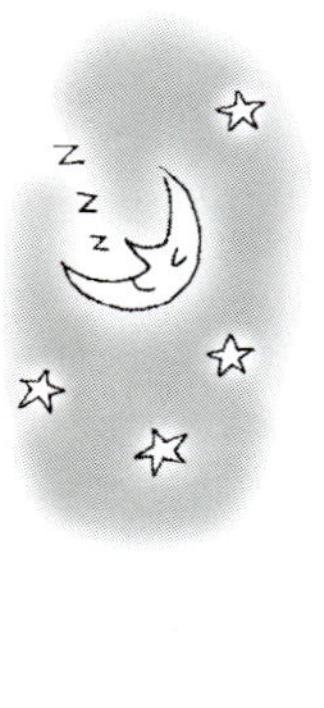

痛風の人の食事

一日献立・一品料理集

献立／泉 眞利子
調理／島崎とみ子
女子栄養大学教授

ここでは、四群点数法に基づく治療食を紹介します。

●材料表は1人分で示してあります。材料表に示されている重量は、特に断りがある場合を除いては、可食部（骨や種など、食べない部分を含まない）の数値です。

●材料表中に「油」とのみ表記されている場合、植物油なら好みのもので、種類は問いません。「だし」は、カツオ節、煮干し、こんぶなどで作る和風のだしを示します。

●材料の計量は、標準計量カップ・スプーンを使い、小さじの1/5量のミニスプーンを「ミニ」と表記しました（145ページ参照）。カップ・スプーンの概量に数値を併記しましたので、一つの目安として、ご家族の食事に応用するような場合にお使いください。

●巻末に、四つの食品群別の点数と栄養価を掲載しました。外食・テイクアウトの場合、実際には、塩分等が掲載の数値より高めの場合がありますので、ご注意ください。

※献立は「第六次改定栄養所要量」を基本として作成しています。現在の基準の食塩量に近づけるためには、汁物や漬物をカットするなどの調整が必要です。

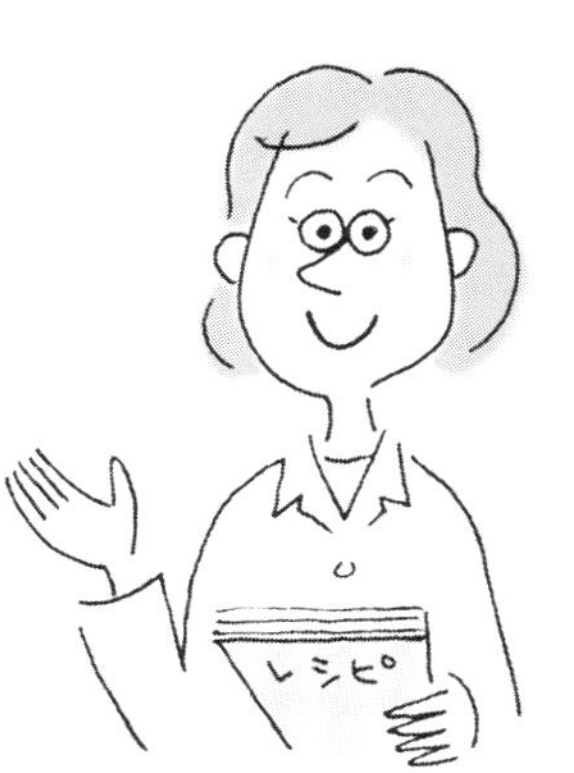

昼を弁当にした場合の一日献立①

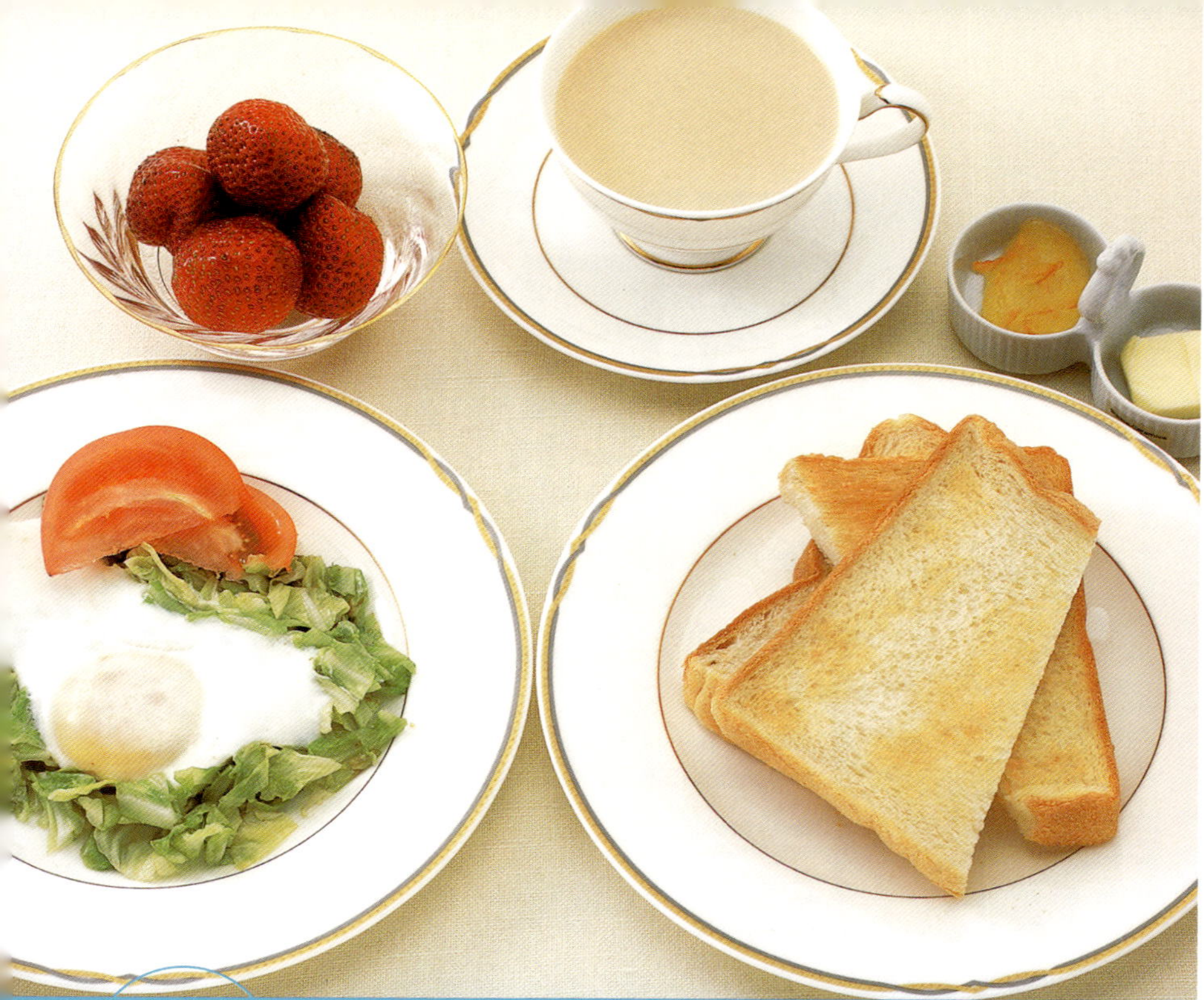

朝食

キャベツの巣ごもり卵　トースト　ミルクティー　いちご

●目玉焼きは朝食の定番ともいえますが、巣ごもり卵にすると野菜もいっしょにとれるので栄養バランスはぐんとアップします。

●四群点数法による栄養価

	♠	♥	♣	♦	計
朝食	2.7	0.0	0.6	4.2	7.5
昼食	0.0	1.1	1.6	4.4	7.1
間食	0.0	0.0	0.7	0.0	0.7
夕食	0.0	1.6	0.7	5.4	7.7
計	2.7	2.7	3.6	14.0	23.0

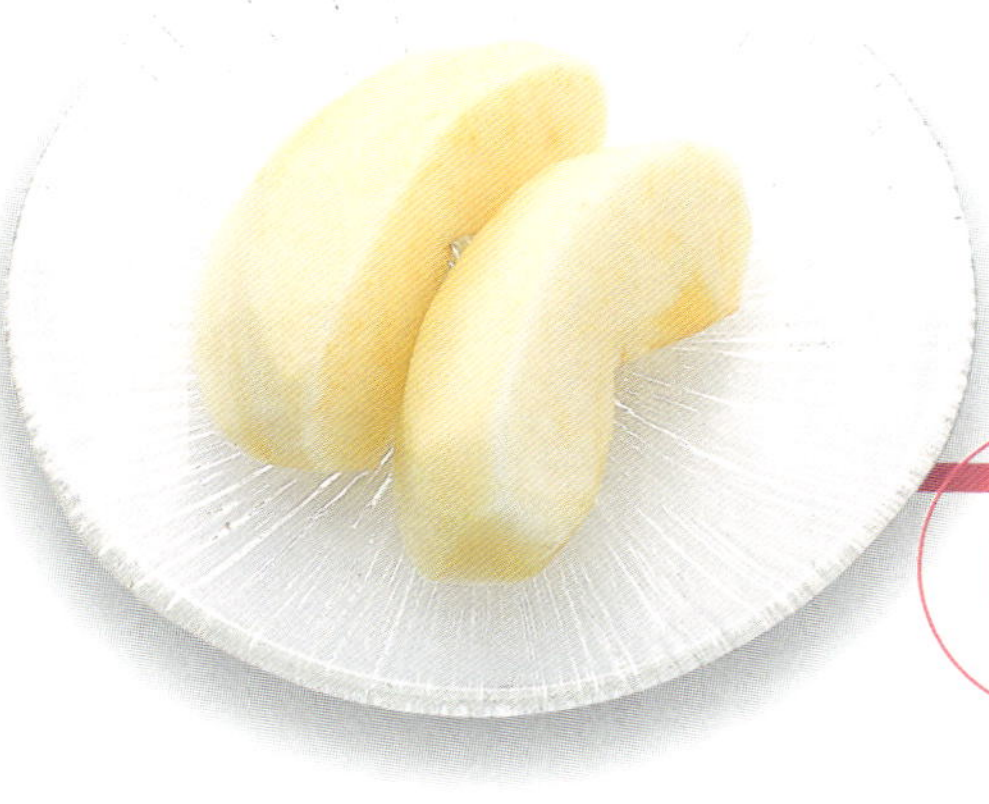

間食

りんご

●作り方は52ページ

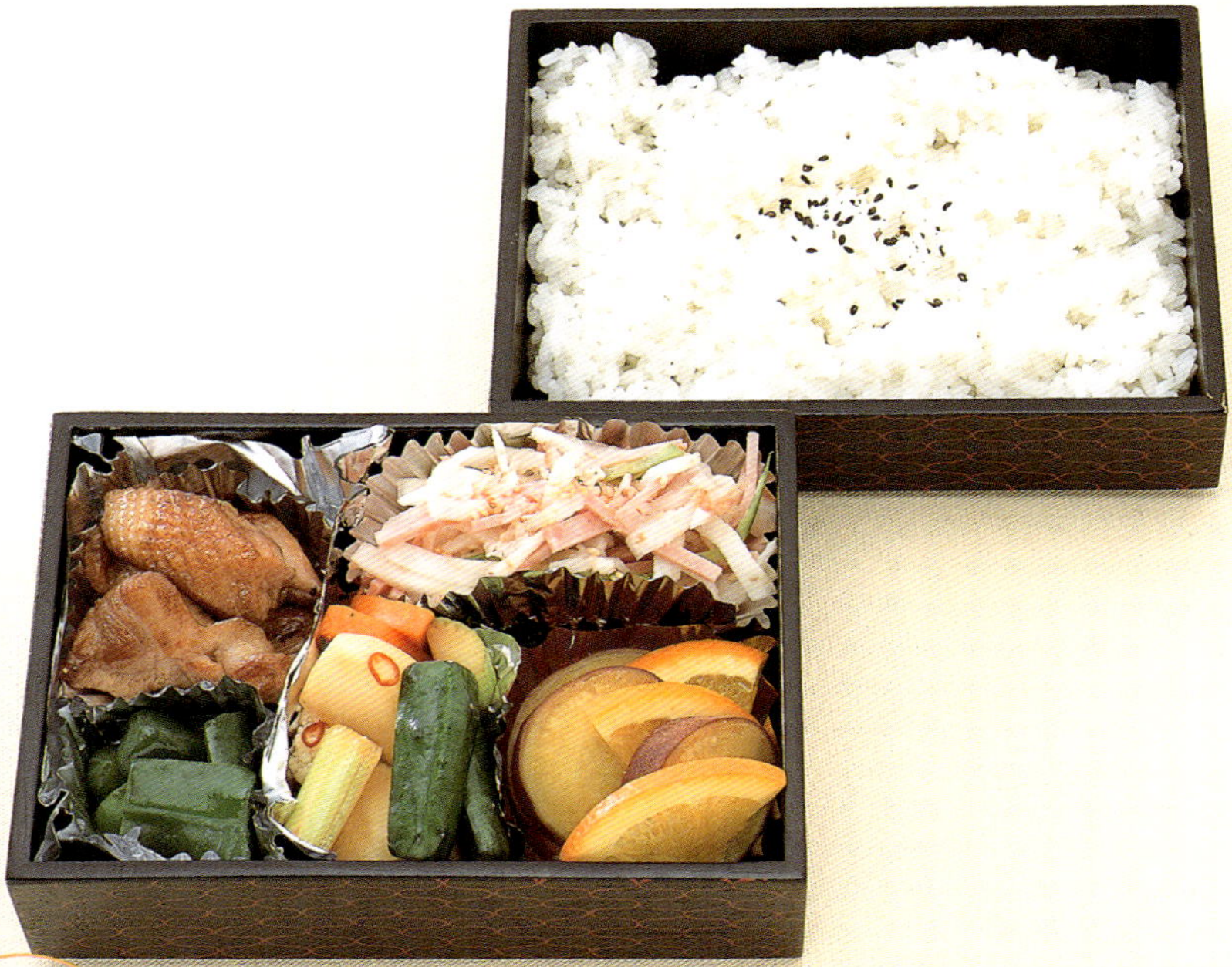

昼食
弁当

鶏肉のきじ焼き　切り干し大根とハムのあえ物　さつま芋のオレンジ煮
五色野菜のレモンじょうゆ漬け　ごはん

●煮物があると弁当箱の中がうまく収まります。また、食べるほうもほっとするものです。野菜のレモンじょうゆ漬けは前日に作っておくと楽です。

夕食

キスのしそ巻き揚げ　ほうれん草と春菊の中国風お浸し
豆腐と白菜のスープ　ごはん

●揚げ物が主菜の献立です。揚げ物はエネルギー量が高いので、量は控えめにします。主菜が少ない分、スープに肉、豆腐を入れてボリュームを出しました。

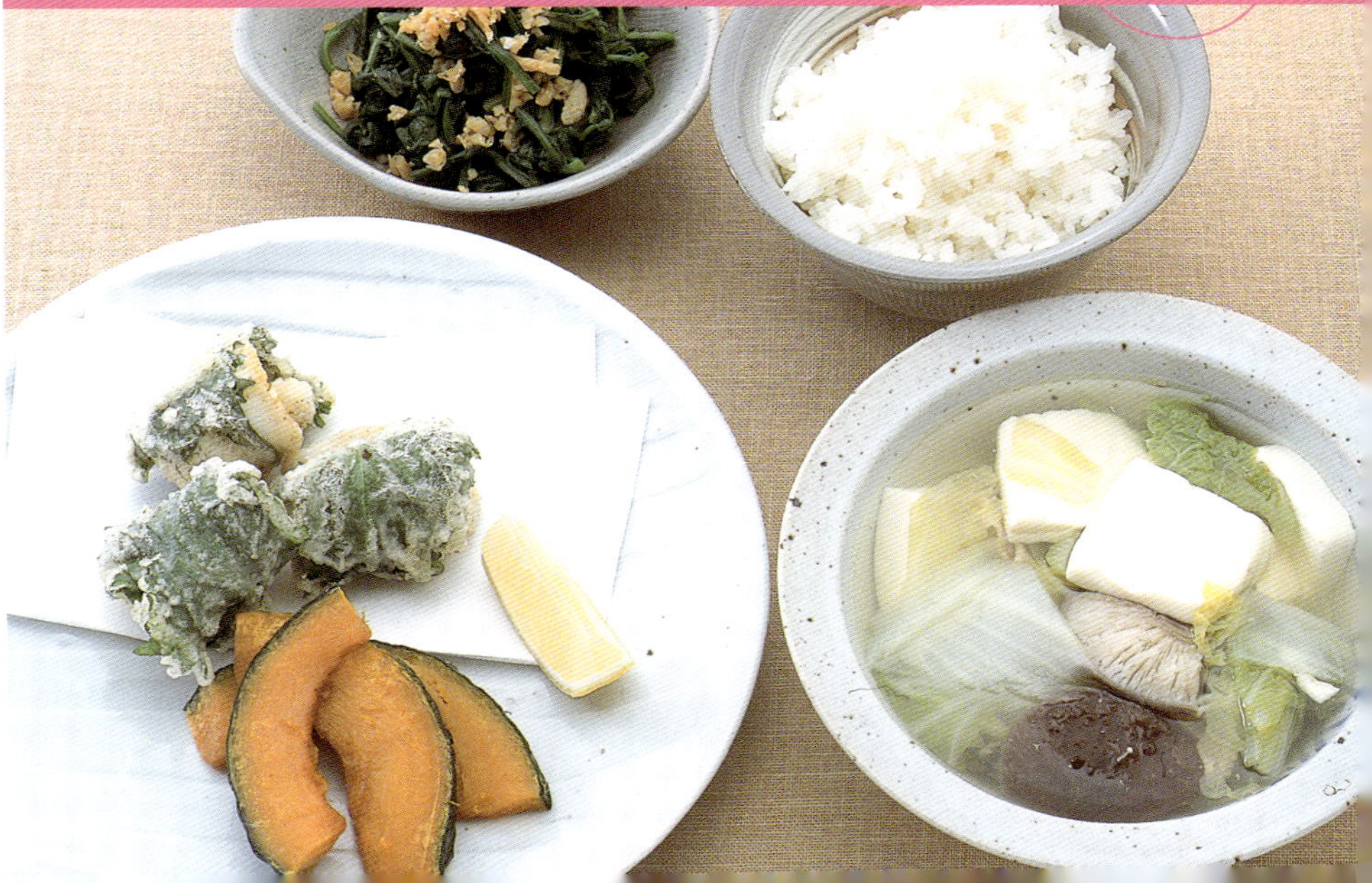

昼を弁当にした場合の一日献立①

●50ページ参照

朝

キャベツの巣ごもり卵
トースト
ミルクティー
いちご

キャベツの巣ごもり卵

①キャベツはざく切りにする。
②フライパンに油を熱してキャベツをさっといため、塩とこしょうで調味し、平らにして中央に卵を割り落とす。
③ふたをして、卵が好みのかたさになるまで蒸し焼きにする。
④器に盛り、トマトを添える。

昼

鶏肉のきじ焼き
切り干し大根とハムのあえ物
さつま芋のオレンジ煮　五色野菜のレモンじょうゆ漬け　ごはん

鶏肉のきじ焼き

①鶏肉は一口大のそぎ切りにし、aをからめて下味をつける。
②ピーマンは一口大に切り、ラップに包んで電子レンジで20秒加熱し、ラップをはずしておく。
③油を熱し、鶏肉の両面を色よく焼く。肉に火が通ったらbを加え、ピーマンも入れて、照りよくからませる。
※鶏肉の皮は食べないで残す。

切り干し大根とハムのあえ物

①切り干し大根は洗い、水でもどす。
②ハムはせん切りにし、さやえんどうは筋を除いて斜めせん切りにする。
③なべに酒を入れて煮立て、水と酢と砂糖と塩を加え、再び煮立ったら削りガツオを加えて火を止め、さます。
④さめたら水けを絞った①と②を入れてあえ、器に盛ってごまをふる。

さつま芋のオレンジ煮

①さつま芋は皮つきのまま1㎝厚さの輪切りにして水にさらす。オレンジも皮つきのまま5㎜厚さのいちょう切りにする。
②①に水を入れて火にかけ、煮立ったら砂糖と塩を加え、弱火で10分煮る。

五色野菜のレモンじょうゆ漬け

①カリフラワーは小房に分けてゆで、その他の野菜は一口大に切る。
②漬け汁の材料を混ぜ合わせ、野菜を20分ほど漬け込む。

夕

キスのしそ巻き揚げ
ほうれん草と春菊の中国風お浸し
豆腐と白菜のスープ
ごはん

キスのしそ巻き揚げ

①キスは塩をふり、青じそで巻く。かぼちゃは種とわたを除いて薄いくし形に切る。
②小麦粉を水でといて衣を作る。
③揚げ油を165度に熱し、かぼちゃを素揚げにする。次に温度を180度に上げ、キスに衣をつけ、カラリと揚げる。
④器に盛り合わせ、レモンを添える。

ほうれん草と春菊の中国風お浸し

①干しエビはぬるま湯に浸してもどし、あらく刻む。
②ほうれん草と春菊はゆでて水にとり、水けを絞って3㎝長さに切って混ぜ合わせ、aの1/3をからめて絞る。
③残ったaに砂糖とごま油を混ぜ、②にもう1度かけてあえ、器に盛り、干しエビをのせる。

豆腐と白菜のスープ

①豚肉と白菜は一口大に切る。しいたけは軸を除き、そぎ切りにする。
②aを熱して豚肉を加える。煮立ってきたらアクを除き、肉に火が通ったらとり出す。白菜としいたけを加えて弱火で10分くらい煮る。
③豆腐を色紙形に切って加え、②の肉を戻す。bで調味し、ごま油を加える。

●材料（1人分）

朝

●キャベツの巣ごもり卵
卵 ……………………1個（5g）
キャベツ ………………80g
油 …………………小さじ1（4g）
塩 ……………ミニ⅔（0.8g）
こしょう……………………少量
トマトのくし形切り……20g

●トースト
食パン6枚切り ………………………………1枚半（90g）
バター ………小さじ1強（5g）
マーマレード …小さじ1（7g）

●ミルクティー
牛乳 ……………………200mℓ
紅茶のティーバッグ ……1袋

●いちご ………………80g

昼 弁当

●鶏肉のきじ焼き
鶏もも肉……………………60g
a［しょうゆ …小さじ½（3g）
　酒 ………小さじ½強（3g）］
ピーマン ………小1個（20g）
油 ……………………小さじ¾（3g）
b［しょうゆ …小さじ⅔（4g）
　みりん ……小さじ⅔（4g）
　砂糖 ………小さじ⅔（2g）］

●切り干し大根とハムのあえ物
切り干し大根…………乾10g
プレスハム ……⅔枚（10g）
さやえんどう …… 1枚（2g）
酒 ………………小さじ1（5mℓ）
水………………大さじ2（30mℓ）
酢 ………………小さじ2（10g）
砂糖 …………小さじ½（1.5g）
塩 ……………ミニ⅙（0.2g）
削りガツオ ………………2g
いり白ごま ……小さじ⅓（1g）

●さつま芋のオレンジ煮
さつま芋……………………50g
ネーブルオレンジ………20g
水 ………………¼カップ（50mℓ）
砂糖 ……………小さじ1（3g）
塩 ……………ミニ⅙（0.2g）

●五色野菜のレモンじょうゆ漬け
かぶ………………………25g
きゅうり……………………20g
カリフラワー・セロリ …各10g
にんじん ……………………5g
漬け汁［うす口しょうゆ ……………………………小さじ1（6g）
　みりん ……小さじ½（3g）
　レモン汁 ……………………………小さじ½（2.5mℓ）
　赤とうがらし………少量］

●ごはん …………………150g
いり黒ごま………………少量

間食

●りんご ………………100g

夕

●キスのしそ巻き揚げ
キス(開いたもの) ……………………………………3尾（60g）
塩 ……………ミニ½（0.6g）
青じそ…………………… 3枚
［小麦粉 ………小さじ2（6g）
　水 ……………小さじ2（10mℓ）］
かぼちゃ ………………30g
揚げ油…適量（吸油量約5g）
レモンのくし形切り …1切れ

●ほうれん草と春菊の中国風お浸し
ほうれん草・春菊……各40g
干しエビ ………………乾2g
a［干しエビのもどし汁…… ……………大さじ1（15mℓ）
　しょうゆ……小さじ1（6g）］
砂糖…………………………少量
ごま油 …………小さじ¼（1g）

●豆腐と白菜のスープ
絹ごし豆腐………………70g
豚もも薄切り肉…………20g
白菜…………………………60g
干ししいたけ（もどす） ……………………………小1枚
a［水 …………1カップ（200mℓ）
　中国風顆粒だし………… ………小さじ½弱（1.3g）
　しょうがの薄切り …1枚］
b［塩………ミニ1強（1.4g）
　酒 ………大さじ½強（8g）］
ごま油 …………小さじ¼（1g）

●ごはん ………………200g

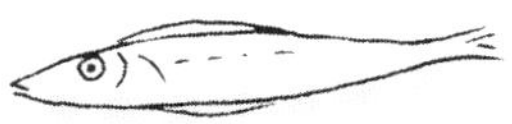

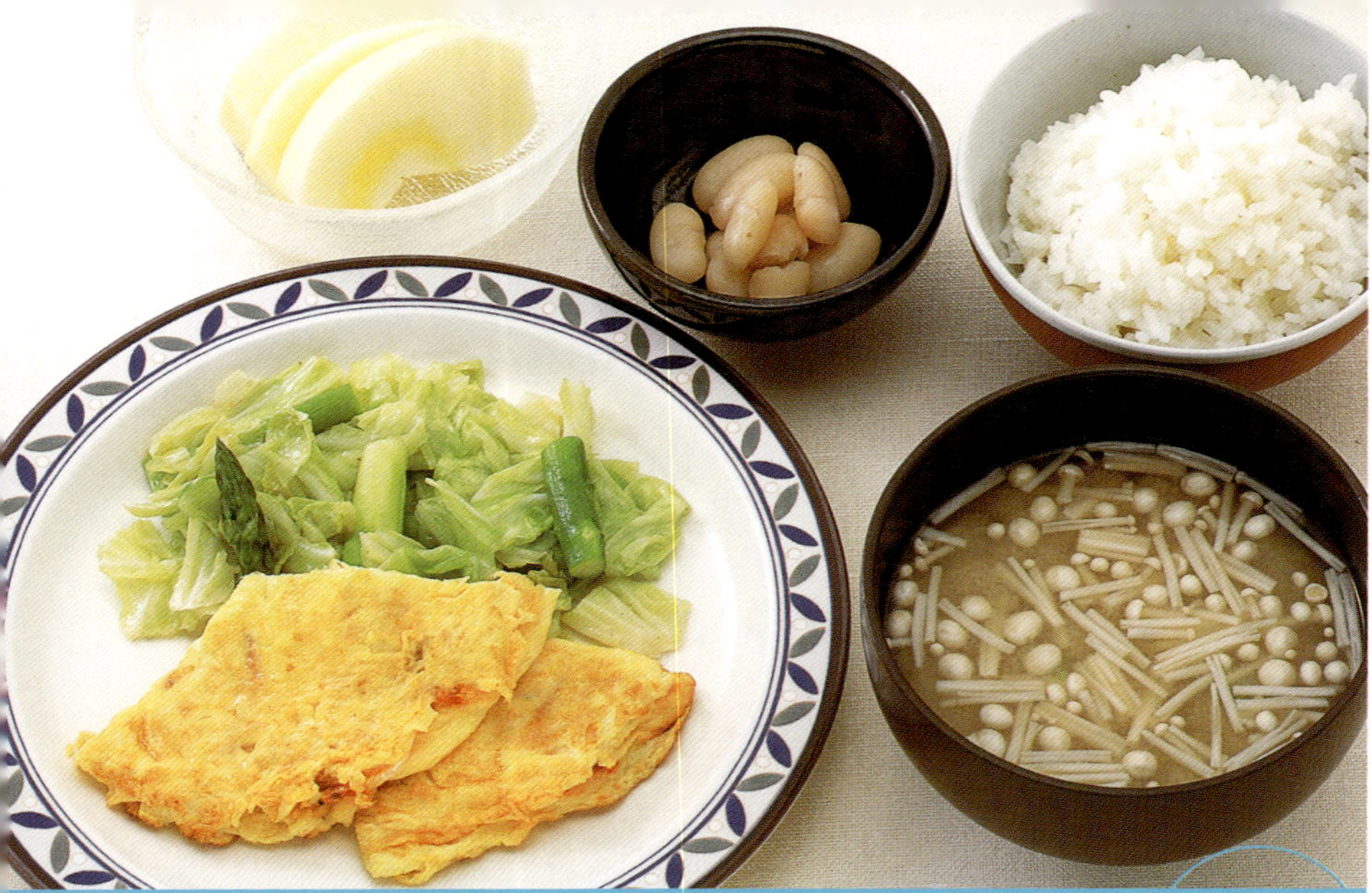

朝食

サクラエビ入り卵焼きと野菜ソテー　白いんげん豆の甘煮
えのきたけのみそ汁　ごはん　りんご

●和風の朝食は塩分が多くなりがちです。卵焼きはサクラエビでうま味をカバーして、しょうゆなしで食べます。野菜はソテーにするとうす味でもおいしく食べられます。

昼食
弁当

サケのパン粉焼き　じゃが芋とピーマンのごまいため
ほうれん草の磯辺巻き　かぶの浅漬けレモン風味　ごはん

●お弁当作りは手ぎわが大事。前日に下味をつけたり、野菜をゆでたり、切ったりしておくと手早く用意できます。

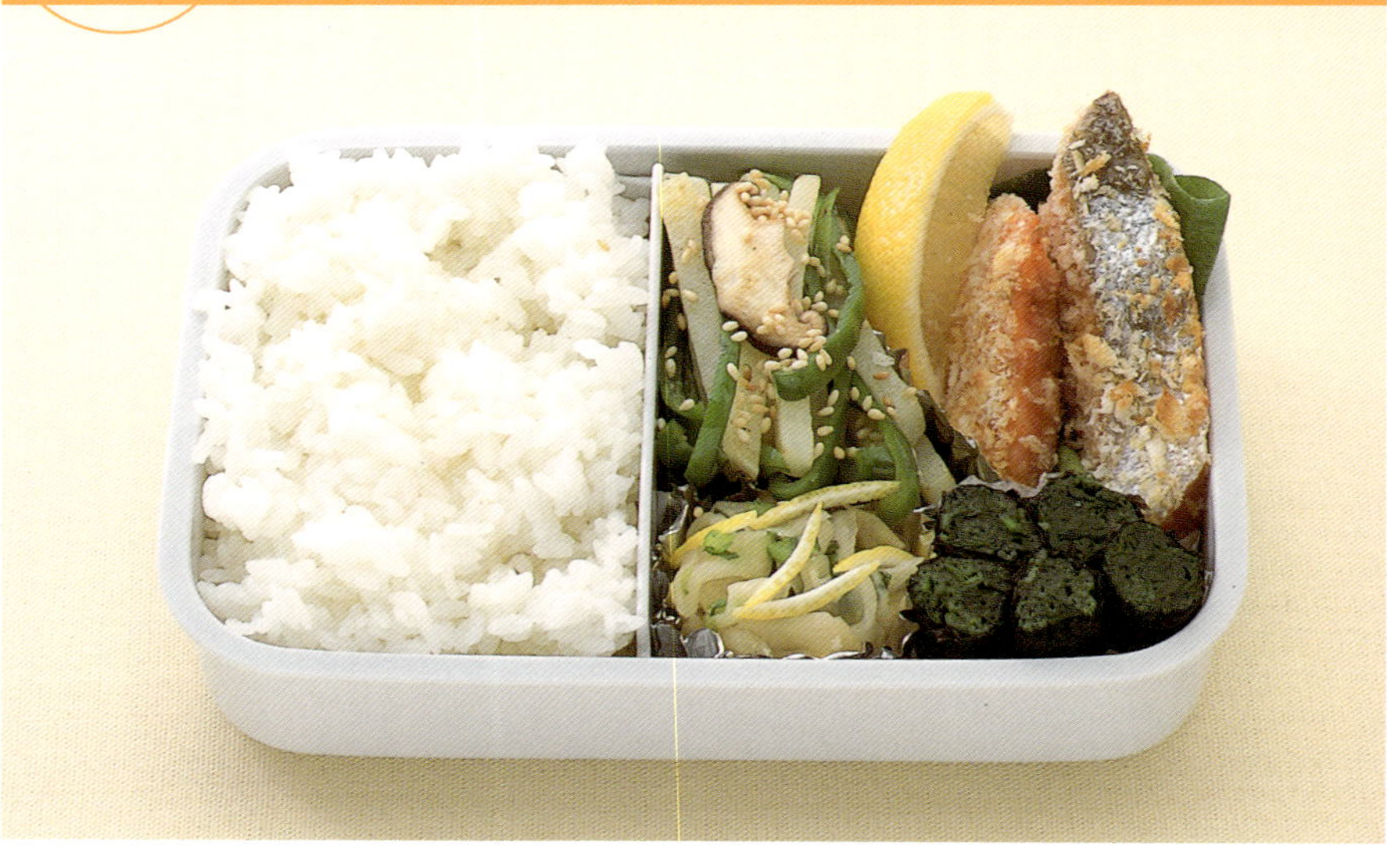

●作り方は56ページ

●四群点数法による栄養価

	♠	♥	♣	♦	計
朝食	1.0	0.5	0.8	3.3	5.6
昼食	0.1	1.0	0.8	4.6	6.5
間食	1.7	0.0	0.5	0.0	2.2
夕食	0.2	2.3	1.4	4.3	8.2
計	3.0	3.8	3.5	12.2	22.5

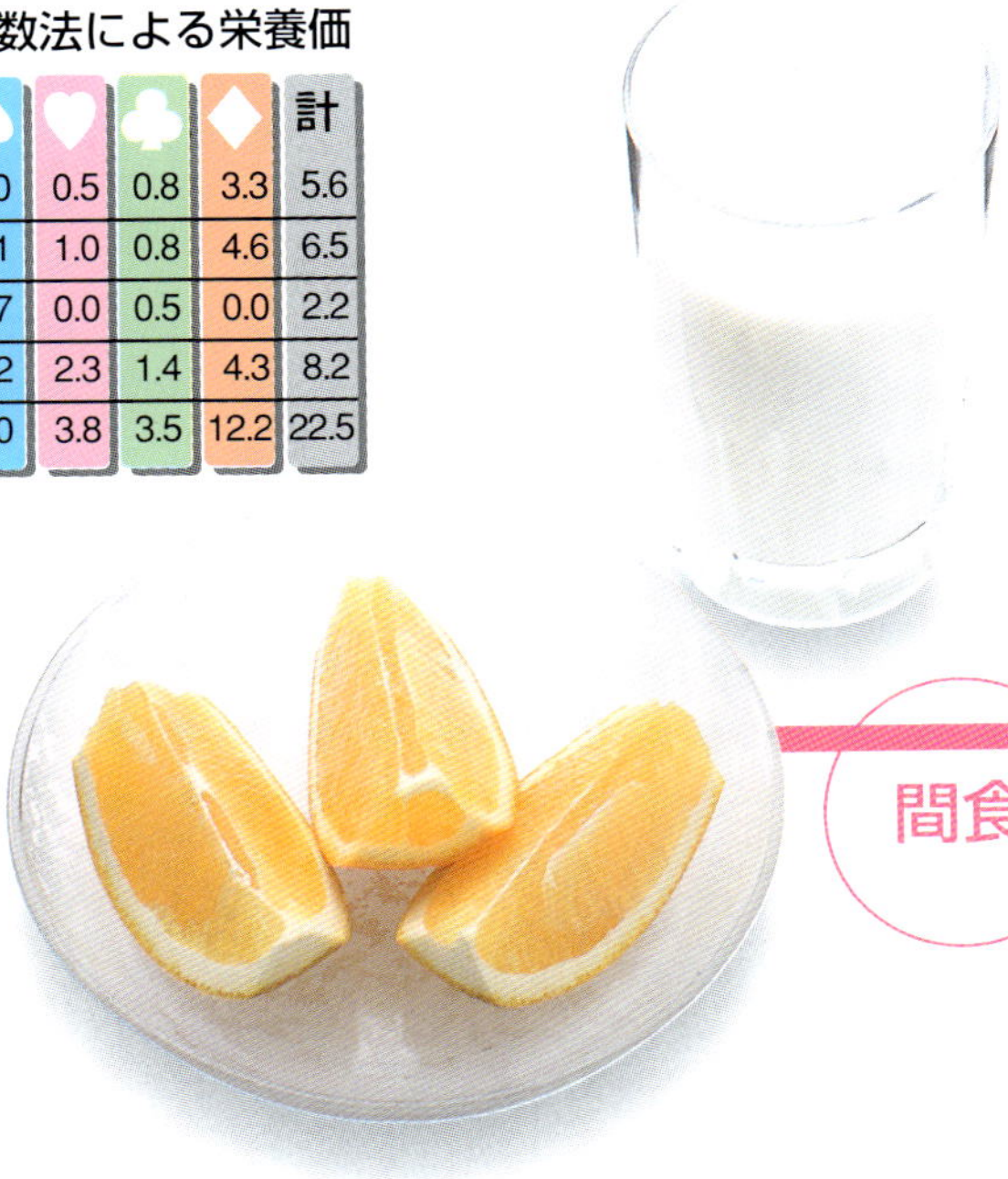

間食

バレンシアオレンジ
牛乳

夕食

鶏肉と里芋の中国風煮物　豆腐ときのこの冷菜　かきたまコーンスープ
ごはん

●こっくりした味わいの中国風の煮物に、きのこや野菜がたっぷりの冷菜を組み合わせました。中国風のスープは、みそ汁より塩分が少ないのが特徴です。

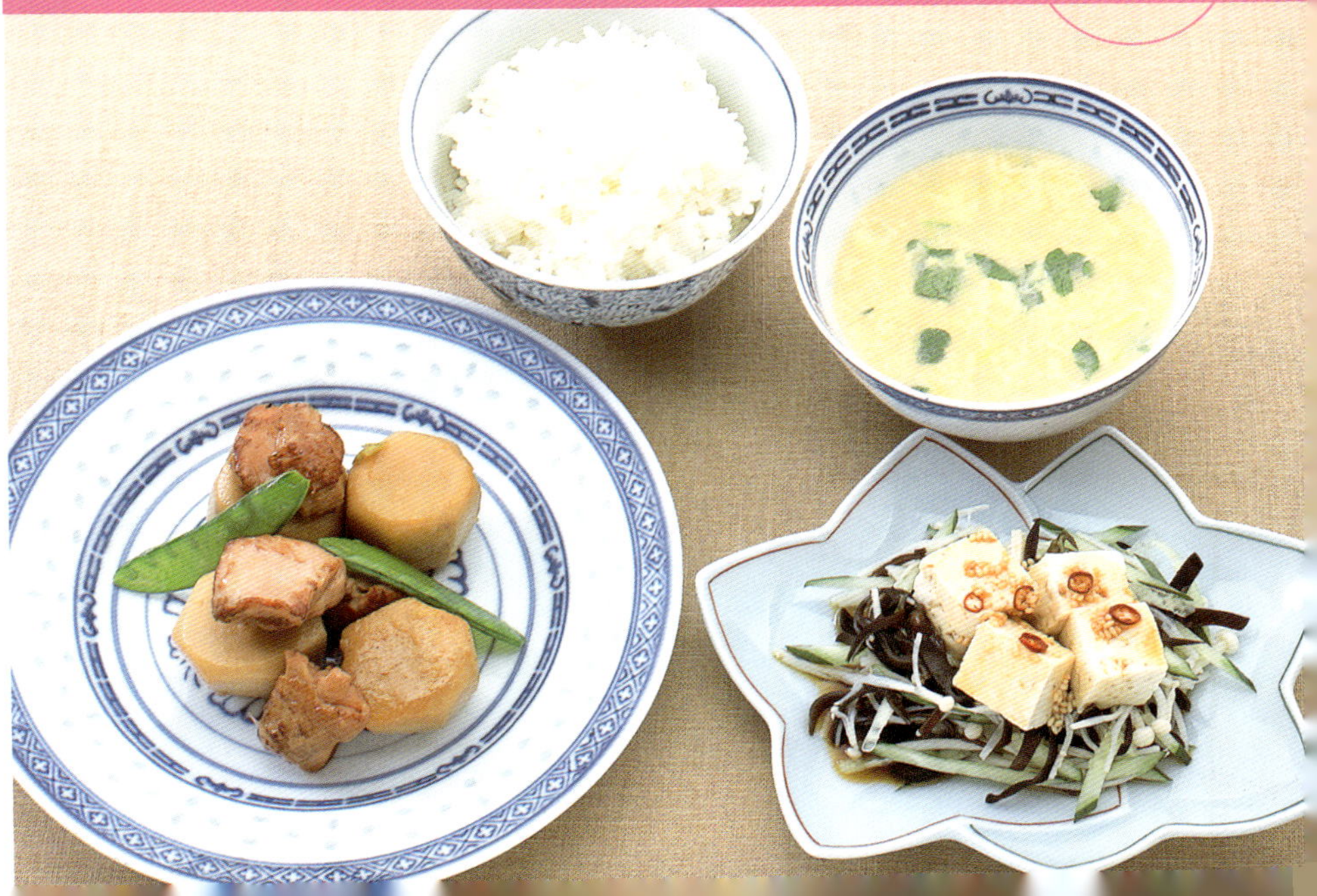

昼を弁当にした場合の一日献立②

●54ページ参照

朝

サクラエビ入り卵焼きと野菜ソテー　白いんげん豆の甘煮
えのきたけのみそ汁
ごはん　りんご

サクラエビ入り卵焼きと野菜ソテー

①卵は割りほぐし、サクラエビとだしと塩を混ぜる。フライパンに油を熱した中に流して手早く混ぜ、半熟状になってきたら半分に折り、焼き上げる。
②油を熱してアスパラガス（ゆでておく）、キャベツをいため、塩、こしょうで調味し、①に添える。

白いんげん豆の甘煮

もどしてやわらかく煮た豆に砂糖の半量を加えて弱火で10分煮、残りの砂糖と塩を加えてさらに10分煮る。

えのきたけのみそ汁

①えのきたけは3㎝長さに切る。
②だしを温め、①を入れてさっと煮、みそをとき入れ、ひと煮立ちさせる。

昼

サケのパン粉焼き
じゃが芋とピーマンのごまいため
ほうれん草の磯辺巻き
かぶの浅漬けレモン風味　ごはん

サケのパン粉焼き

①サケは塩、こしょうをし、オーブントースターの受け皿にアルミホイルを敷いた上に並べ、卵を塗ってパン粉をふる。
②火が通るまで5～6分焼く。サラダ菜の上に盛り、レモンを添える。

じゃが芋とピーマンのごまいため

①じゃが芋は太めのせん切りにして水で洗い、かためにゆでる。
②ピーマンとしいたけも太めのせん切りにする。
③油を熱して①と②をいため合わせ、塩で調味し、ごまをふる。

ほうれん草の磯辺巻き

①ほうれん草はゆでて水にとり、水けを絞り、しょうゆをかけてまた絞る。
②巻きすにのりをおき、①をのりの幅に合わせて手前にのせ、くるりと巻き、一口大に切る。

かぶの浅漬けレモン風味

①かぶは薄いいちょう切りにする。葉はさっとゆでて水にとり、絞って刻む。
②①とレモンの皮を混ぜ、塩をふって軽くもみ、皿などをのせて1時間おく。水けを絞り、aであえる。

夕

鶏肉と里芋の中国風煮物
豆腐ときのこの冷菜
かきたまコーンスープ
ごはん

鶏肉と里芋の中国風煮物

①鶏肉は一口大に切り、酒をふり、油で表面を色よく焼く。

●材料（1人分）

朝

●サクラエビ入り卵焼きと野菜ソテー

卵……1個（55g）
サクラエビ……3g
だし……大さじ1（15mℓ）
塩……ミニ½弱（0.5g）
油……小さじ½（2g）
［キャベツ（ざく切り）…50g
グリーンアスパラガス（3cm長さに切る）…1本（20g）
油……小さじ1（4g）
塩……ミニ½弱（0.5g）
こしょう……少量］

●白いんげん豆の甘煮

白いんげん豆(もどしてやわらかくゆでる)…約10粒（20g）
水……適量
砂糖……小さじ1（3g）
塩……ミニ⅙（0.2g）

●えのきたけのみそ汁

えのきたけ……20g
だし……¾カップ（150mℓ）
みそ……小さじ2（12g）

●ごはん……100g

●りんご……80g

昼 弁当

●サケのパン粉焼き

生サケ(半分に切る)……60g
塩……ミニ½（0.6g）
こしょう……少量
卵……少量（3g）
パン粉……大さじ½（1.5g）
サラダ菜……1枚（10g）
レモンのくし形切り…1切れ

●じゃが芋とピーマンのごまいため

じゃが芋……小½個（50g）
ピーマン……½個（15g）
生しいたけ……½枚（5g）
油……小さじ½（2g）
塩……ミニ½弱（0.5g）
いり白ごま……小さじ⅓（1g）

●ほうれん草の磯辺巻き

ほうれん草……60g
うす口しょうゆ……小さじ¼（1.5g）
焼きのり……¼枚

●かぶの浅漬けレモン風味

かぶ……⅔個（40g）
かぶの葉……少量
レモンの皮のせん切り…少量
塩……ミニ⅔（0.8g）
a［酢……小さじ½弱（2g）
しょうゆ……少量（1g）］

●ごはん……200g

間食

●バレンシアオレンジ……100g

●牛乳……200mℓ

夕

●鶏肉と里芋の中国風煮物

鶏もも肉……70g
［酒……小さじ2（10g）
油……小さじ¾（3g）］
里芋……70g
ねぎのぶつ切り……30g
しょうがの薄切り……1枚
水……½カップ（100mℓ）
しょうゆ…大さじ½強（10g）
砂糖……小さじ1⅓（4g）
さやえんどう(ゆでる)…2枚

●豆腐ときのこの冷菜

もめん豆腐……⅕丁（60g）
えのきたけ……50g
きくらげ……3g（もどして20g）
きゅうり……½本（50g）
たれ［しょうゆ…大さじ½（9g）
酢……小さじ1弱（4g）
砂糖……小さじ⅔（2g）
ごま油……小さじ¼（1g）
いり白ごま……小さじ⅓（1g）
赤とうがらしの輪切り……少量］

●かきたまコーンスープ

a［クリームコーン（缶詰め）……40g
水……1カップ（200mℓ）
酒……小さじ1（5g）
中国風顆粒だし……小さじ⅓（1g）
塩……ミニ⅓（0.4g）］
［かたくり粉…小さじ1（3g）
水…かたくり粉の2倍容量］
卵……約⅕個（10g）
つまみ菜……少量

●ごはん……150g

②里芋は皮をむいて大きめの一口大に切り、かためにゆでて洗う。
③なべにねぎとしょうがを敷いて鶏肉をのせ、水としょうゆと砂糖を加えて火にかけ、沸騰後弱火で10分煮る。
④里芋を加えてさらに10～15分煮、さやえんどうを加えて火を止める。

豆腐ときのこの冷菜

①えのきたけはほぐし、きくらげとともにさっとゆでて、ざるにあげてさます。
②きゅうりはせん切りにし、水にさらしてパリっとさせ、水けをきる。
③①②を混ぜて器に敷き、豆腐をやっこに切ってのせ、たれの材料を混ぜ合わせてかける。

かきたまコーンスープ

aを煮立て、水どきかたくり粉でとろみをつけ、再び煮立ったら卵を流し入れてかき混ぜ、つまみ菜を散らす。

昼を外食にした場合の一日献立①

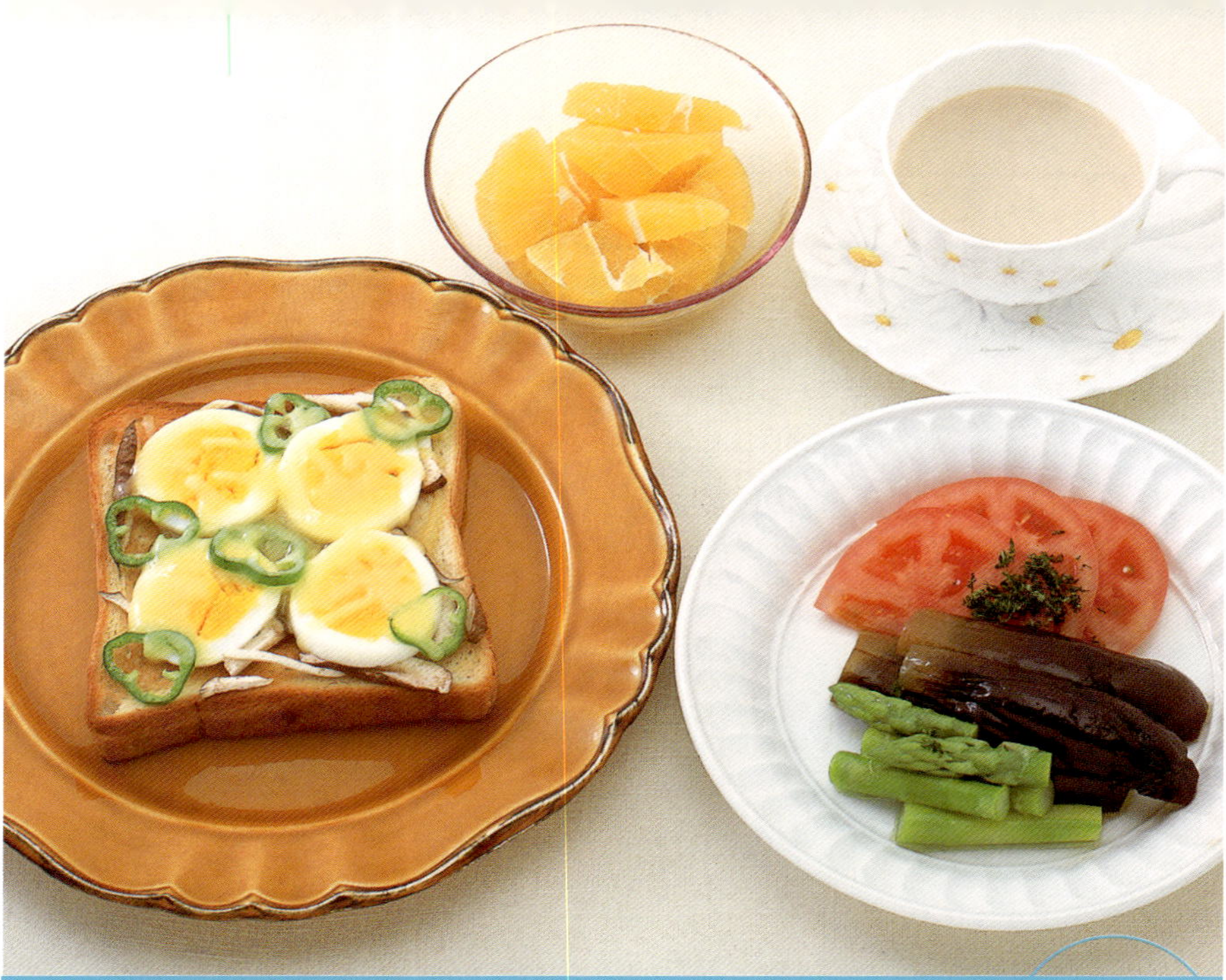

朝食

ゆで卵のチーズトースト　野菜のマリネサラダ　ミルクティー
ネーブルオレンジ

●「野菜はいつもサラダ」では飽きてしまいます。電子レンジで加熱して、マリネにしました。前日に作っておくと味がよくなじんでおいしくなります。

間食

ハードビスケット
コーヒー

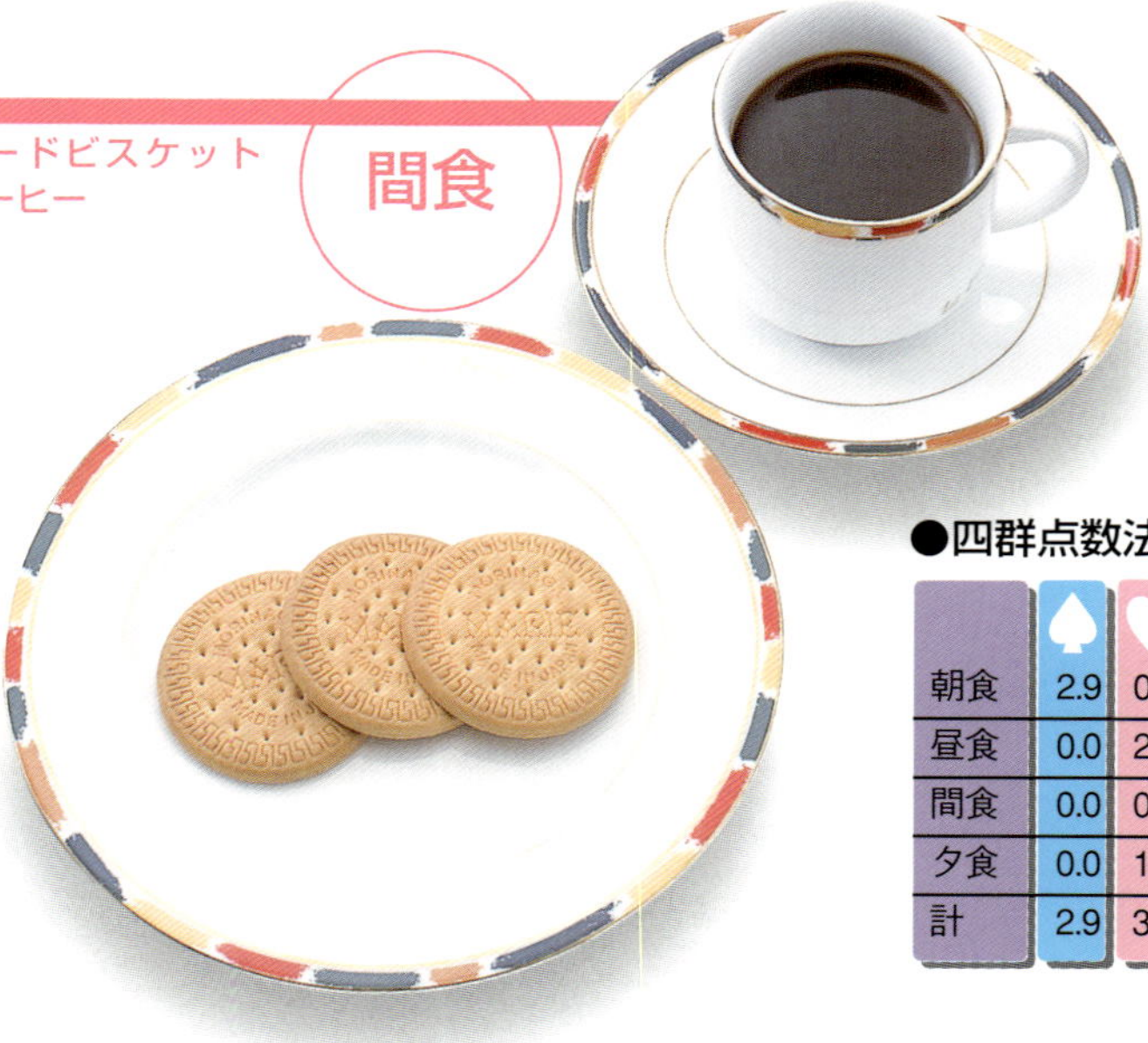

●四群点数法による栄養価

	♠	♥	♣	◆	計
朝食	2.9	0.0	1.0	2.3	6.2
昼食	0.0	2.3	0.5	5.4	8.2
間食	0.0	0.0	0.0	0.9	0.9
夕食	0.0	1.2	1.9	4.5	7.6
計	2.9	3.5	3.4	13.1	22.9

●作り方は60ページ

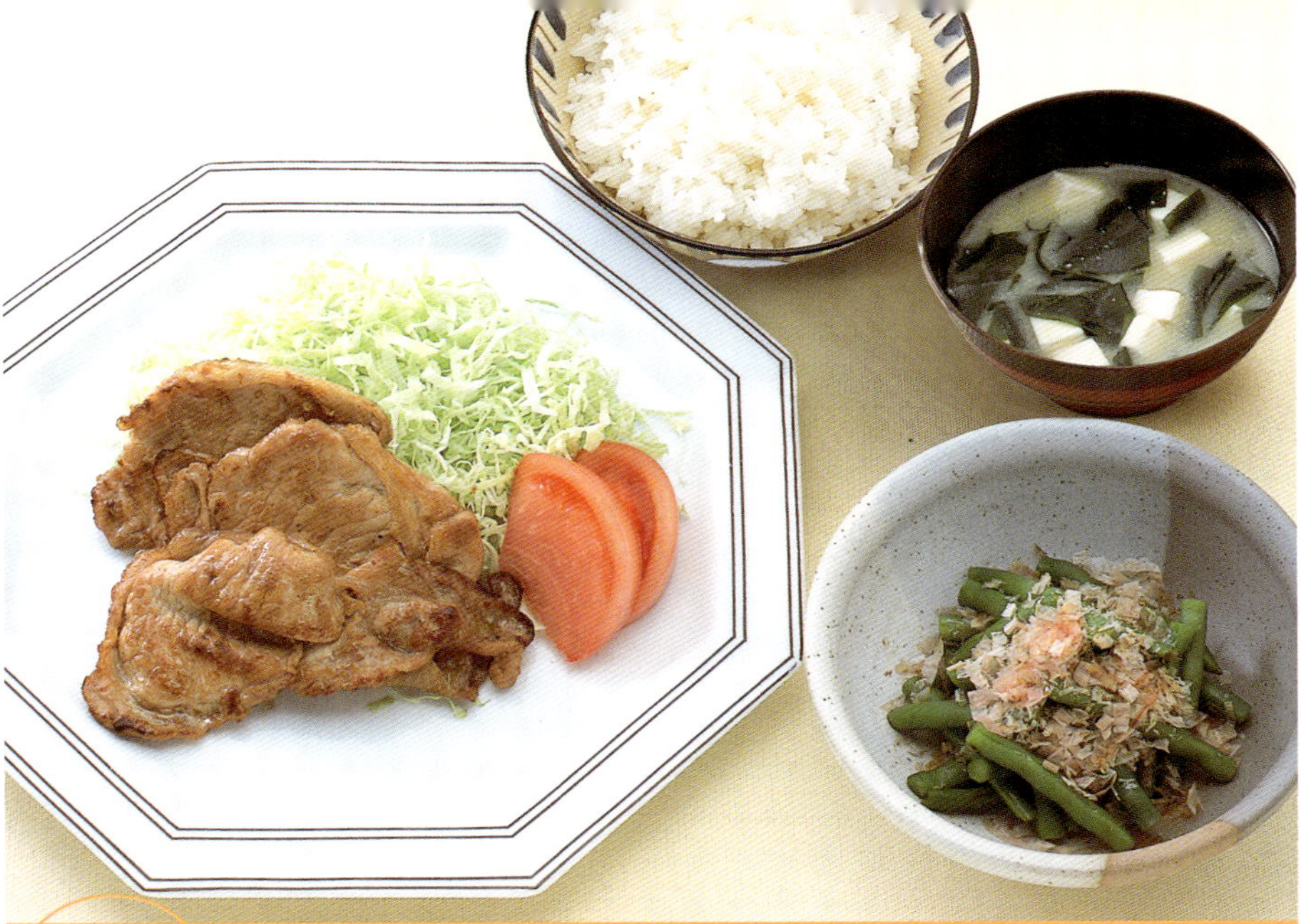

昼食
外食

豚肉のしょうが焼き　さやいんげんのお浸し　豆腐とわかめのみそ汁
ごはん

●しょうが焼きは脂身を残すようにします。つけ合わせの野菜のほかに、もう一品野菜料理を組み合わせると、満足度、栄養面ともにアップします。

夕食

豆腐としいたけのいため物　じゃが芋の明太子煮　青梗菜のお浸し
ごはん　ぶどう

●昼は外食で肉の量も多くなるので、夕食はプリン体が少ない豆腐を主菜にしました。じゃが芋はからし明太子でピリッと、男性好みの味に仕上げます。

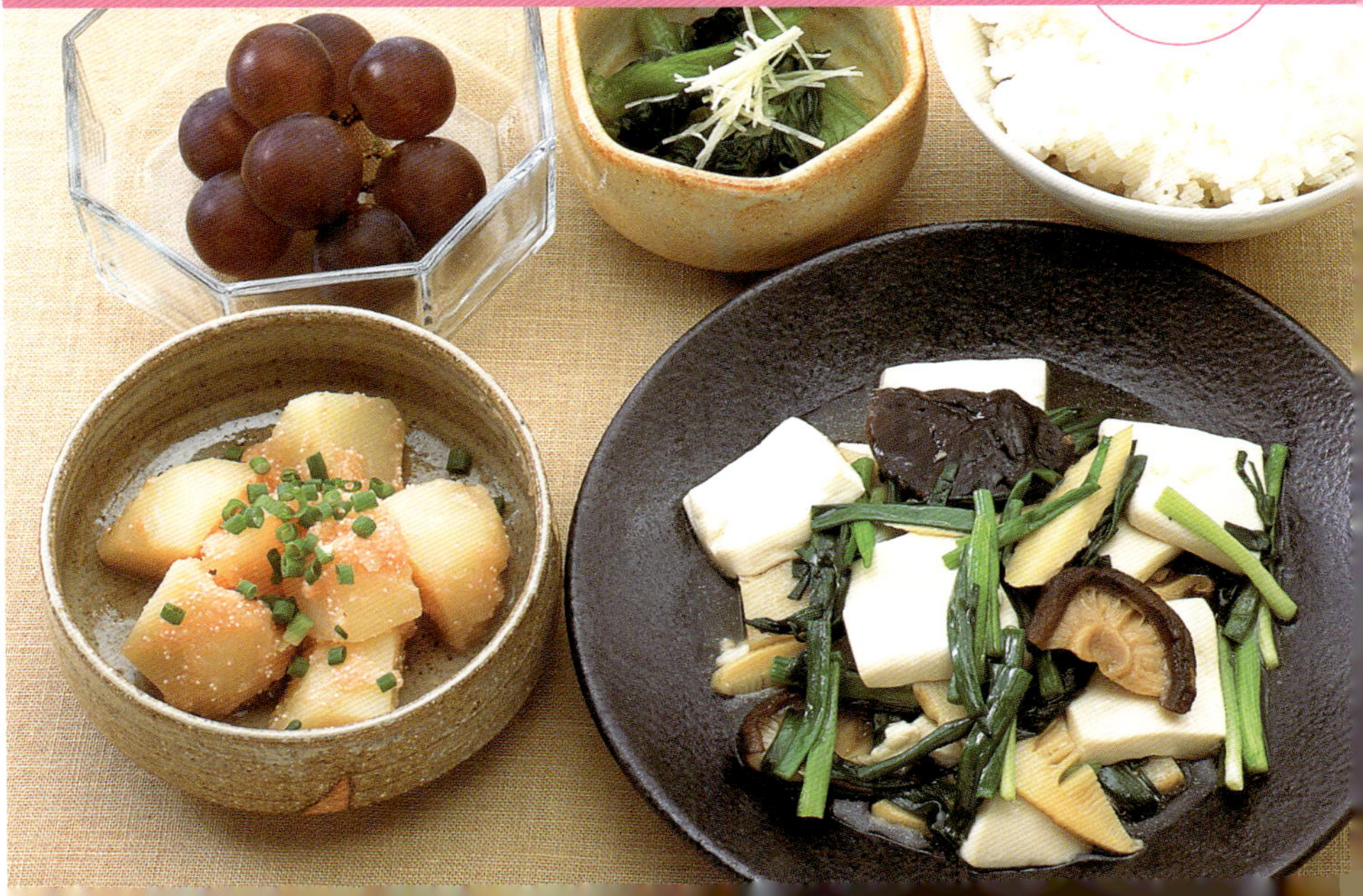

昼を外食にした場合の一日献立①

●58ページ参照

朝

ゆで卵のチーズトースト
野菜のマリネサラダ
ミルクティー
ネーブルオレンジ

ゆで卵のチーズトースト

①ゆで卵は輪切りにする。ピーマンは薄い輪切り、しいたけは細切りにする。

②食パンに①をのせてチーズをかけ、オーブントースターでチーズがとけるまで焼く。

野菜のマリネサラダ

①なすはへたを除いてラップに包み、電子レンジで1分20秒加熱し、ラップをはずしてさまし、縦4つ割りにする。

②アスパラガスは熱湯でゆでて水にとり、4cm長さに切る。トマトは7mm厚さの半月切りにする。

③マリネ液を混ぜ合わせ、①②の野菜にまぶしてしばらくおく。

④器に盛り、パセリをふる。

昼

豚肉のしょうが焼き
さやいんげんのお浸し
豆腐とわかめのみそ汁
ごはん

豚肉のしょうが焼き

①豚肉は脂身と赤身の境の筋に、ところどころ包丁で切り込みを入れ、aをからめて10分ほどおく。

②フライパンに油を熱し、肉を並べて入れ、両面を色よく焼く。

③火が通ったらbをかけてからめ、器に盛る。

④キャベツのせん切りとトマトのくし形切りを添える。

さやいんげんのお浸し

①さやいんげんは筋を除き、沸騰湯で青臭さがなくなるまでゆで、水にとる。水けをきって4cm長さに切る。

②しょうゆとだしをかけてよくあえ、器に盛り、削りガツオをかける。

豆腐とわかめのみそ汁

①わかめはもどして一口大に切る。

②だしを温めて①を加え、みそをとき入れる。さいの目に切った豆腐を入れ、煮立ちかけたら火を止める。

夕

豆腐としいたけのいため物
じゃが芋の明太子煮
青梗菜のお浸し
ごはん　ぶどう

豆腐としいたけのいため物

①豆腐は1cm厚さの色紙形に切り、1〜2分静かにゆで、ざるにあげる。

②しいたけは一口大のそぎ切りにし、竹の子は縦薄切りにする。

③小ねぎは5cm長さに切る。

④油を熱してしいたけと竹の子をいため、aを加えて2〜3分煮る。

⑤④に豆腐と小ねぎを加え、bで調味して豆腐をくずさないように大きく混ぜる。

⑥煮立ったら水どきかたくり粉をまわし入れてひと混ぜし、とろみをつける。

じゃが芋の明太子煮

①じゃが芋は大きめの一口大に切り、水にさらして水けをきる。

②明太子は薄皮を除いてあらく刻む。

③なべに芋を入れ、だしを加えて火にかける。煮立ったら火を弱め、芋がやわらかくなるまで煮る。

④芋が煮えて煮汁が少なくなってきたら明太子を加え、混ぜながらさっと煮て火を消す。

⑤器に盛り、小ねぎをふる。

青梗菜のお浸し

①青梗菜は1枚ずつはがして葉と軸にわけ、沸騰湯に軸、葉の順に入れてさっとゆで、水にとり、水けを絞る。

②一口大に切って調味料であえ、器に盛り、しょうがをのせる。

●材料（1人分）

朝

●ゆで卵のチーズトースト
かたゆで卵 ……1/2個（28g）
ピーマン …………1/4個（7g）
生しいたけ ………1/2枚（5g）
ピザ用細切りチーズ …15g
食パン（6枚切り）…1枚（60g）

●野菜のマリネサラダ
なす ……………小1個（60g）
グリーンアスパラガス………………………………2本（40g）
トマト………………………30g
マリネ液
- オリーブ油 小さじ1/2（2g）
- 酢・酒…各小さじ1弱（4g）
- 塩 ………ミニ2/3（0.8g）
- こしょう……………少量

パセリのみじん切り……少量

●ミルクティー
牛乳 ……………………200mℓ
紅茶のティーバッグ ……1袋

●ネーブルオレンジ …100g

昼 外食

●豚肉のしょうが焼き
豚ロース薄切り肉………………………………3枚（80g）
a
- しょうゆ …小さじ1/3（2g）
- 酒 ………小さじ1/2弱（2g）

油 ……………小さじ1強（5g）
b
- しょうゆ…小さじ1弱（5g）
- みりん …小さじ1弱（5g）
- しょうが汁…………少量

キャベツのせん切り……50g
トマトのくし形切り……30g

●さやいんげんのお浸し
さやいんげん……………60g
しょうゆ ………小さじ2/3（4g）
だし…………小さじ1弱（4mℓ）
削りガツオ……少量（0.5g）

●豆腐とわかめのみそ汁
絹ごし豆腐……………30g
生わかめ……もどして15g
だし ………………3/4カップ（150mℓ）
みそ………………小さじ2（12g）

●ごはん ……………200g

間食

●ハードビスケット……15g
●コーヒー ……………150mℓ

夕

●豆腐としいたけのいため物
絹ごし豆腐 ……1/2丁（140g）
干ししいたけ（もどす）………………………2枚（乾4g）
ゆで竹の子………………20g
小ねぎ……………………20g
油 …………………小さじ2（8g）
a
- 水 …………1/2カップ（100mℓ）
- 中国風顆粒だし……………………小さじ1/4（0.7g）

b
- しょうゆ…………………大さじ1弱（16g）
- 砂糖 ……小さじ1/2（1.5g）

- かたくり粉 …小さじ1/3（1g）
- 水 …かたくり粉の2倍容量

●じゃが芋の明太子煮
じゃが芋 ………………100g
からし明太子……………12g
だし ………………1/4カップ（50mℓ）
小ねぎの小口切り………少量

●青梗菜のお浸し
青梗菜……………………80g
- しょうゆ ……小さじ1/2（3g）
- 酢 …………小さじ1/2強（3g）
- ごま油 ………小さじ1/4（1g）

しょうがのせん切り……適量

●ごはん ………………150g
●ぶどう…………………80g

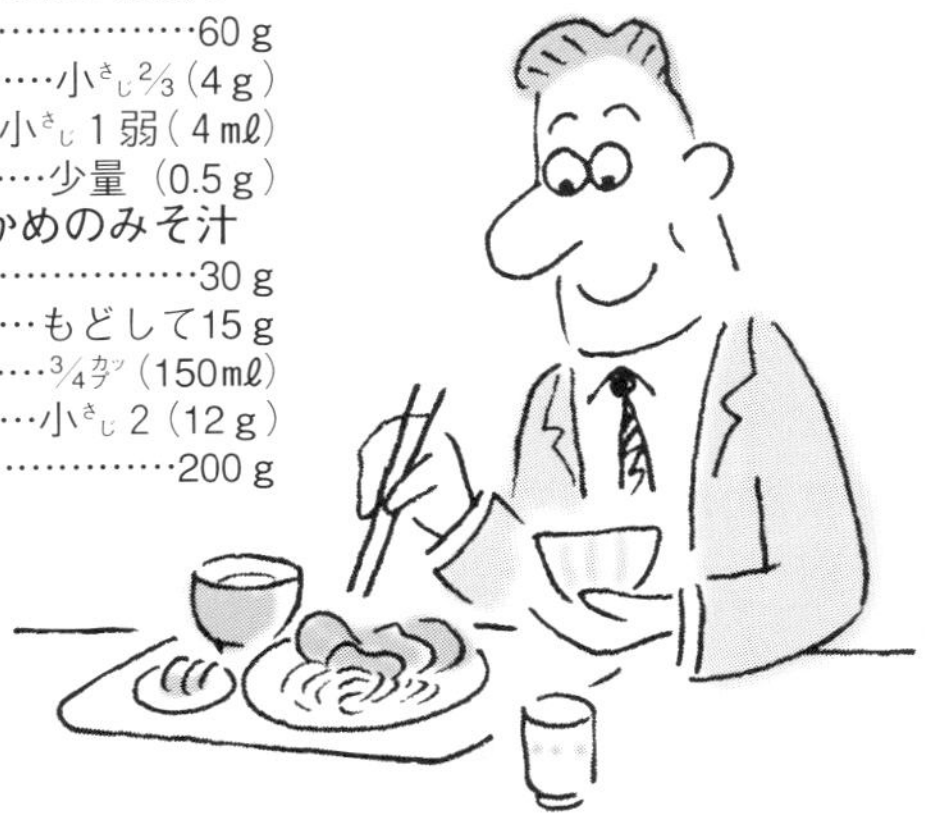

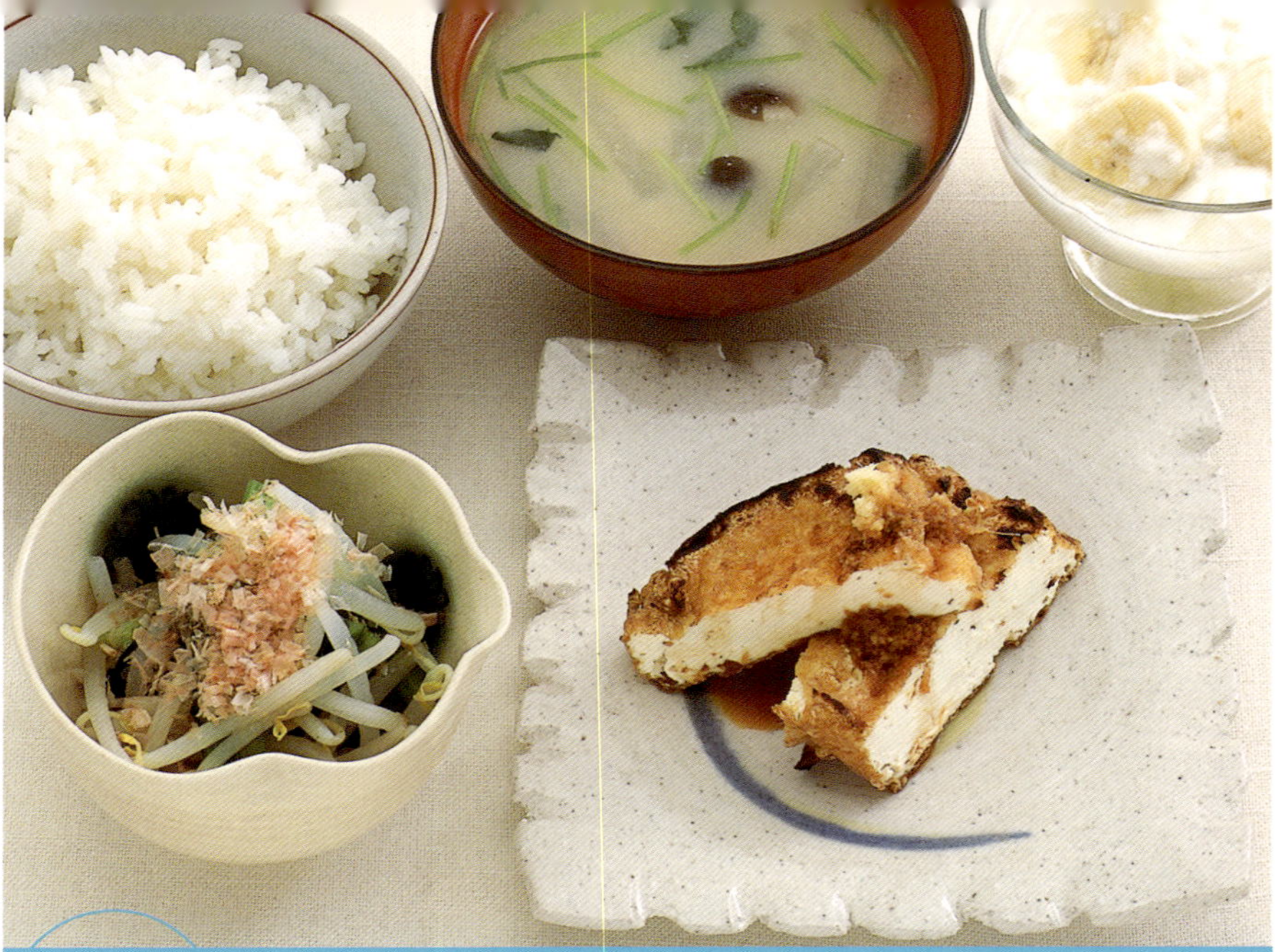

朝食

厚揚げの網焼き　もやしと小松菜のお浸し　大根としめじのみそ汁
ごはん　バナナ入りヨーグルト

●豆腐は外食ではとりにくいもの。外食が多い人は朝食にとる習慣をつけましょう。厚揚げは網焼きにすると、煮物より塩分量は少なくてすみます。

昼食 外食

アサリのスパゲティ　ゆで卵と生野菜のサラダ

●スパゲティは油が多い料理です。サラダのドレッシングは量を控えるか、ノンオイルを選択するなど、エネルギー量をおさえる工夫を。

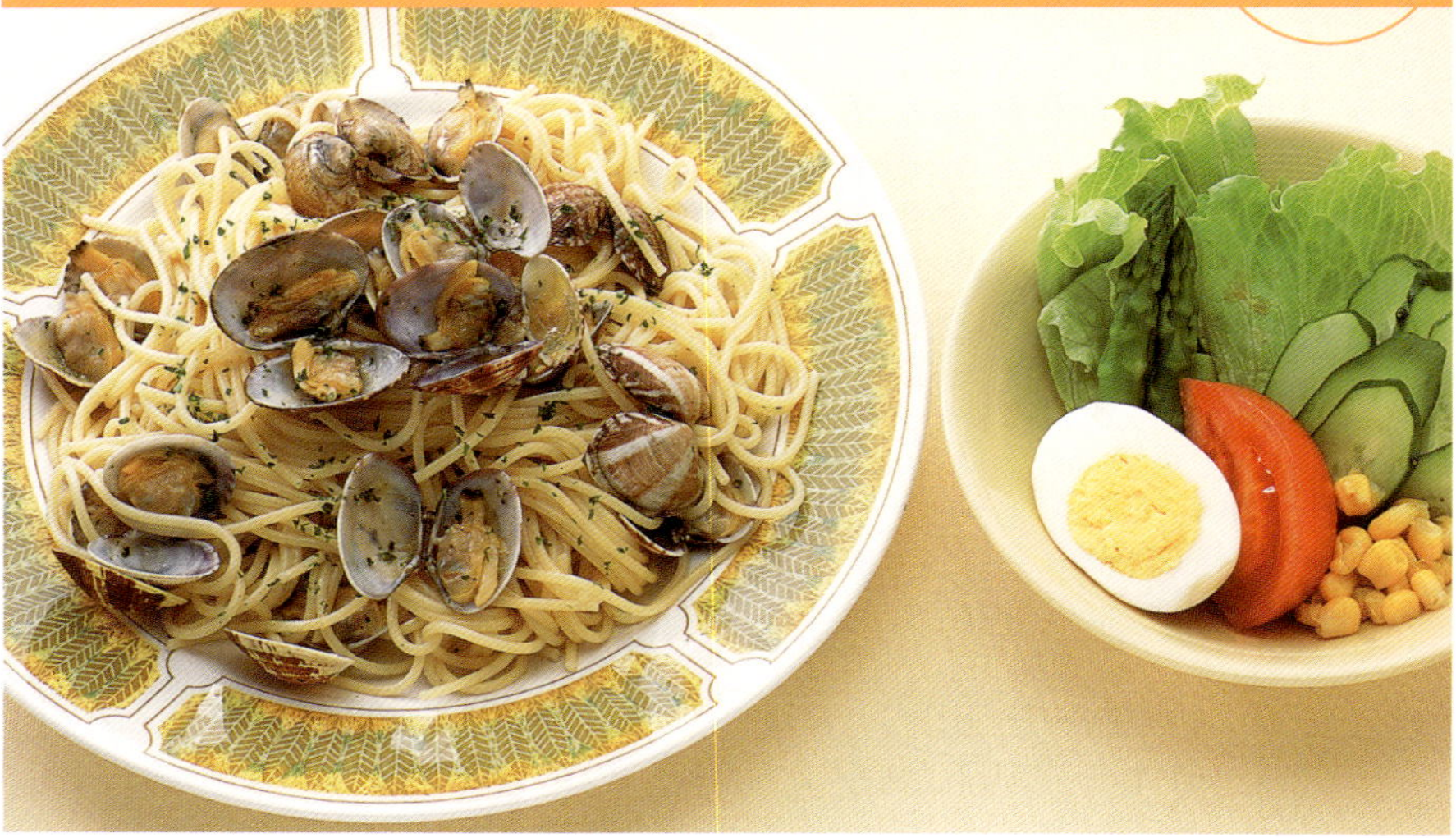

●作り方は64ページ

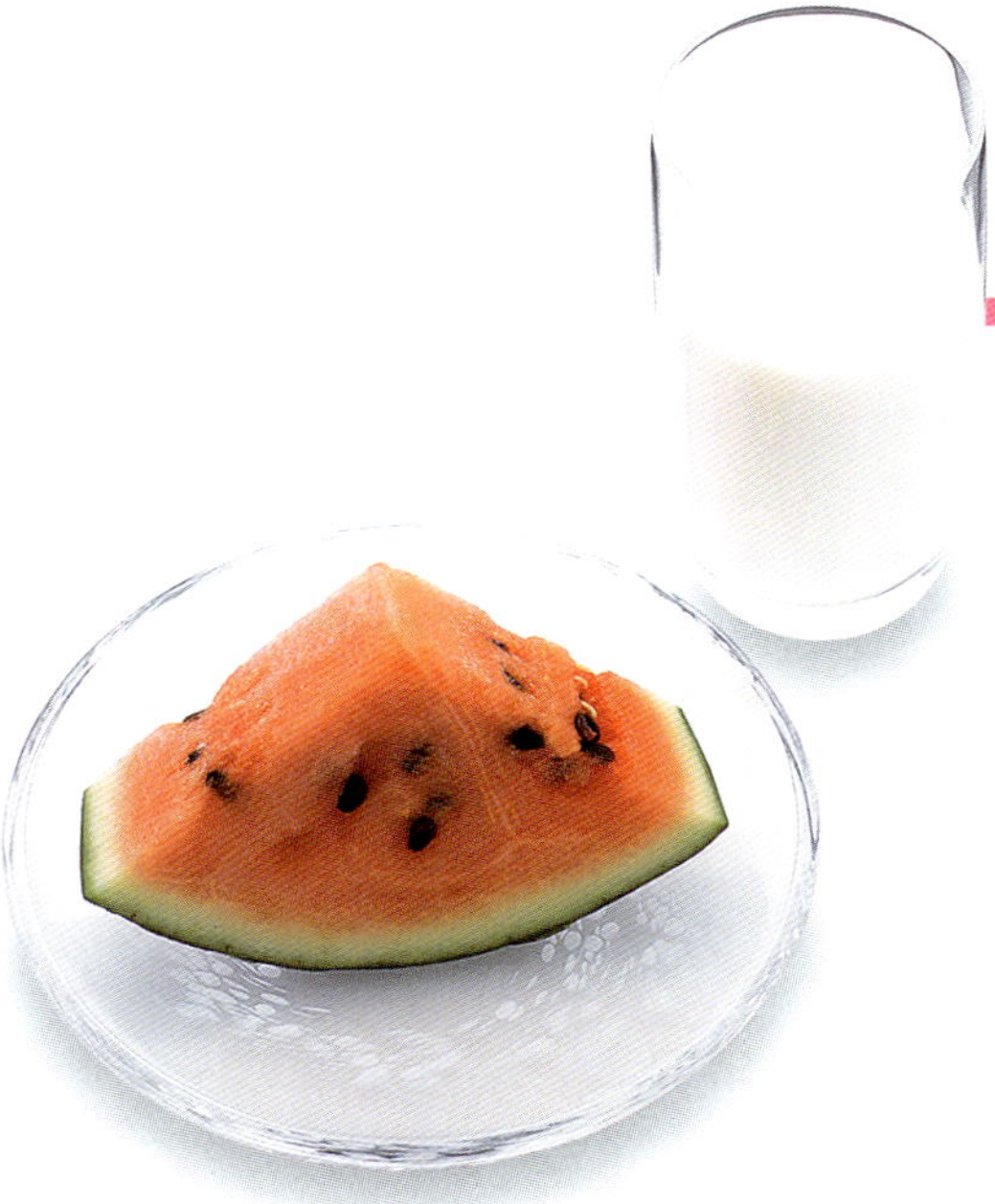

間食

すいか　牛乳

●四群点数法による栄養価

	♠	♥	♣	♦	計
朝食	0.8	1.4	0.8	2.5	5.5
昼食	0.5	0.3	0.3	6.6	7.7
間食	1.7	0.0	0.6	0.0	2.3
夕食	0.0	2.3	1.1	3.8	7.2
計	3.0	4.0	2.8	12.9	22.7

夕食

豚肉の冷やししゃぶしゃぶ　なすと里芋の田楽
ほうれん草のわさび漬けあえ　ごはん

●薄切り肉を使って量感を出した冷やししゃぶしゃぶが主菜です。温かい田楽を組み合わせました。野菜もたっぷりとれて満足感のある献立です。

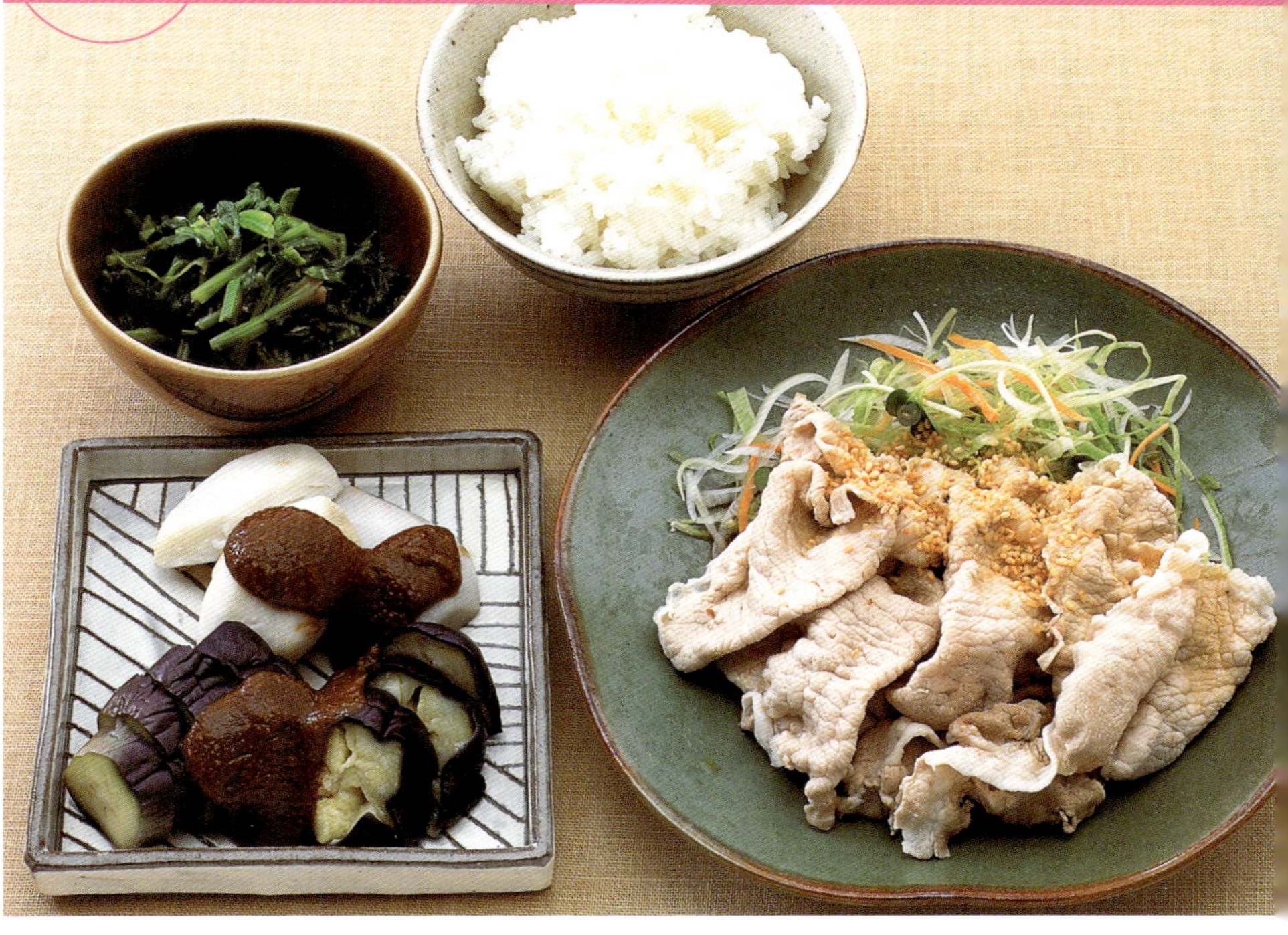

昼を外食にした場合の一日献立②

●62ページ参照

朝

厚揚げの網焼き
もやしと小松菜のお浸し
大根としめじのみそ汁
ごはん　バナナ入りヨーグルト

厚揚げの網焼き

①厚揚げは熱湯を通して油抜きをし、熱した焼き網にのせて両面を軽く焦げ目がつくまで焼く。
②２cm幅に切って器に盛り、おろししょうがをのせ、食べるときにしょうゆをかける。

もやしと小松菜のお浸し

①もやしはさっとゆでてざるにあげてさます。小松菜はさっとゆでて水にとり、水けを絞って３cm長さに切る。
②だしとしょうゆを混ぜ合わせて①をあえ、器に盛り、削りガツオをかける。

大根としめじのみそ汁

だしで大根としめじを煮、やわらかくなったらみそをとき入れ、煮立ちかけたら三つ葉を散らして火を止める。

バナナ入りヨーグルト

バナナは一口大の輪切りにしてレモン汁をかけ、ヨーグルトに混ぜる。

昼

アサリのスパゲティ
ゆで卵と生野菜のサラダ

アサリのスパゲティ

①アサリは３％塩分の塩水（分量外）に数時間つけて砂を吐かせたのち、そっとすくいあげ、殻をこすり合わせるようにしてよく洗い、水けをきる。
②スパゲティは、塩少量（分量外）を加えたたっぷりの湯でかためにゆでる。
③フライパンにオリーブ油とにんにくを入れて熱し、香りが立ったらアサリと水、パセリを入れ、ふたをして強火にする。
④貝の殻が開いたら塩、こしょうを加え、ゆでたてのスパゲティを入れて手早く混ぜて汁けを吸わせ、器に盛る。

ゆで卵と生野菜のサラダ

①レタスは大きくちぎって冷水にさらし、水けをきる。きゅうりは薄く斜め輪切りにし、トマトはくし形に切る。
②アスパラガスは５cm長さに切り、ゆでて水にとり、水けをきる。
③ゆで卵と①②、コーンを器に盛り合わせ、ドレッシングをかける。

夕

豚肉の冷やししゃぶしゃぶ
なすと里芋の田楽
ほうれん草のわさび漬けあえ
ごはん

豚肉の冷やししゃぶしゃぶ

①ａの野菜はせん切りにし、貝割れ菜と合わせて冷水にさらす。
②豚肉は食べやすい長さに切る。たっぷりの湯にｂを入れて煮立て、肉を１

枚ずつ広げて入れ、火が通ったらすぐ引き上げて冷水で冷やす。

③①②の水けをきって器に盛り合わせ、ごまをかけ、cを合わせてかける。

なすと里芋の田楽

①なすはへたを除いてラップで包み、電子レンジで1分20秒加熱し、ラップをとって、1cmの輪切りにする。

②里芋はやわらかくゆでて皮をむき、大きめの一口大に切る。

③練りみその材料を小なべに合わせて弱火でぽってりと練る。

④なすと里芋を器に盛り、練りみそをかける。

ほうれん草のわさび漬けあえ

①ほうれん草はゆでて水にとり、水けを絞り、3cm長さに切る。

②わさび漬けとしょうゆをとき混ぜ、ほうれん草を加えてあえる。

●材料（1人分）

朝

●厚揚げの網焼き

厚揚げ……………………75g
おろししょうが…………適量
しょうゆ ………小さじ2/3（4g）

●もやしと小松菜のお浸し

もやし……………………40g
小松菜……………………20g
しょうゆ ………小さじ1/2（3g）
だし …………小さじ1/2強（3mℓ）
削りガツオ………………少量

●大根としめじのみそ汁

大根(細く切る) …………30g
しめじ(ほぐす) …………10g
三つ葉(3cmに切る) ……3g
だし ……………3/4カップ（150mℓ）
みそ …………小さじ2（12g）

●ごはん ……………………100g

●バナナ入りヨーグルト

バナナ …………1/2本（50g）
レモン汁…………………少量
加糖ヨーグルト ………100g

昼 外食

●アサリのスパゲティ

アサリ…………………………
……殻つき200g（正味80g）
にんにく（つぶす）…1/2かけ
オリーブ油 ……大さじ1（12g）
水 ……………3/4カップ（150mℓ）
パセリのみじん切り…小さじ1/2
塩 …………ミニ1/2弱（0.5g）
こしょう…………………少量
スパゲティ …………乾100g

●ゆで卵と生野菜のサラダ

ゆで卵 …………1/2個（28g）
レタス・きゅうり……各20g
トマト……………………10g
グリーンアスパラガス…10g
ホールコーン（缶詰め）10g
ノンオイルドレッシング（市販品） ………小さじ2弱（10g）

間食

●すいか ……………………130g
●牛乳 ……………………200mℓ

夕

●豚肉の冷やししゃぶしゃぶ

豚ロース薄切り肉（しゃぶしゃぶ用） ……………………70g

a
- 大根……………………40g
- レタス…………………20g
- セロリ…………………10g
- にんじん ………………5g
- 青じそ ………………1枚

貝割れ菜 …………………5g

b
- 酒 ………大さじ1（15mℓ）
- にんにくの薄切り …2枚
- 赤とうがらし………1/2本

いり白ごま（切る）…………
……………………小さじ1/2（1.5g）

c
- しょうゆ……………………
………小さじ1 2/3（10g）
- 酢………小さじ2（10g）

●なすと里芋の田楽

なす……………小1個（60g）
里芋……………………60g

練りみそ
- みそ ……小さじ1 2/3（10g）
- 水 ………小さじ2弱（8mℓ）
- みりん ……小さじ1/3（2g）
- 砂糖 ………小さじ2/3（2g）
- 酒 ……………少量（1g）

●ほうれん草のわさび漬けあえ

ほうれん草………………60g
わさび漬け ………………8g
しょうゆ ……小さじ1/3（2g）

●ごはん ………………150g

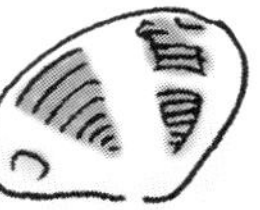

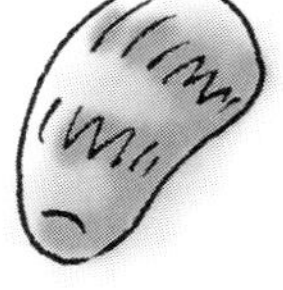

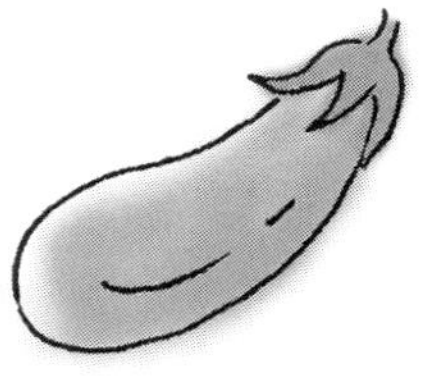

昼はコンビニを利用した場合の一日献立①

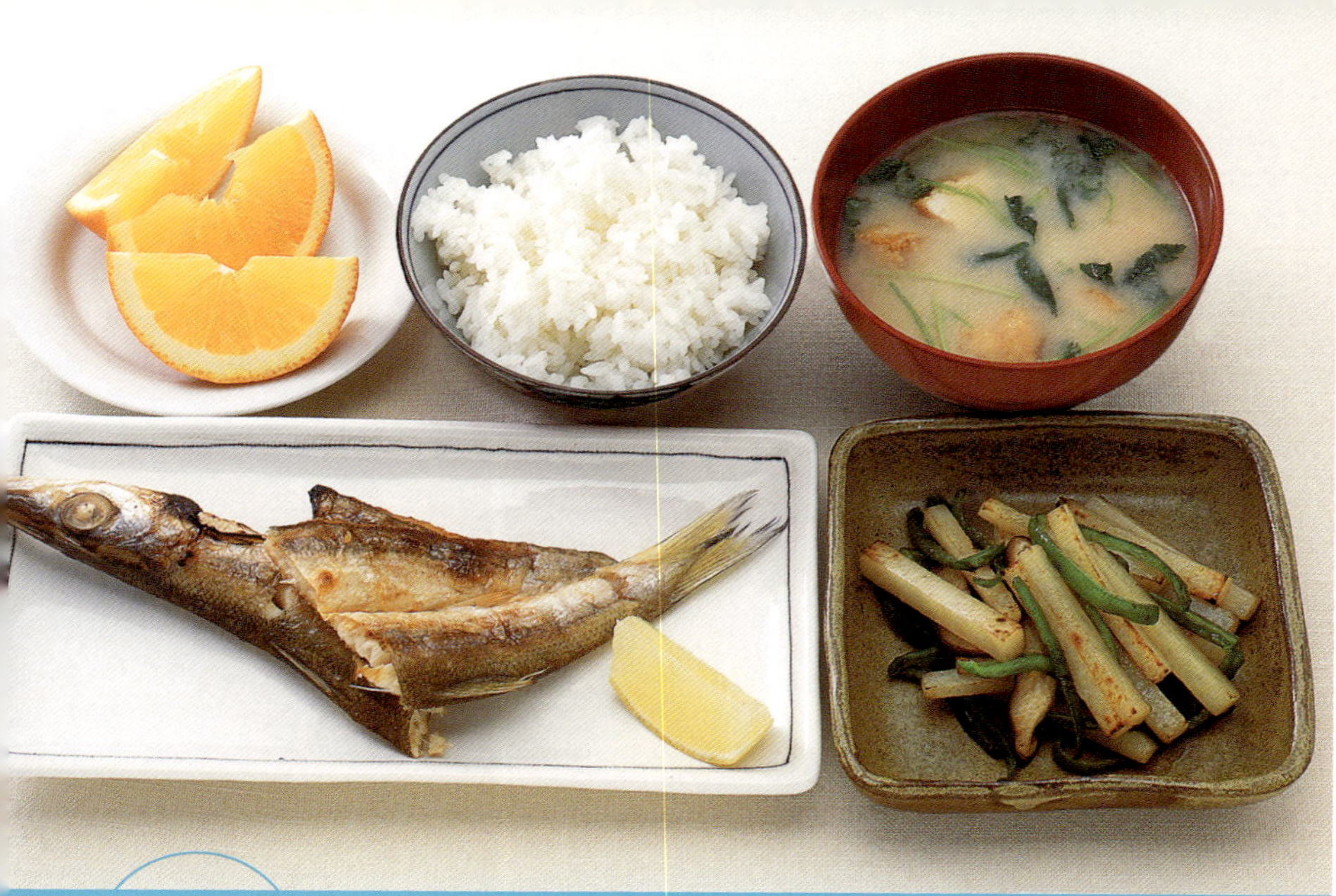

朝食

カマスの干物の網焼き　じゃが芋とピーマンのいため物
厚揚げと三つ葉のみそ汁　ごはん　ネーブルオレンジ

●和食に干物は定番ですが、干物は塩分が多いものです。レモンをかけるとしょうゆなしでもおいしく食べられます。

●四群点数法による栄養価

	♠	♥	♣	♦	計
朝食	0.0	1.5	1.2	2.9	5.6
昼食	1.9	1.1	0.8	3.2	7.0
間食	0.8	0.0	0.7	0.0	1.5
夕食	1.0	1.0	1.7	4.9	8.6
計	3.7	3.6	4.4	11.0	22.7

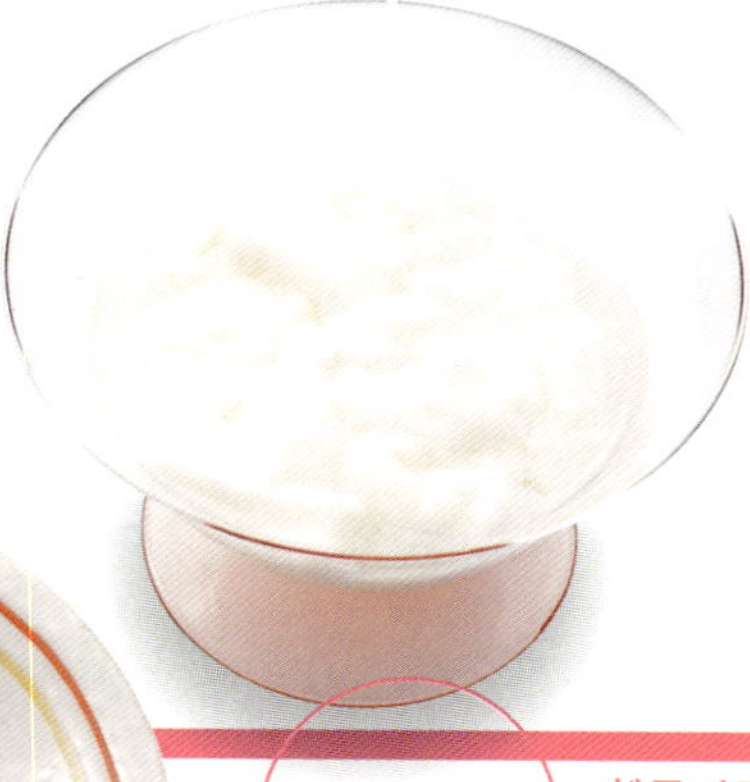

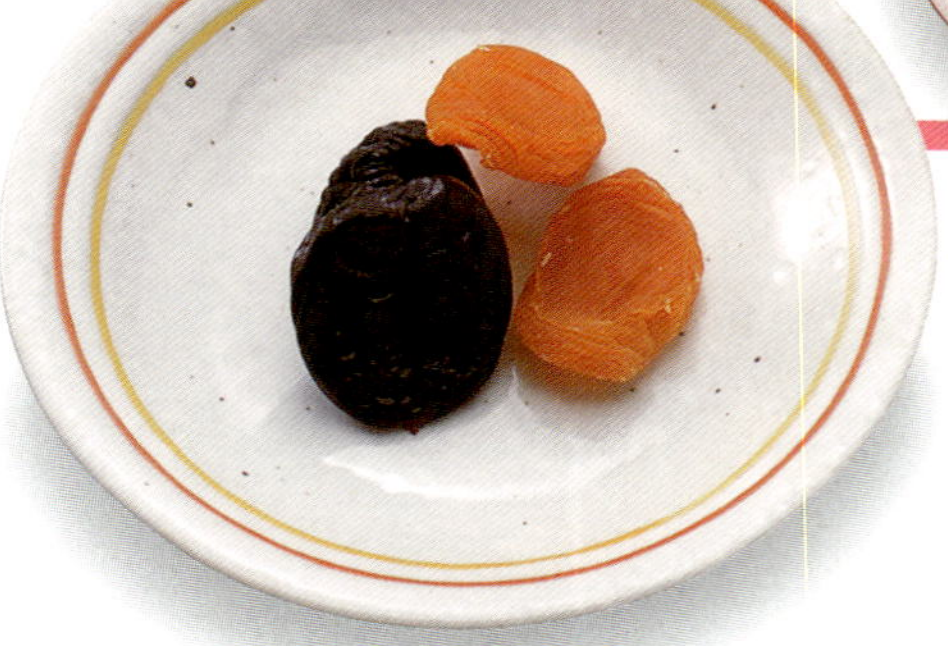

間食

ドライフルーツ
ヨーグルト

●作り方は68ページ

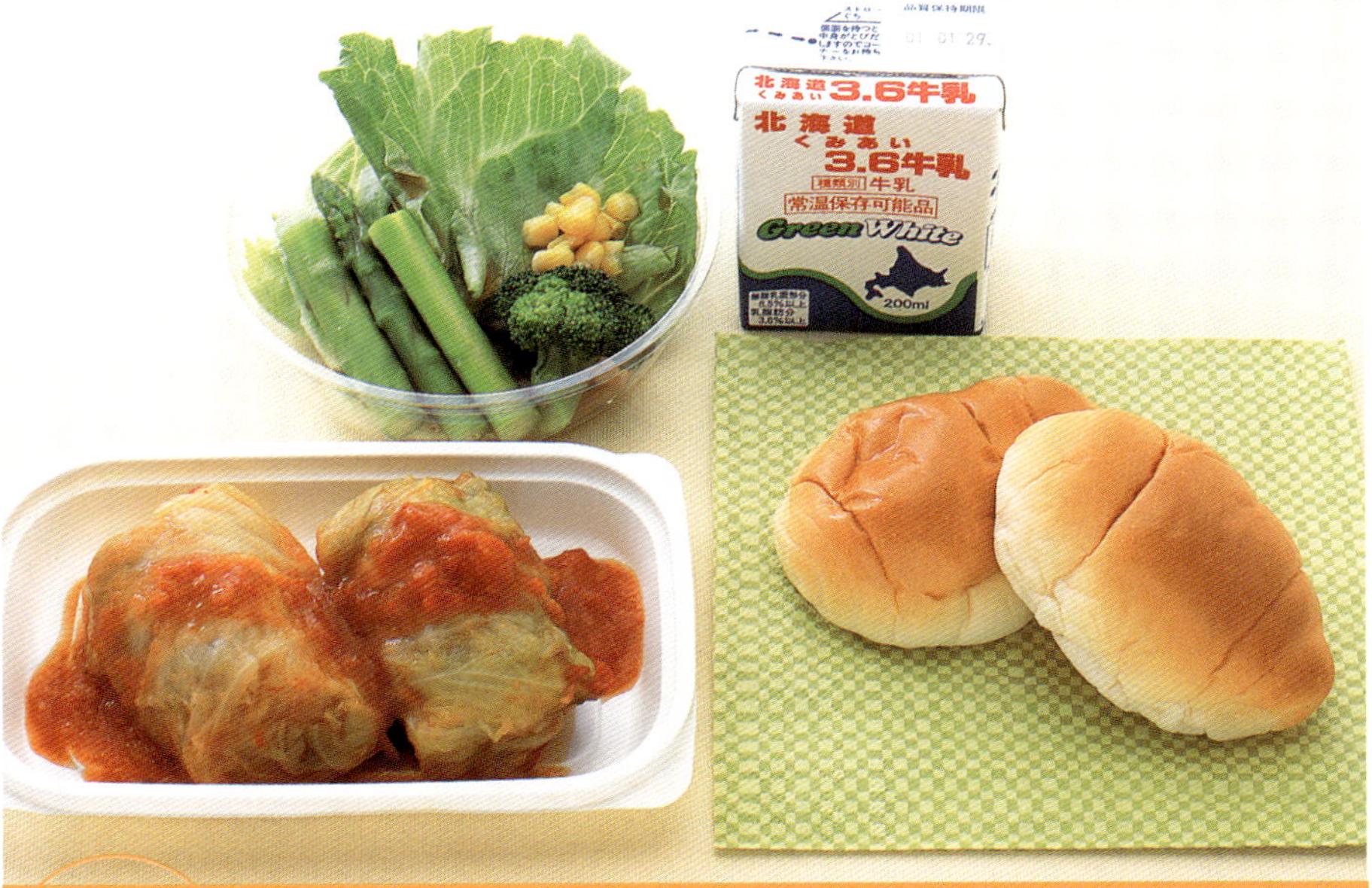

昼食

テイクアウト

ロールキャベツ　レタスとアスパラガスのサラダ　牛乳
ロールパン

●ロールキャベツは野菜がたっぷりととれます。
パンには牛乳を組み合わせる習慣をつけると、カルシウム摂取が容易になります。

夕食

カニたま　かぼちゃと干しエビのいり煮　鶏ささ身と野菜の香味あえ
ごはん　ぶどう

●卵１個を使った主菜ですが、カニのほかに、しいたけや竹の子などの具を入れて
ボリュームを出しました。野菜のあえ物にささ身を加えて、たんぱく質を補います。

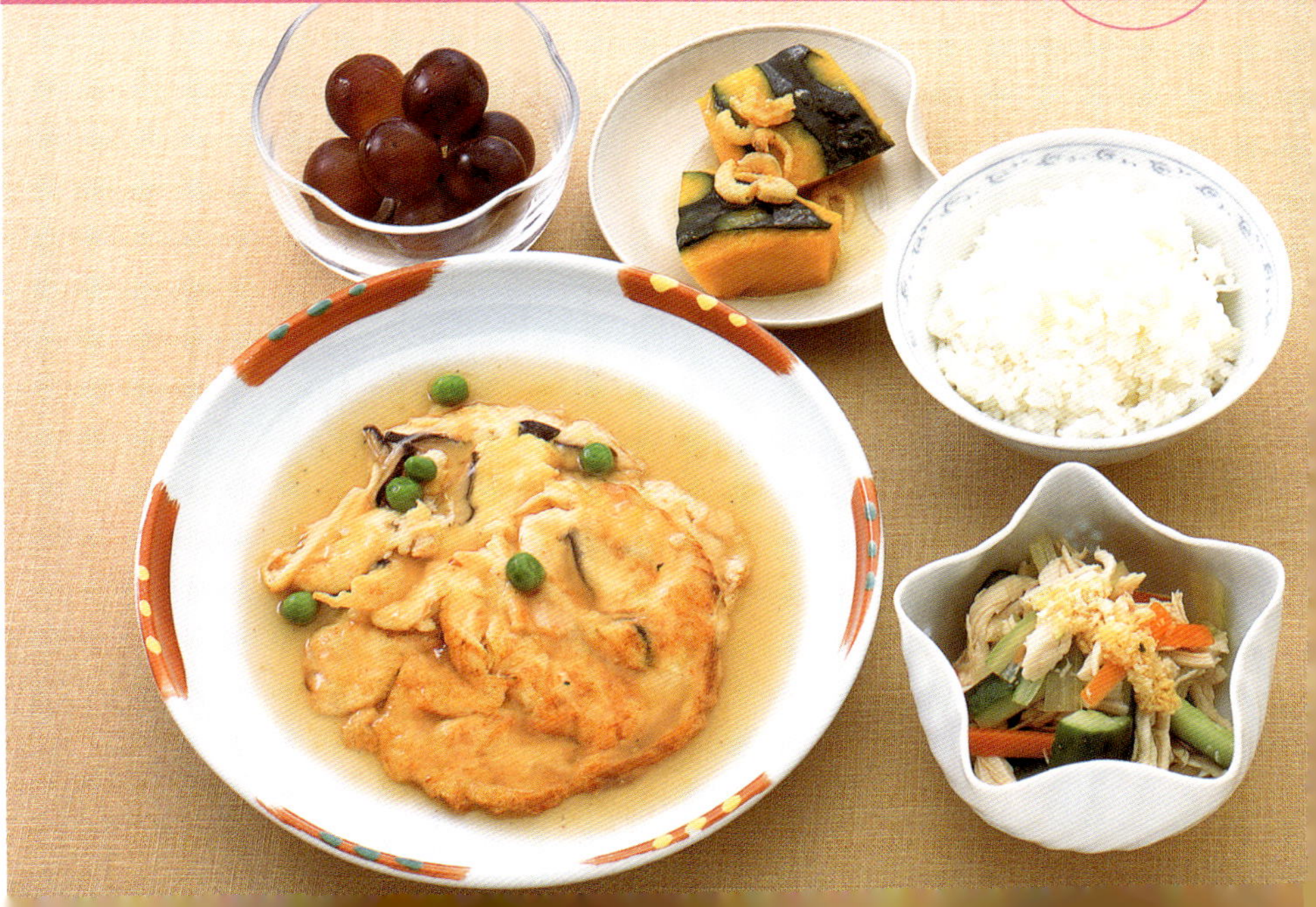

昼はコンビニを利用した場合の一日献立①

●66ページ参照

朝

カマスの干物の網焼き
じゃが芋とピーマンのいため物
厚揚げと三つ葉のみそ汁
ごはん　ネーブルオレンジ

カマスの干物の網焼き

カマスの干物は熱した焼き網で両面を焼き、器に盛り、レモンを添える。

じゃが芋とピーマンのいため物

①じゃが芋は5㎜角の棒状に切って水にさらし、かためにゆでる。
②ピーマンは縦にせん切りにし、しいたけは薄切りにする。
③油を熱して芋とピーマン、しいたけの順にいため合わせ、塩で調味する。

厚揚げと三つ葉のみそ汁

①厚揚げは熱湯を通して油抜きをし、一口大に切る。三つ葉は3㎝に切る。
②だしで厚揚げを煮、みそをとき入れ、煮立ちかけたら、三つ葉を散らす。

昼

ロールキャベツ
レタスとアスパラガスのサラダ
牛乳
ロールパン

ロールキャベツ

①キャベツは葉を1枚ずつはがし、熱湯でさっとゆで、ざるにあげてさます。
②玉ねぎはバターでいためてさます。
③ひき肉に②とaを加えて練り混ぜる。
④キャベツは芯の部分をそぎ除いて広げ、③を2等分して置いて巻く。
⑤巻き終わりを下にしてなべに入れ、bを加え、沸騰後弱火で30分煮込み、塩で調味する。
⑥ケチャップは小なべで熱し、バターと小麦粉をよく練り合わせたものをとき入れ、混ぜながらひと煮する。このソースをロールキャベツにかける。

レタスとアスパラガスのサラダ

①レタスは大きくちぎって冷水にさらし、水けをきる。
②アスパラガスはゆでて水にとり、4～5㎝長さに切る。ブロッコリーはゆでてざるにあげて湯をきる。
③器に①②とコーンを盛り合わせ、ドレッシングをかける。

夕

カニたま
かぼちゃと干しエビのいり煮
鶏ささ身と野菜の香味あえ
ごはん　ぶどう

カニたま

①aはせん切りにし、約1/3量の油でいためる。
②卵をときほぐし、ほぐしたカニと①、塩、酒を混ぜ合わせる。
③フライパンに残りの油を熱し、卵液を流して大きく混ぜながら強火で熱し、半熟状になったら丸く形を整えて裏返し、さっと焼いて器に盛る。
④小なべでbを煮立て、水どきかたくり粉でとろみをつけ、③にかける。

かぼちゃと干しエビのいり煮

①干しエビはかぶるくらいのぬるま湯でもどす。

②かぼちゃは皮をまだらにむき、一口大に切る。ラップに包み、電子レンジで2～3分加熱して火を通す。

③なべに①をもどし汁ごと入れ、調味料を加えて温め、かぼちゃを入れて汁けを吸わせるようにいり煮にする。

鶏ささ身と野菜の香味あえ

①ささ身はラップにのせて酒をふって包み、電子レンジで1～2分加熱して火を通し、さまして小さく裂く。

②きゅうりはめん棒などで軽くたたき、一口大に切る。にんじんとセロリは短冊切りにしてさっと湯に通して水けをきる。

③①②を混ぜて器に盛り、かけ汁の材料を混ぜ合わせたものをかける。

●材料（1人分）

朝

●カマスの干物の網焼き

カマスの干物……小1枚100g（正味60g）
レモンのくし形切り…1切れ

●じゃが芋とピーマンのいため物

じゃが芋……1/2個（60g）
ピーマン……1/2個（15g）
生しいたけ……1/2枚（5g）
油……小さじ1（4g）
塩……ミニ1/2（0.6g）

●厚揚げと三つ葉のみそ汁

厚揚げ……20g
三つ葉……少量
だし……3/4カップ（150mℓ）
みそ……小さじ2（12g）

●ごはん……100g

●ネーブルオレンジ…100g

昼 テイクアウト

●ロールキャベツ

キャベツ……大2枚（180g）
豚ひき肉……40g
┌玉ねぎのみじん切り…30g
└バター……小さじ1/2（2g）
a ┌卵……約1/5個（10g）
　│パン粉……大さじ1（3g）
　│塩……ミニ1/3（0.4g）
　└こしょう……少量
b ┌水……1/2カップ（100mℓ）
　└顆粒ブイヨン……ミニ1/4（0.7g）
塩……ミニ1/3（0.4g）
ソース ┌トマトケチャップ……大さじ3/4（12g）
　│バター……小さじ1/4（1g）
　└小麦粉……小さじ1/3（1g）

●レタスとアスパラガスのサラダ

レタス……20g
グリーンアスパラガス……1本（20g）
ブロッコリー……10g
ホールコーン（缶詰め）…5g
ノンオイルドレッシング（市販品）……大さじ4/5（12g）

●牛乳……200mℓ

●ロールパン……2個（60g）

間食

●ドライフルーツ

ドライプルーン…2個（10g）
干しあんず……2個（10g）

●加糖ヨーグルト……100g

夕

●カニたま

卵……1個（55g）
ズワイガニ（水煮缶詰め）……30g
a ┌ゆで竹の子……10g
　│干ししいたけ（もどす）……1/2枚（乾1g）
　└ねぎ……少量（3g）
塩……ミニ1/4（0.3g）
酒……小さじ1/2（2.5g）
油……小さじ2（8g）
b ┌しいたけのもどし汁＋水……1/5カップ（40mℓ）
　│しょうゆ…小さじ2/3（4g）
　│砂糖……小さじ2/3（2g）
　│酢……小さじ1/2弱（2g）
　└グリーンピース（ゆでる）……6粒（3g）
┌かたくり粉…小さじ2/3（2g）
└水…かたくり粉の2倍容量

●かぼちゃと干しエビのいり煮

かぼちゃ……70g
干しエビ……乾2g
しょうゆ……小さじ1弱（5g）
砂糖……小さじ1（3g）
ごま油……小さじ1/4（1g）

●鶏ささ身と野菜の香味あえ

┌鶏ささ身(筋なし)……50g
└酒……少量
きゅうり……30g
セロリ……20g
にんじん……10g
かけ汁 ┌にんにく、しょうが、ねぎ各みじん切り……各少量
　│しょうゆ…小さじ1（6g）
　│酢・酒…各小さじ1強（6g）
　│砂糖……小さじ1/3（1g）
　└ごま油……小さじ1/4（1g）

●ごはん……150g

●ぶどう……80g

昼はコンビニを利用した場合の一日献立②

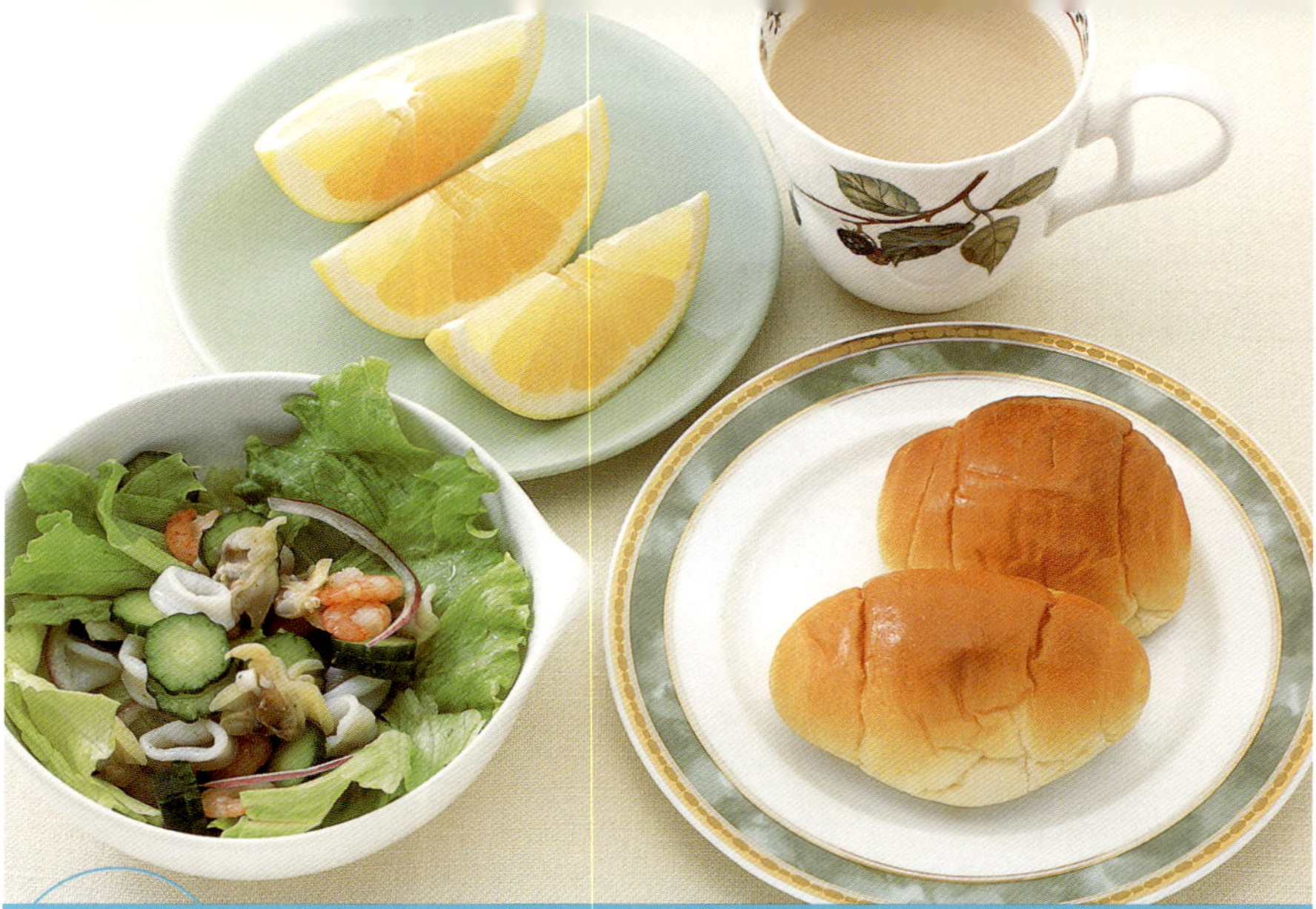

朝食

シーフードサラダ　ロールパン　カフェオレ　グレープフルーツ

●サラダにシーフードを入れて、主菜と野菜を１皿でとります。
朝は忙しいので、冷凍のシーフードを使ってスピードアップしましょう。

昼食
テイクアウト

おでん　ほうれん草としめじのごまあえ　おにぎり　煎茶

●コンビニを利用するときも、主菜と野菜のパックを組み合わせることがたいせつです。
おにぎりの量は、おなかのすきぐあいで調節します。
おでんは高塩分なので汁は飲まない、などの注意を。

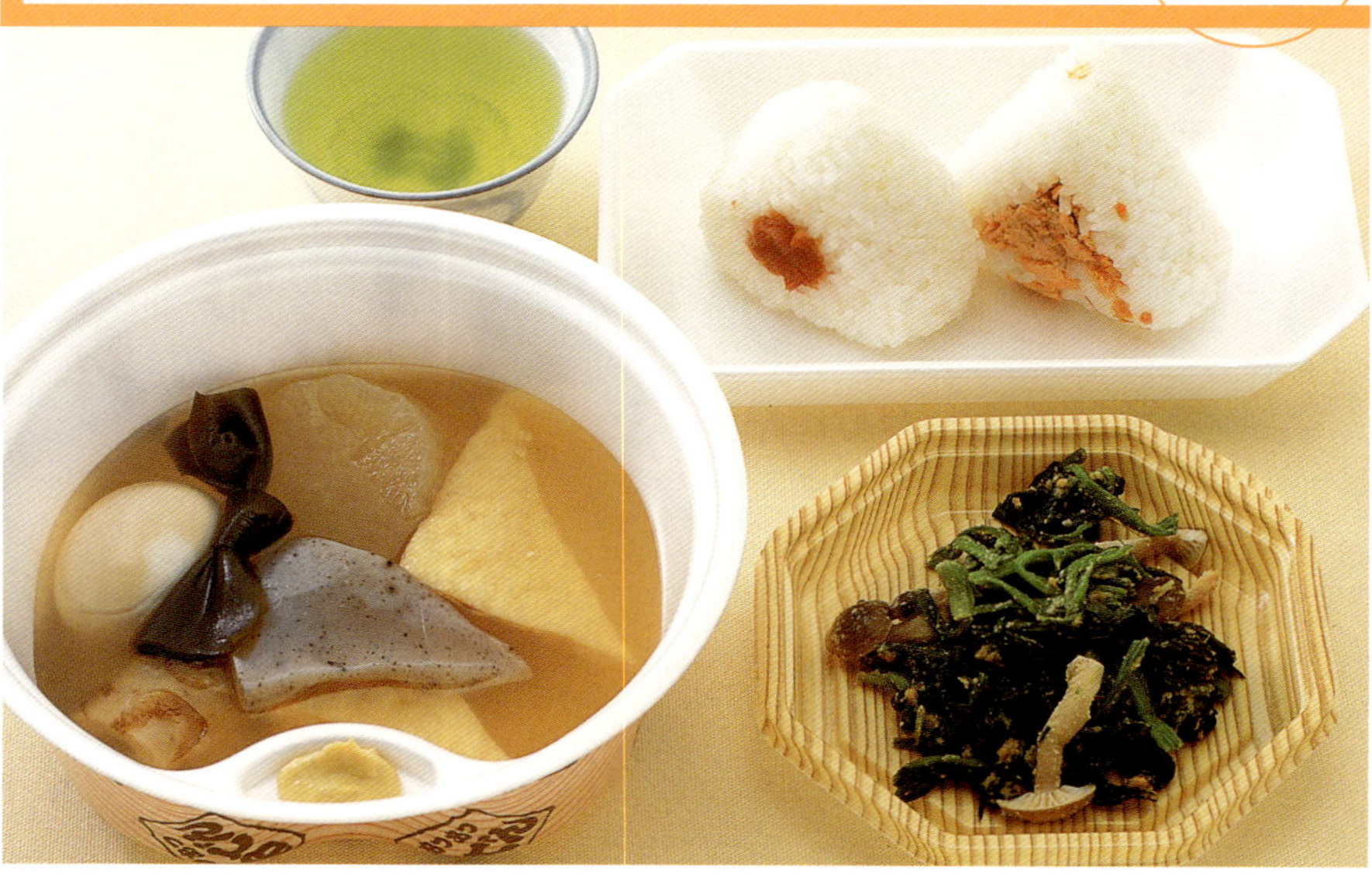

●作り方は72ページ

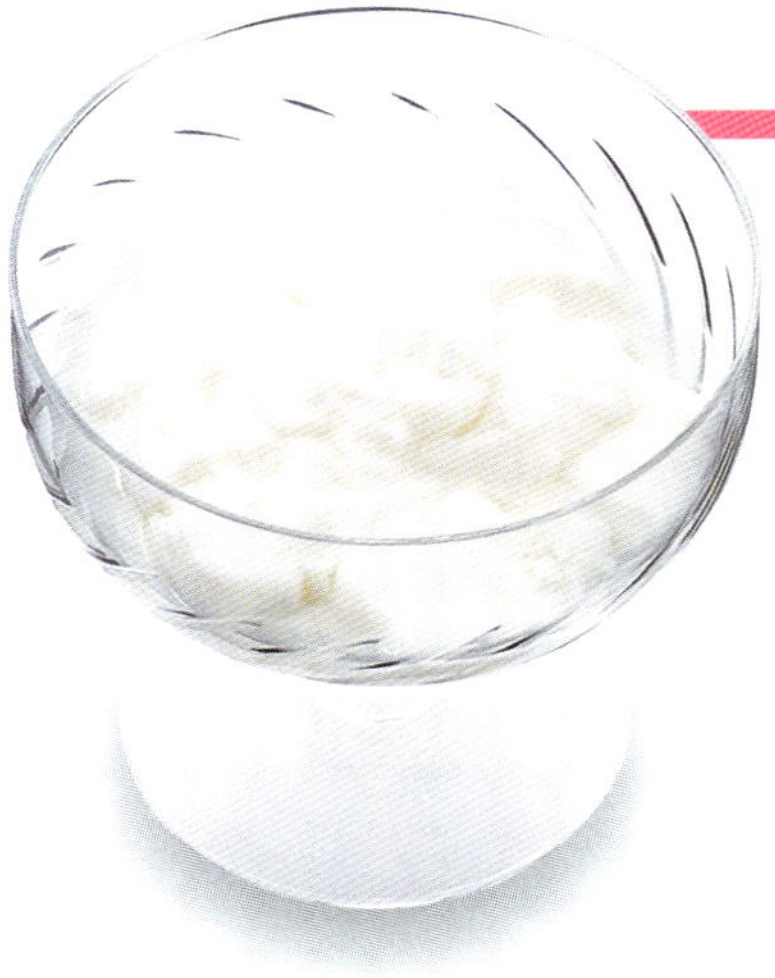

間食

ヨーグルト

●四群点数法による栄養価

	♠	♥	♣	♦	計
朝食	0.8	0.4	0.7	3.4	5.3
昼食	1.1	2.2	0.4	5.2	8.9
間食	0.8	0.0	0.0	0.0	0.8
夕食	0.0	1.6	1.7	4.5	7.8
計	2.7	4.2	2.8	13.1	22.8

夕食

牛肉とセロリのいため物　さつま芋のオレンジジュース煮
トマトと貝割れ菜のあえ物　ごはん　柿

●セロリは熱湯でさっとゆでてからいためると、油の量は少なくてすみます。油料理を食べたい、でも油を控えたい、というときに便利な手法です。

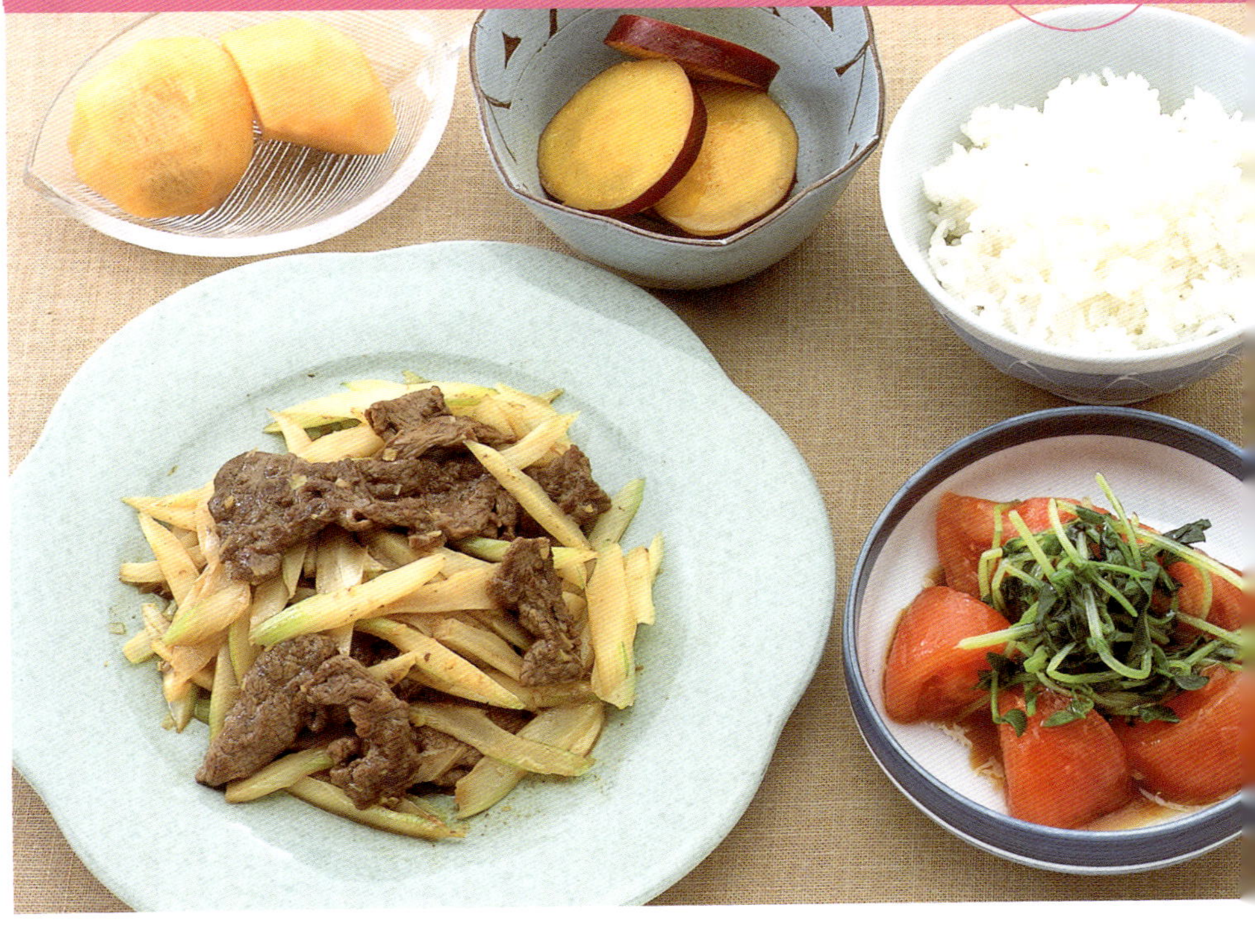

昼はコンビニを利用した場合の一日献立②

●70ページ参照

朝

シーフードサラダ
ロールパン
カフェオレ
グレープフルーツ

シーフードサラダ

①シーフードミックスは沸騰湯にさっと通して、ざるにあげてさます。
②レタスは大きくちぎって冷水に放す。
③きゅうりは５㎜厚さの輪切りにする。赤玉ねぎは横に薄切りにし、水にさらして水けをきる。
④①③を混ぜ、ドレッシングであえる。
⑤レタスを水けをきって器に敷き、その中に④を盛る。

昼

おでん
ほうれん草としめじのごまあえ
おにぎり
煎茶

おでん

①大根とこんにゃくは下ゆでする。
②こんぶはもどして、ひと結びする（もどし汁に削りガツオを適量加えてだしをとるとよい）。
③厚揚げは熱湯をかけて油抜きをする。
④なべにだしと調味料、①、②を入れ、沸騰後弱火で20～30分煮、ちくわ、厚揚げ、ゆで卵を加えてさらに20分ほど煮る。水分が減ったら水かだしを補う。
⑤器に盛り、ときがらしを添える。

ほうれん草としめじのごまあえ

①しめじはほぐし、沸騰湯でさっとゆでてざるにあげ、水けをきってさます。
②同じ湯でほうれん草をゆで、水にとり、水けを絞って３㎝長さに切る。
③衣の材料を混ぜ合わせ、しめじとほうれん草を加えてあえる。

おにぎり

①ごはんは塩をつけた手で２つのおにぎりにする。
②１つには片面に梅干しをつけ、もう１つにはサケをつける。

夕

牛肉とセロリのいため物
さつま芋のオレンジジュース煮
トマトと貝割れ菜のあえ物
ごはん　柿

牛肉とセロリのいため物

①牛肉は一口大に切り、aをからめて下味をつける。
②セロリは1.5㎝くらいの太さにしてから斜めに５㎜幅に切り、沸騰湯にさっと通して、ざるにあげて湯をきる。
③ごま油を熱してねぎとしょうがをいため、香りが立ったら肉を入れていためる。
④肉の色が変わったらセロリを加えていため合わせ、bで調味する。

さつま芋のオレンジジュース煮

①さつま芋は皮つきのまま１㎝厚さの輪切りにして水にさらし、７～８分、

かためにゆでて湯をきる。

②ゆでた①のさつま芋をなべに入れ、オレンジジュースとシナモンとはちみつと塩を加え、汁けがほとんどなくなるまで煮る。

③最後にバターをからめて照りをつけ、火を止める。

トマトと貝割れ菜のあえ物

①トマトは一口大に切り、貝割れ菜は長さを半分に切る。

②ボールにトマトと貝割れ菜を合わせ、しょうゆと酢とごま油をかけてあえ、器に盛る。

●材料（1人分）

朝

●シーフードサラダ

冷凍シーフードミックス（イカ、エビ、アサリ）……50 g
レタス……30 g
きゅうり……20 g
赤玉ねぎ……10 g
フレンチドレッシング（市販品）……大さじ1（15 g）

●ロールパン ……2個（60 g）

●カフェオレ

牛乳……100mℓ
コーヒー……100mℓ
砂糖……小さじ1⅓（4 g）

●グレープフルーツ……½個（110 g）

昼 テイクアウト

●おでん

大根(輪切り)…1切れ（60 g）
こんにゃく（三角切り）……1切れ（20 g）
こんぶ……3 g
ちくわ（斜め切り）……1切れ（30 g）
厚揚げ（三角切り）……80 g
ゆで卵……1個（55 g）
- だし……1カップ（200mℓ）
- しょうゆ……小さじ1強（7 g）
- 塩……ミニ1弱（1 g）
- 砂糖……小さじ1（3 g）

ときがらし……少量

●ほうれん草としめじのごまあえ

ほうれん草……60 g
しめじ……20 g
衣
- すり白ごま……大さじ½弱（7 g）
- しょうゆ 小さじ⅔弱（4 g）
- 砂糖……小さじ⅔（2 g）
- だし……少量

●おにぎり

ごはん……200 g
塩……ミニ１弱（1 g）
梅干し……3 g
焼き塩ザケのほぐし身…10 g

●煎茶

間食

●加糖ヨーグルト ……100 g

夕

●牛肉とセロリのいため物

牛もも薄切り肉……70 g
a
- しょうゆ…小さじ½（3 g）
- 酒……小さじ½強（3 g）
- かたくり粉 小さじ⅔（2 g）

セロリ……1本（100 g）
ねぎのみじん切り……5 g
しょうがのみじん切り…少量
ごま油……小さじ1（4 g）
b
- 酒……大さじ1（15 g）
- しょうゆ…大さじ½（9 g）
- 砂糖……小さじ⅓（1 g）

●さつま芋のオレンジジュース煮

さつま芋……40 g
オレンジジュース……大さじ1⅓（20mℓ）
シナモン……少量
はちみつ……小さじ½強（4 g）
塩……ミニ⅙（0.2 g）
バター……小さじ¼（1 g）

●トマトと貝割れ菜のあえ物

トマト……⅔個（100 g）
貝割れ菜……20 g
しょうゆ……小さじ½（3 g）
酢……小さじ2弱（9 g）
ごま油……小さじ½（2 g）

●ごはん……150 g

●柿……70 g

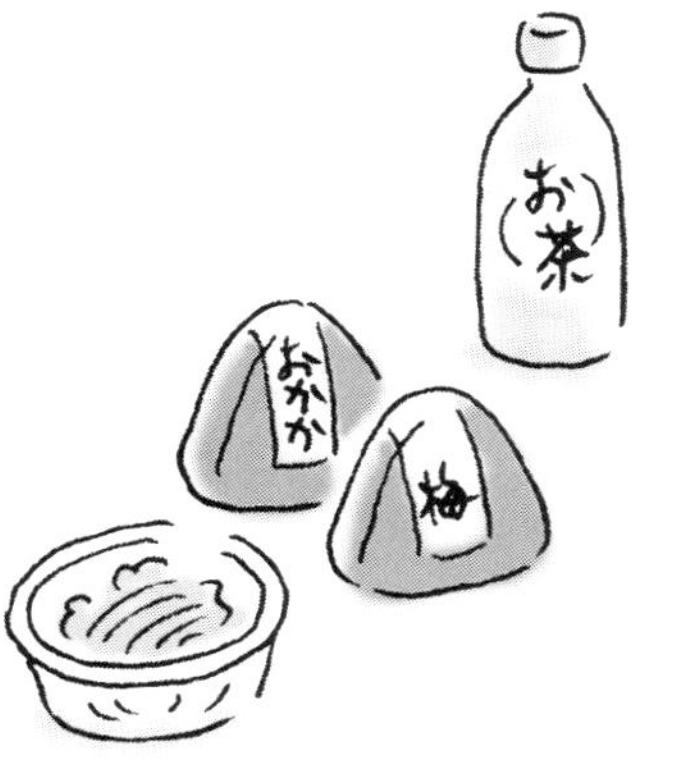

昼はテイクアウト、夜は飲み会がある日の一日献立①

●作り方は76ページ

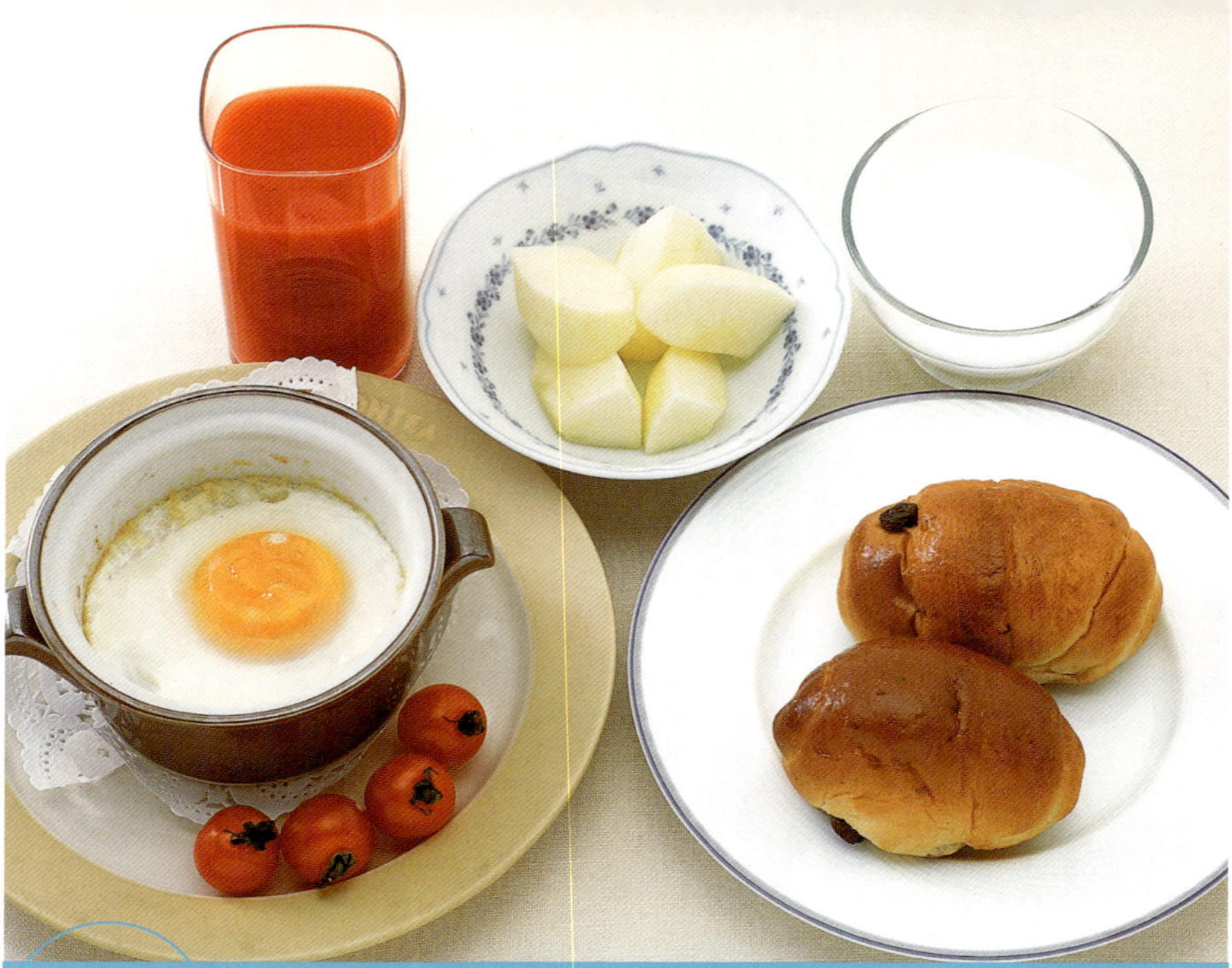

朝食

卵とじゃが芋のココット　レーズンロールパン　ヨーグルト
トマトジュース　りんご

●卵のココットをしっかり作って、あとはジュース、くだもの、ヨーグルトなど、手のかからないものを組み合わせました。じゃが芋は前日にゆでておきます。

●四群点数法による栄養価

	♠	♥	♣	♦	計
朝食	1.7	0.1	1.6	2.2	5.6
昼食	0.0	1.8	0.9	5.7	8.4
間食	1.7	0.0	0.0	1.1	2.8
夕食	0.0	1.4	0.6	4.2	6.2
計	3.4	3.3	3.1	13.2	23.0

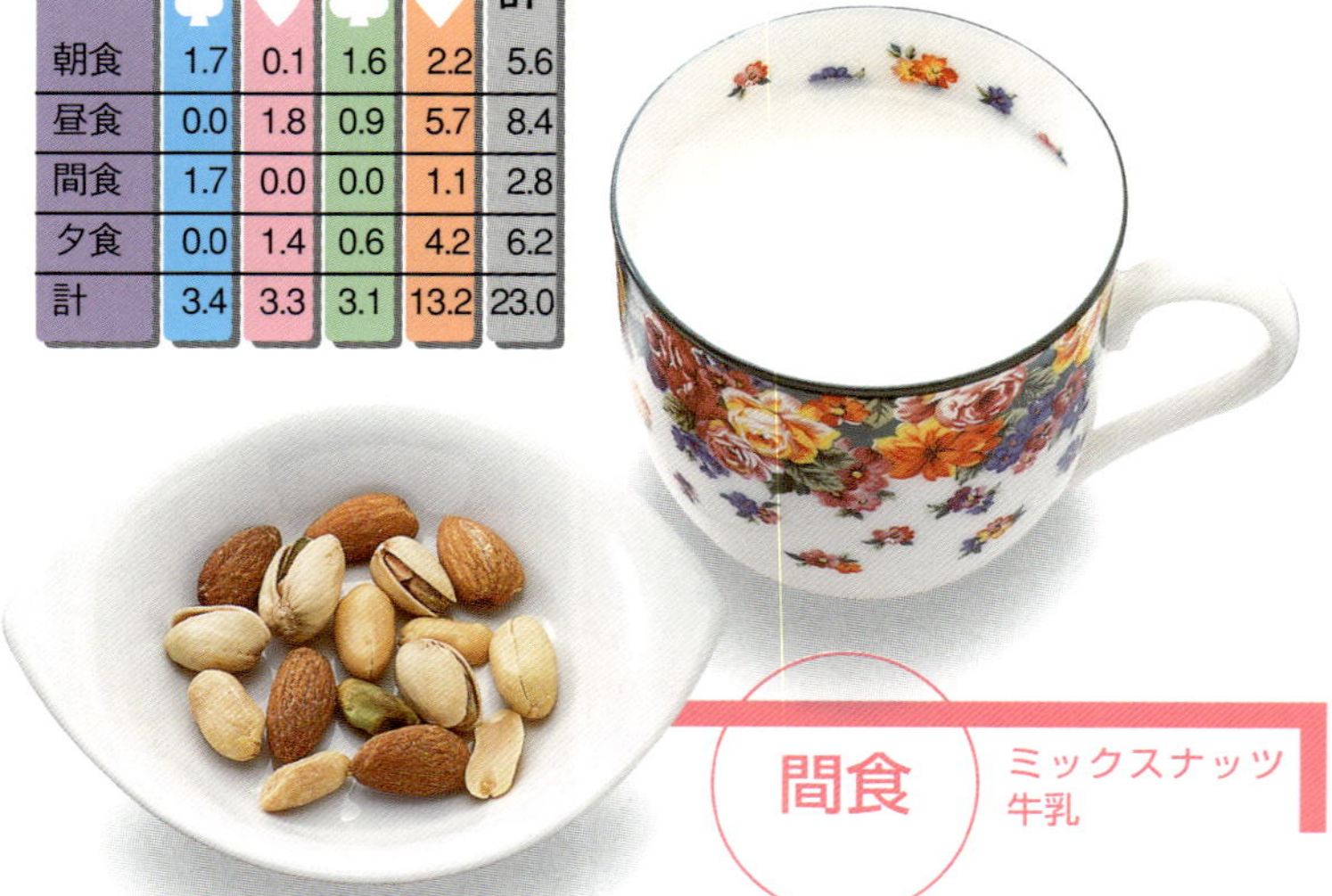

間食

ミックスナッツ
牛乳

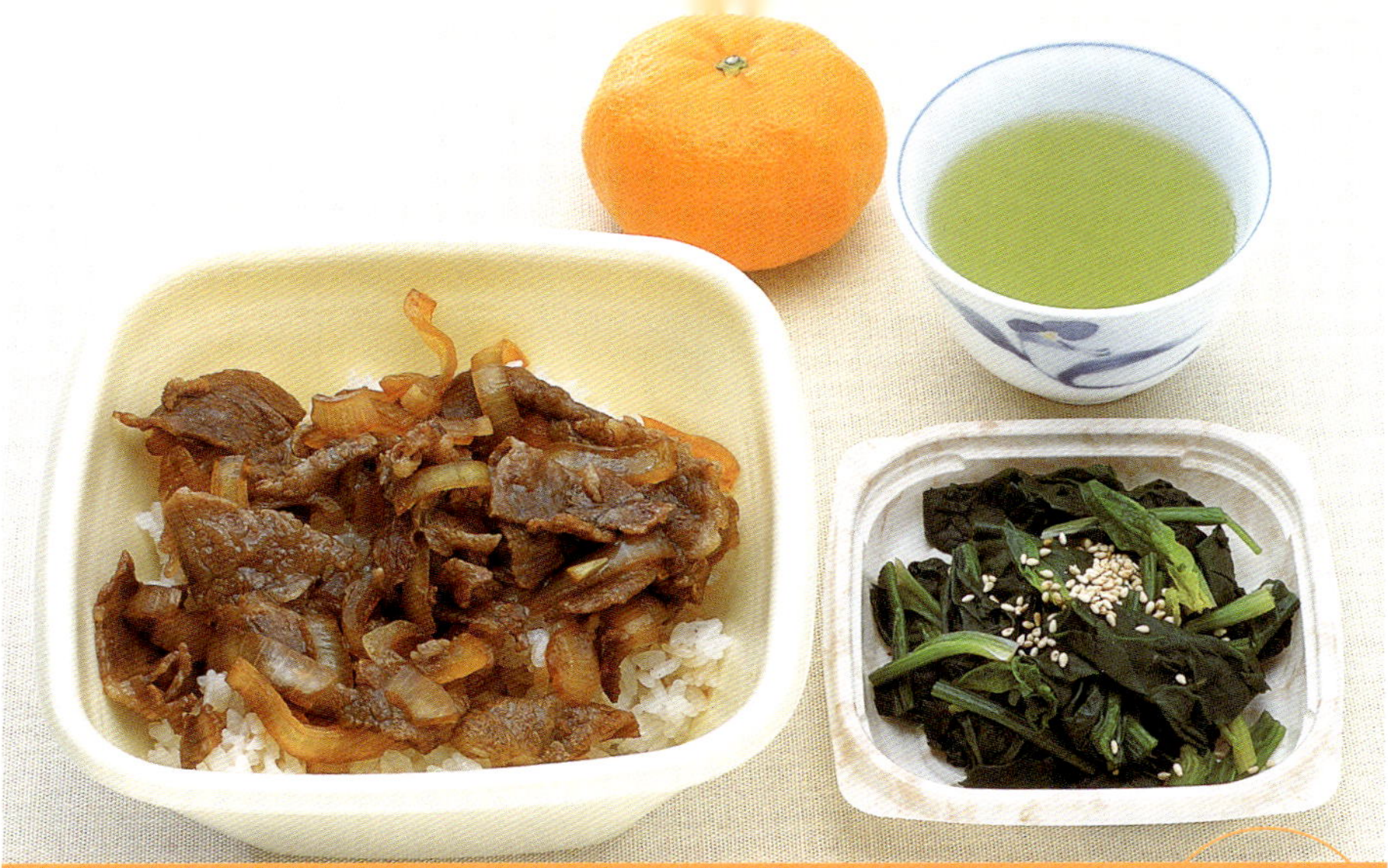

昼食
テイクアウト

牛丼　ほうれん草のお浸し　みかん　煎茶

●牛丼はテイクアウトにして、コンビニでお浸しを買いましょう。また、ごはんは$\frac{1}{5}$ほど残すようにします。外食が多い人は、こんな気配りも必要です。

夕食
外食

ホタテガイの磯辺焼き　鶏肉のから揚げ　野菜の香草焼き　スティック野菜　きのこ雑炊　ビール

●飲み会はつまみのとり方がポイントです。肉と魚を１皿ずつ、あとは野菜を１～２皿という組み合わせにすれば、プリン体のとりすぎは避けられます。

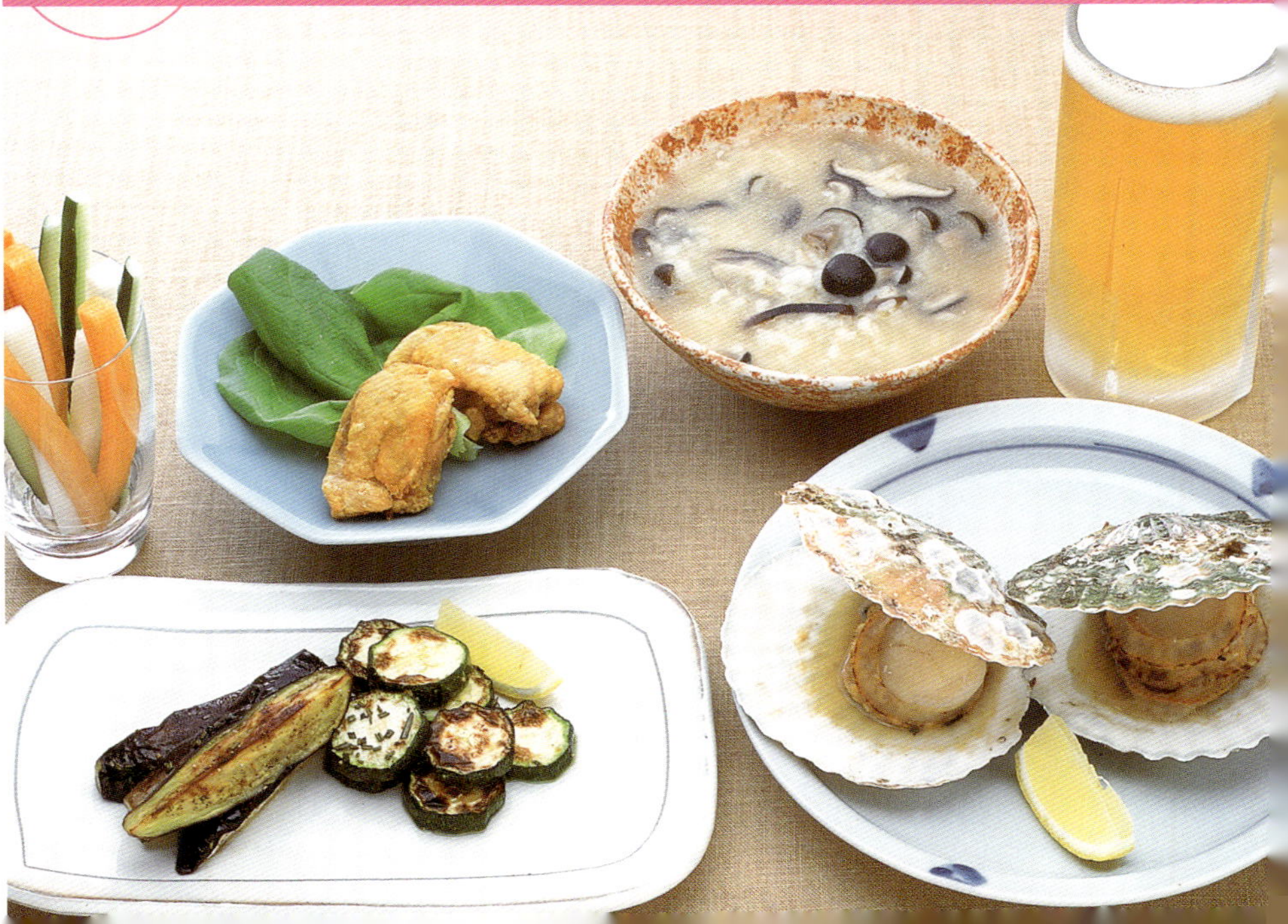

昼はテイクアウト、夜は飲み会がある日の一日献立①

●74ページ参照

朝

卵とじゃが芋のココット
レーズンロールパン
ヨーグルト　トマトジュース
りんご

卵とじゃが芋のココット

①じゃが芋は一口大に切って洗い、やわらかくゆでる。
②ハムはあらく刻む。
③ゆでた芋は湯をきってフォークなどでつきつぶし、ハムを混ぜて塩、こしょうで調味する。
④ココット皿などの耐熱性の器の内側にマーガリンを塗り、③を敷き入れ、卵を割り入れて塩をふる。
⑤オーブントースターの受け皿にのせ、卵が半熟状になるまで焼く。
⑥器をとり出して皿にのせ、プチトマトを添える。
※電子レンジなら、卵黄を1～2か所、竹串で刺しておき(爆発を防ぐ)、ラップをかけて1分40秒くらい加熱する。

昼

牛丼
ほうれん草のお浸し
みかん
煎茶

牛丼

①牛肉は一口大に切り、玉ねぎは繊維に直角に1cm幅に切る。
②なべにだしと調味料を合わせて煮立て、玉ねぎを入れて煮る。
③玉ねぎがしんなりしたら、牛肉を加えてさっと煮る。
④器に温かいごはんを盛り、③を汁ごとのせる。

ほうれん草のお浸し

①ほうれん草は沸騰湯でゆで、水にとってさまし、水けを絞って3～4cm長さに切る。
②しょうゆと砂糖をかけてあえ、器に盛ってごまをかける。
※だしを少量加えると味がやわらぐ。

夕

ホタテガイの磯辺焼き
鶏肉のから揚げ
野菜の香草焼き　スティック野菜
きのこ雑炊　ビール

ホタテガイの磯辺焼き

①ホタテガイは、殻をよくこすり洗いする。
②オーブンの天板に並べる。
③200度の温度で4～5分焼き、器に盛って、レモンを添える。

鶏肉のから揚げ

①鶏肉は一口大に切り、塩とこしょうをふりかけて20～30分おく。
②肉に小麦粉をまぶし、175度の揚げ油でカラリと揚げる。
③サラダ菜を敷いた器に盛る。
※鶏肉の皮は食べないで残す。

野菜の香草焼き

①ズッキーニは1cm厚さの輪切りに

し、なすは縦4つ割りにする。
②オリーブ油にローズマリー、パセリ、にんにくを混ぜ、①の野菜にからめて15分ほどおく。
③塩とこしょうをふり、魚焼きグリルの網にのせて両面を香ばしく焼く。
④器に盛り、レモンを添える。

きのこ雑炊

①ごはんはざるに入れ、さっと洗ってぬめりを除く。
②しめじはほぐし、しいたけは薄切りにする。
③玉ねぎとにんにくは、みじん切りにする。
④なべにオリーブ油を熱して③を香りよくいため、水とブイヨン、きのこを加え、煮立ったらごはんを入れる。
⑤再び煮立ったら塩で調味する。

●材料（1人分）

朝

●卵とじゃが芋のココット

卵……………………1個（55g）
　じゃが芋………1/3個（50g）
　プレスハム ……1/3枚（5g）
　塩 …………ミニ1/6（0.2g）
　こしょう…………………少量
塩 ……………ミニ1/6（0.2g）
マーガリン ……小さじ1/2（2g）
プチトマト ………4個（30g）

●レーズンロールパン………………………………2個（60g）

●プレーンヨーグルト…80g

●トマトジュース ……200mℓ

●りんご……………………80g

昼 テイクアウト

●牛丼

牛肩ロース薄切り肉……45g
玉ねぎ……………………30g
だし …………大さじ2（30mℓ）
しょうゆ……大さじ1/2強（10g）
みりん …………小さじ1（6g）
砂糖 ……………小さじ1（3g）
ごはん …………………220g

●ほうれん草のお浸し

ほうれん草………………60g
しょうゆ ………小さじ2/3（4g）
砂糖 ……………小さじ2/3（2g）
いり白ごま ……小さじ2（6g）

●みかん ………1個（100g）

●煎茶

間食

●ミックスナッツ（アーモンド、ピーナッツ、ピスタチオナッツ）……………15g

●牛乳…………………200mℓ

夕 外食

●ホタテガイの磯辺焼き

ホタテガイ……………………
……殻つき小2個（正味70g）
レモンのくし形切り …1切れ

●鶏肉のから揚げ

鶏もも肉…………………50g
塩 …………ミニ1/2弱（0.5g）
こしょう…………………少量
小麦粉 ……適量（付着量2g）
揚げ油 ……適量（吸油量3g）
サラダ菜 …………1枚（10g）

●野菜の香草焼き

ズッキーニ………………60g
なす………………1/2個（50g）
オリーブ油 ……小さじ1/2（2g）
ローズマリー（乾）・パセリ（乾）
おろしにんにく………各少量
塩 ……………ミニ3/4（0.9g）
こしょう…………………少量
レモンのくし形切り …1切れ

●スティック野菜

にんじん・きゅうり・大根…
……………………………各20g

●きのこ雑炊

ごはん ……………………50g
しめじ……………………20g
生しいたけ ………1枚（10g）
玉ねぎ……………………20g
にんにく…………………少量
オリーブ油 ……小さじ3/4（3g）
水 ………………1カップ（200mℓ）
顆粒ブイヨン …小さじ1/3（1g）
塩……………ミニ1強（1.4g）

●ビール ……………420mℓ

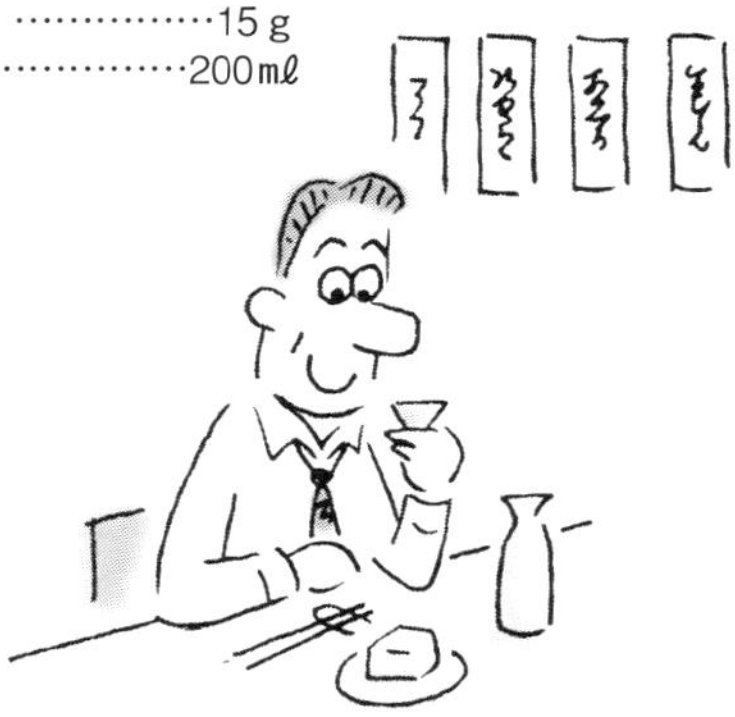

昼はテイクアウト、夜は飲み会がある日の一日献立②

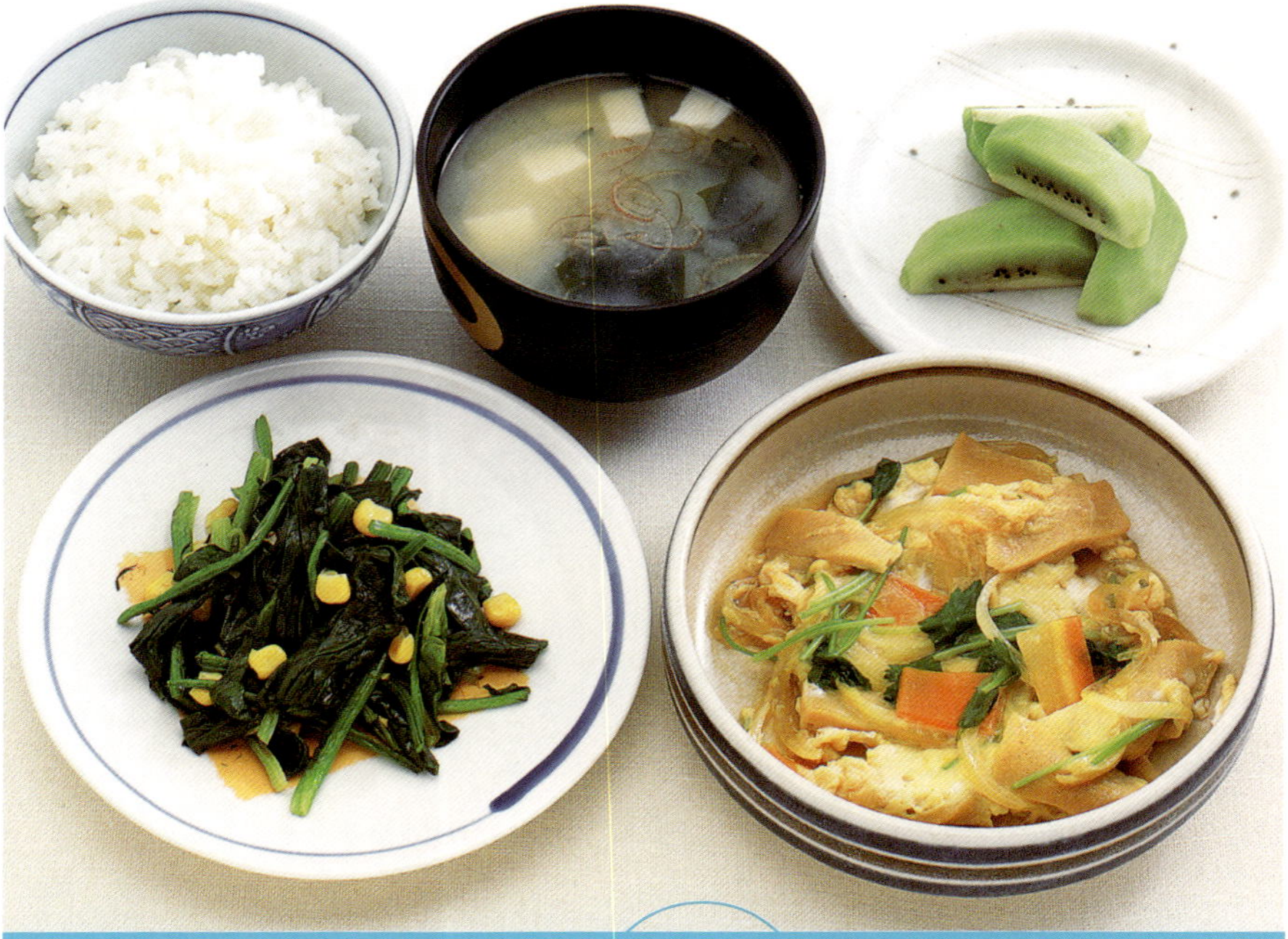

朝食

凍り豆腐の卵とじ
ほうれん草とコーンのソテー
豆腐とわかめのみそ汁
ごはん　キウイフルーツ

●外食が多いと緑黄色野菜は不足しがちです。朝からしっかりとりましょう。
お浸しやいため物にすると量もたっぷりとれます。

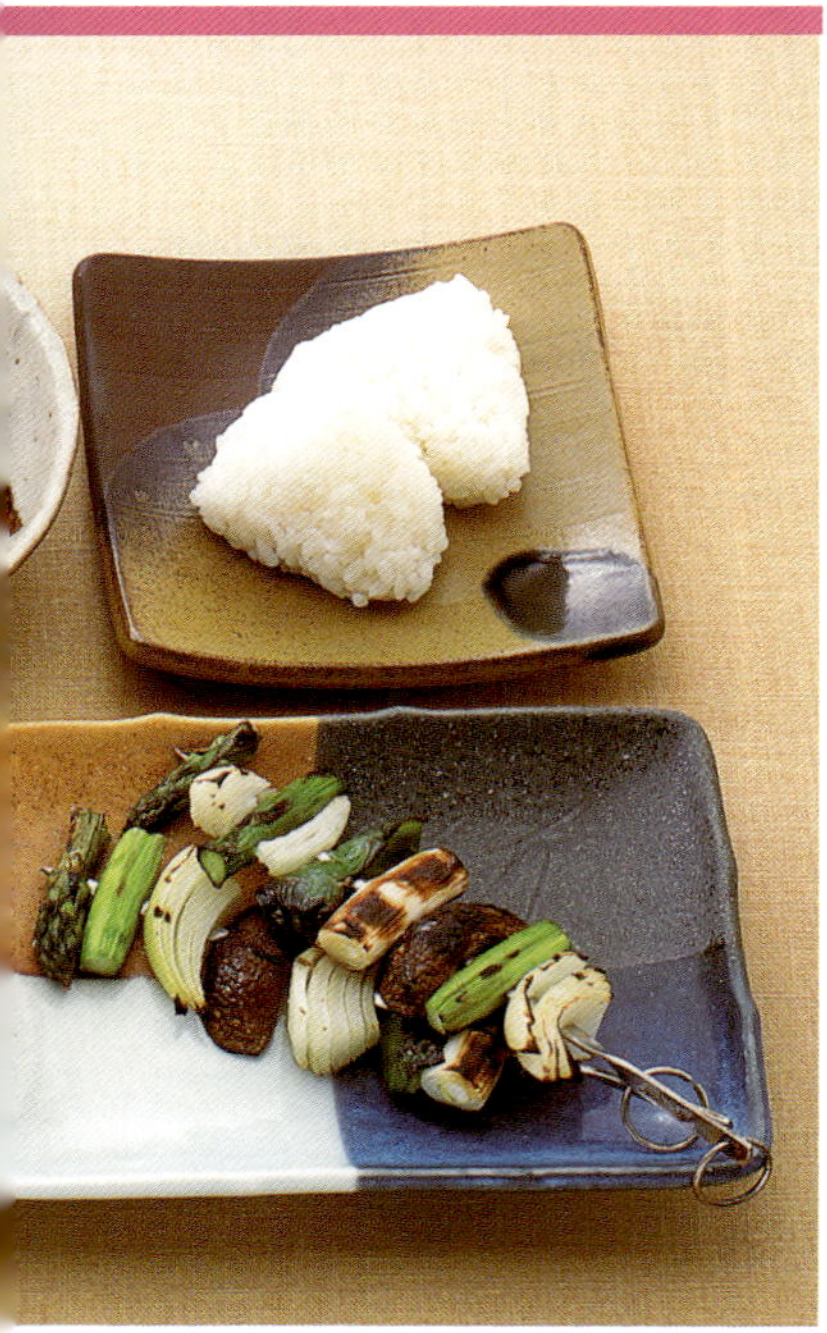

●四群点数法による栄養価

	♠	♥	♣	♦	計
朝食	1.0	0.5	1.0	2.9	5.4
昼食	0.8	1.0	0.8	5.6	8.2
間食	—	—	—	—	—
夕食	0.0	2.2	1.2	5.4	8.8
計	1.8	3.7	3.0	13.9	22.4

●作り方は80ページ

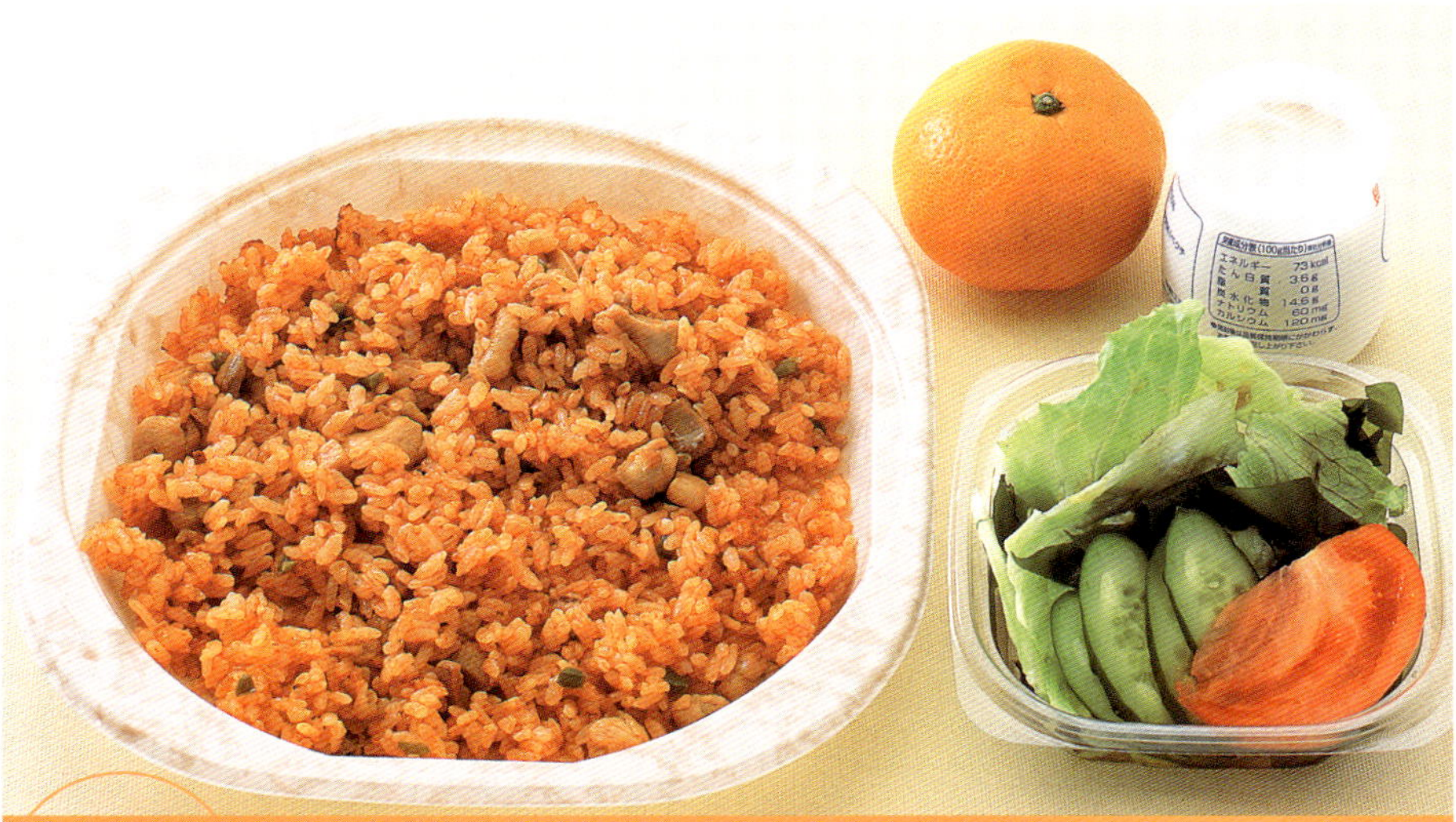

昼食
テイクアウト

チキンライス　生野菜サラダ　ヨーグルト　みかん

●サラダは野菜、きのこ、海藻などいろいろな種類が入っているものを選びましょう。チキンライスに油を使っているので、ドレッシングはノンオイルにします。

夕食
外食

刺し身盛り合わせ
肉じゃが
野菜の串焼き
大根のサラダ
ミニおにぎり
日本酒

●刺し身、肉じゃがなどがおつまみの定番という人も、お品書きをながめて野菜をかならず注文しましょう。最後に主食を食べることも忘れずに。

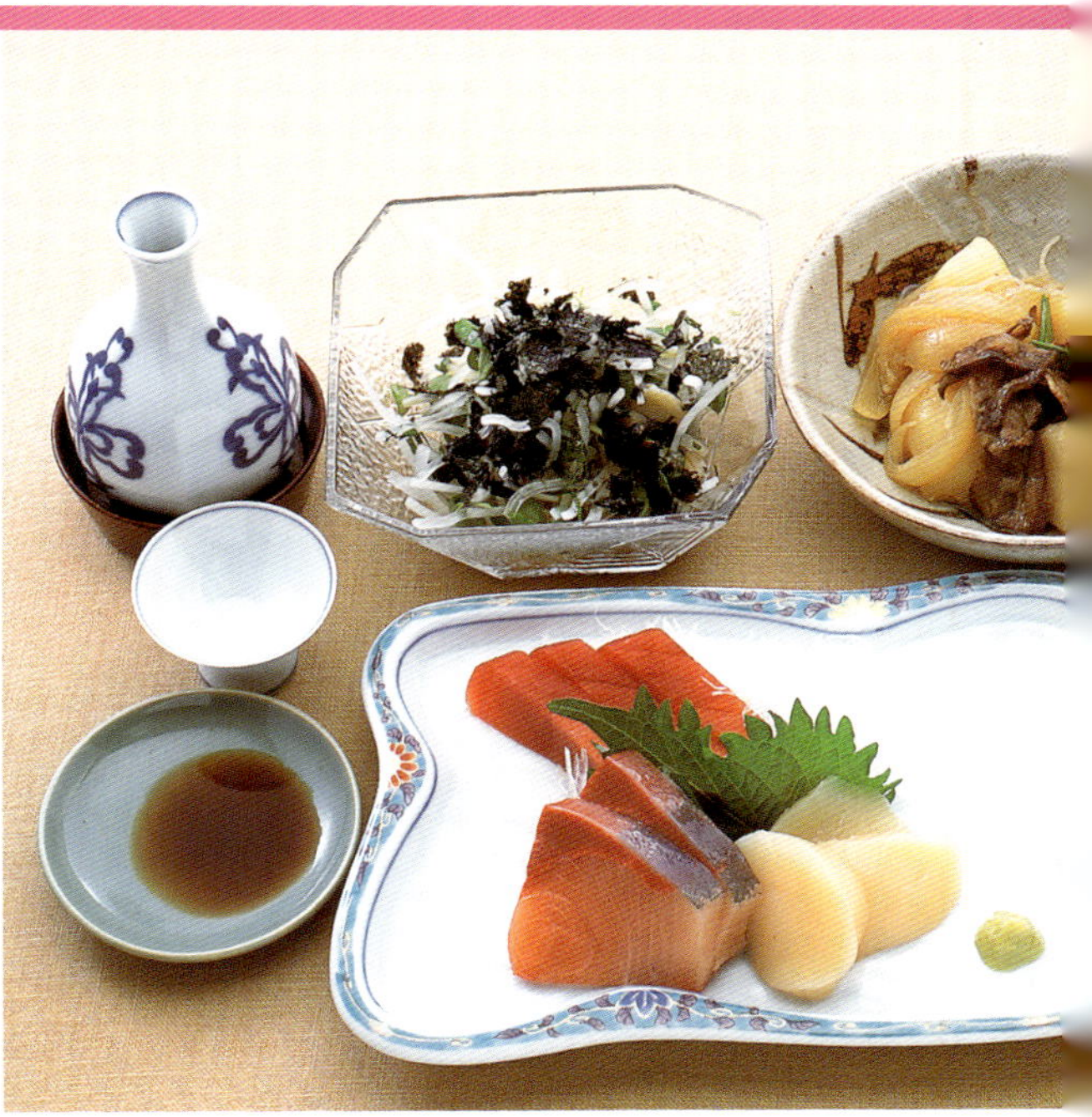

昼はテイクアウト、夜は飲み会がある日の一日献立②

●78ページ参照

朝

凍り豆腐の卵とじ
ほうれん草とコーンのソテー
豆腐とわかめのみそ汁
ごはん　キウイフルーツ

凍り豆腐の卵とじ

①凍り豆腐は熱湯に浸してもどし、水けを押し絞って、薄い短冊切りにする。
②玉ねぎは薄切り、にんじんは薄い短冊切りにし、三つ葉は３㎝に切る。
③だしと調味料を合わせて煮立て、凍り豆腐とにんじん、玉ねぎを入れて弱めの中火で煮る。
④材料がやわらかくなったら卵をといて流し入れてふたをし、卵が半熟状になったら三つ葉を散らして火を止める。

ほうれん草とコーンのソテー

①ほうれん草はかためにゆでて水にとり、水けを絞って３㎝長さに切る。
②バターを熱してほうれん草とコーンをいため合わせ、塩で調味する。

豆腐とわかめのみそ汁

①わかめは一口大に切る。みょうがは薄切りにする。
②だしを温めて①のわかめを入れ、みそをとき入れ、さいの目の豆腐とみょうがを加え、煮えばなをわんに盛る。

昼

チキンライス
生野菜サラダ
ヨーグルト
みかん

チキンライス

①米は洗って水けをきる。
②鶏肉は１㎝角に切る。玉ねぎとピーマンはみじん切りにし、マッシュルームは薄切りにする。
③フライパンにバター小さじ1をとかして玉ねぎ、鶏肉の順に加えていため、肉の色が変わったらaで調味する。
④厚手のなべに残りのバターをとかして米を透き通るまでいため、③とピーマン、マッシュルームを加えていため合わせ、bを加えてよく混ぜる。
⑤強火にし、煮立ったらふたをして中火で7～8分、さらに弱火で12～15分炊き、10～15分蒸らす。
※米はいためないで、いためた具を米に加えて炊くと簡単。

生野菜サラダ

レタスは食べやすくちぎり、きゅうりは斜め輪切り、トマトはくし形切りにし、わかめは一口大に切る。器に盛り合わせ、ドレッシングをかける。

夕

刺し身盛り合わせ
肉じゃが
野菜の串焼き　大根のサラダ
ミニおにぎり　日本酒

肉じゃが

①じゃが芋は一口大に切って水にさらし、水けをきる。玉ねぎは８㎜幅のくし形に切る。しらたきは下ゆでして食

べやすい長さに切る。

②油を熱して①をいため、だしと調味料を加え、沸騰後弱めの中火で15〜20分煮、さやえんどうを混ぜる。

野菜の串焼き

①野菜は串に刺せる大きさに切り、アスパラガスはさっとゆでておく。

②①を2本の串に彩りよく刺し、熱した焼き網で両面を少し焦げ目がつくまで焼き、塩とこしょうをふる。

大根のサラダ

①大根と青じそはせん切りにする。貝割れ菜は長さを半分に切る。

②しめじはほぐし、なべに入れて酒（分量外）をふってさっと蒸し煮にし、汁けをきってさます。

③①②を混ぜ合わせて器に盛り、もみのりをかける。食べるときにドレッシングをかける。

●材料（1人分）

朝

●凍り豆腐の卵とじ
- 凍り豆腐……乾4g
- 玉ねぎ……20g
- にんじん……5g
- 三つ葉……3g
- だし……¼カップ（50mℓ）
- しょうゆ……小さじ1（6g）
- みりん……小さじ1（6g）
- 卵……1個（55g）

●ほうれん草とコーンのソテー
- ほうれん草……80g
- ホールコーン（缶詰め）……10g
- バター……小さじ¾（3g）
- 塩……ミニ½弱（0.5g）

●豆腐とわかめのみそ汁
- 絹ごし豆腐……30g
- 生わかめ……もどして10g
- みょうが……少量
- だし……¾カップ（150mℓ）
- みそ……小さじ2（12g）

●ごはん……100g

●キウイフルーツ……80g

昼 テイクアウト

●チキンライス
- 米……100g
- 鶏もも肉……40g
- 玉ねぎ……30g
- ピーマン……5g
- マッシュルーム（缶詰め）……5g
- バター……小さじ2½（10g）
- a
  - 塩……ミニ½弱（0.5g）
  - こしょう……少量
- b
  - 湯……120mℓ
  - 顆粒ブイヨン……小さじ¼（0.8g）
  - トマトピュレ……大さじ1⅓（20g）
  - 塩……ミニ½弱（0.5g）

●生野菜サラダ
- レタス……20g
- トマト……20g
- きゅうり……10g
- 生わかめ……もどして10g
- ノンオイルドレッシング……小さじ2（10g）

●加糖ヨーグルト……100g

●みかん……1個（100g）

夕 外食

●刺し身盛り合わせ
- マグロ（赤身）……30g
- ホタテ貝柱……30g
- ハマチ……20g
- 大根のせん切り……20g
- 青じそ……1枚
- しょうゆ……小さじ½（3g）
- わさび……少量

●肉じゃが
- 牛肩ロース薄切り肉（一口大に切る）……20g
- じゃが芋……60g
- 玉ねぎ……20g
- しらたき……10g
- さやえんどう（ゆでる）……2枚
- 油……小さじ1強（5g）
- だし……¼カップ（50mℓ）
- しょうゆ……大さじ½強（10g）
- 砂糖……小さじ½（5g）

●野菜の串焼き
- グリーンアスパラガス……1本(20g)
- 玉ねぎ……20g
- ピーマン……½個（15g）
- ねぎ……10g
- 生しいたけ……1枚（10g）
- 塩……ミニ½弱（0.5g）
- こしょう……少量

●大根のサラダ
- 大根……50g
- 青じそ……1枚
- 貝割れ菜……5g
- しめじ……20g
- 焼きのり……¼枚
- ノンオイルドレッシング……小さじ1強（6g）

●ミニおにぎり
- ごはん……100g
- 梅干し……3g
- 塩……ミニ⅓（0.4g）

●日本酒……160mℓ

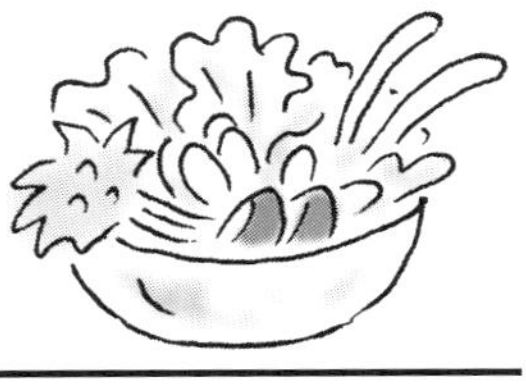

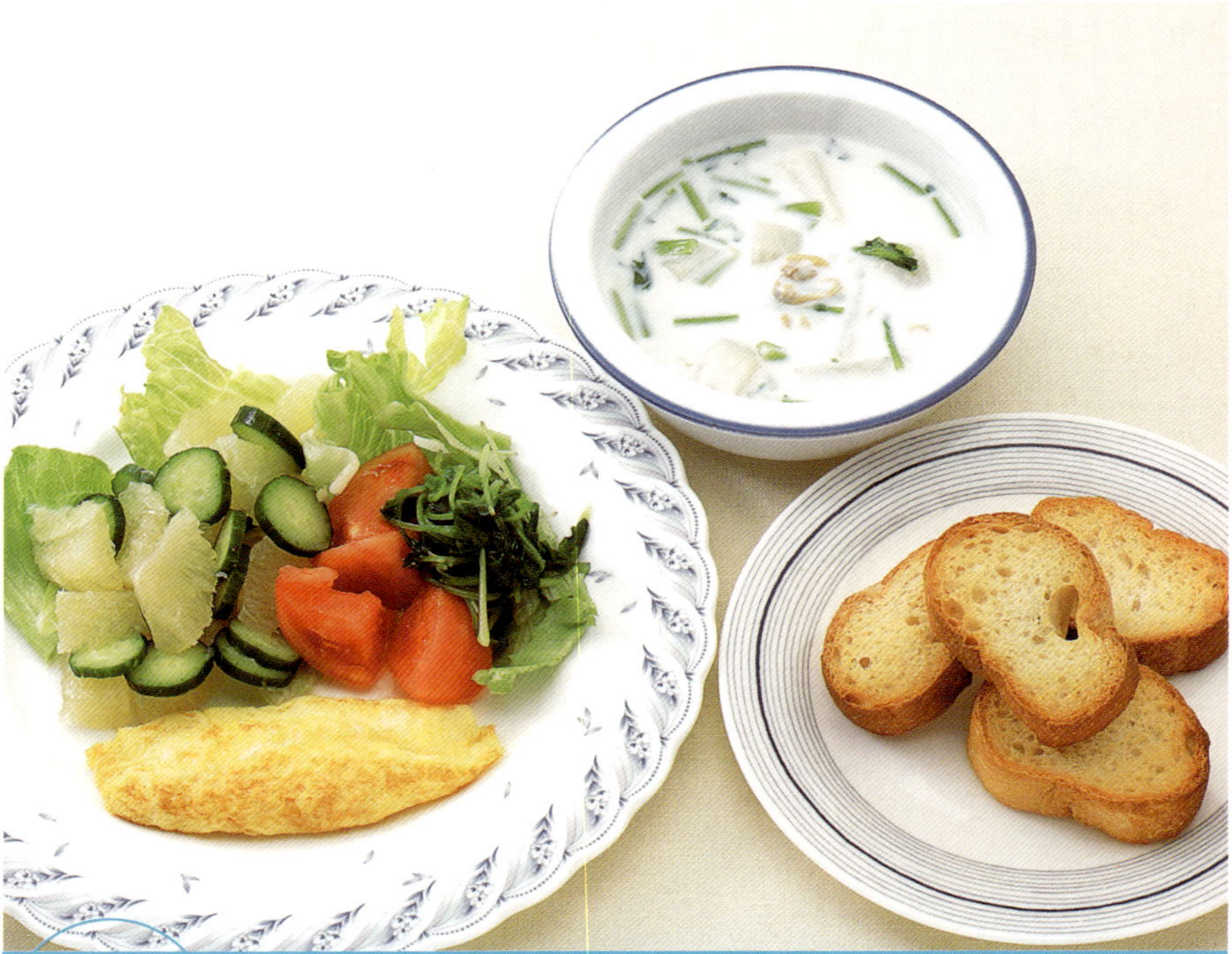

朝食

プレーンオムレツ グレープフルーツ入りサラダ添え
アサリとかぶのミルクスープ　トーストフランスパン

●低エネルギーの献立にするには油の使い方がポイント。オムレツはよくなれたフライパンなら少量の油でできます。フランスパンはバターなしで食べる習慣を。

間食

ヨーグルト

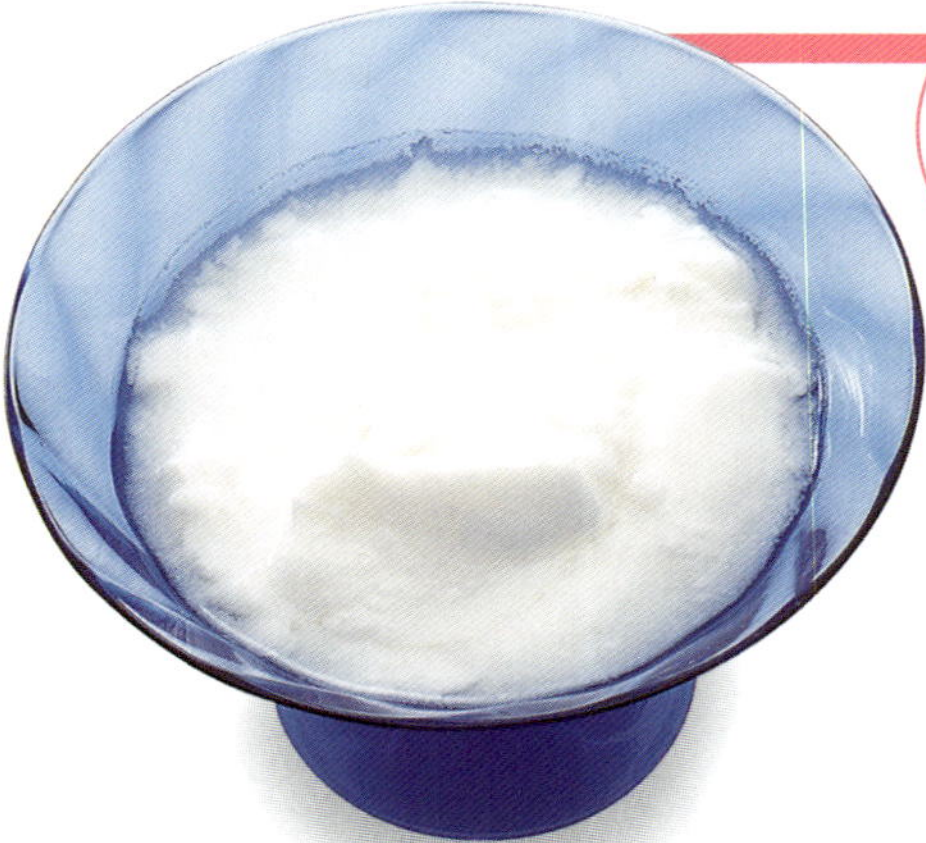

●四群点数法による栄養価

	♠	♥	♣	♦	計
朝食	1.9	0.3	0.7	2.6	5.5
昼食	0.1	0.8	0.9	4.0	5.8
間食	0.8	0.0	0.0	0.0	0.8
夕食	0.0	2.6	1.4	4.0	8.0
計	2.8	3.7	3.0	10.6	20.1

●作り方は84ページ

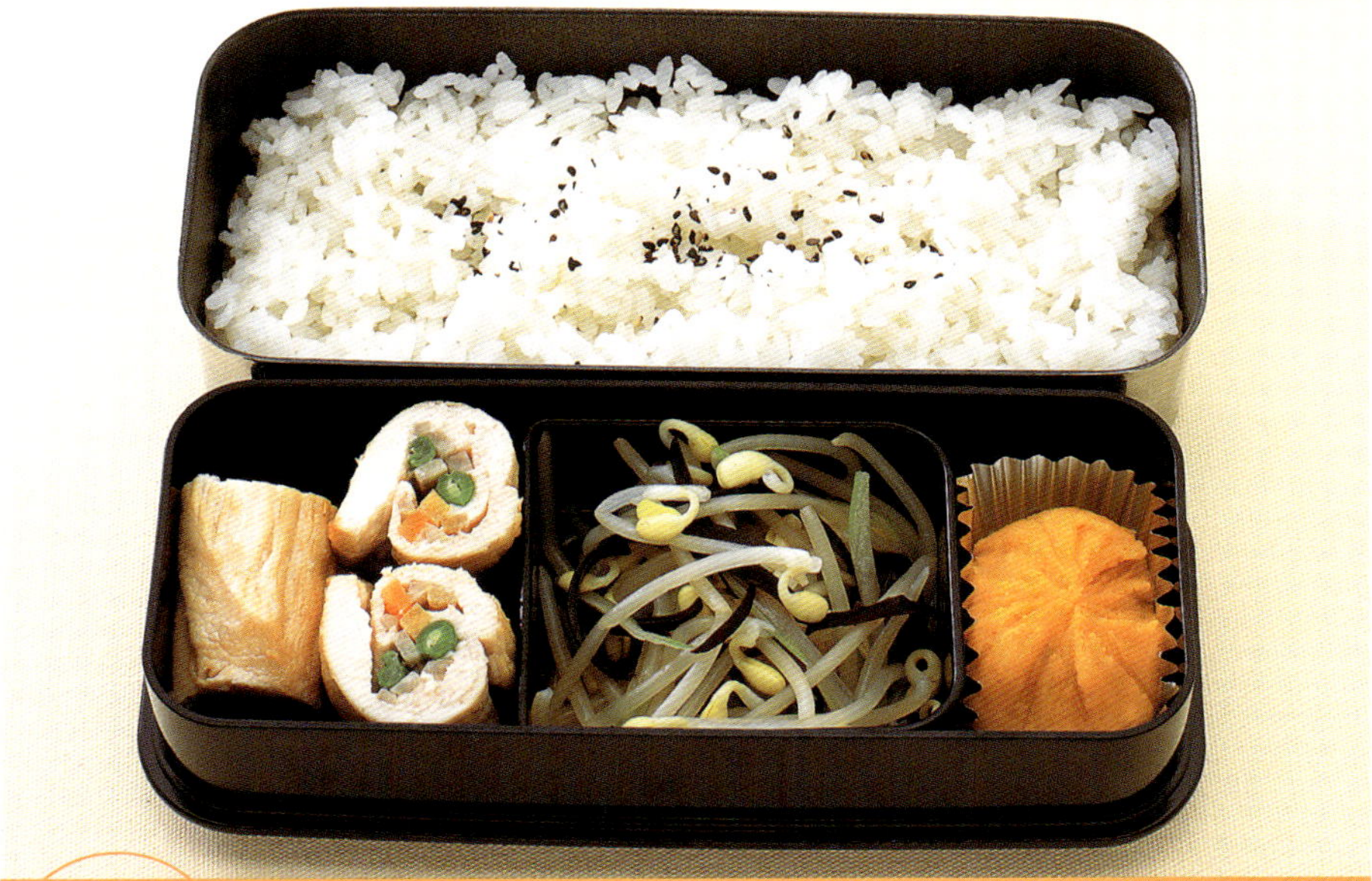

昼食
弁当

鶏肉の野菜巻き煮　大豆もやしとセロリのあえ物
かぼちゃのチーズ風味茶きん　ごはん

●野菜たっぷりのお弁当です。鶏肉は皮をとり除くとエネルギーカットできます。鶏肉の淡泊な味を野菜のうま味と香りがカバーします。

夕食

タイかぶら　厚揚げとれんこんの南蛮煮　春菊と黄菊のお浸し
ごはん　フルーツのレモンあえ

●素材はシンプルですが、タイのおいしさがかぶにしみ込んだなべです。うす味で味わいましょう。あっさりしたなべには、ピリッとした南蛮煮を組み合わせます。

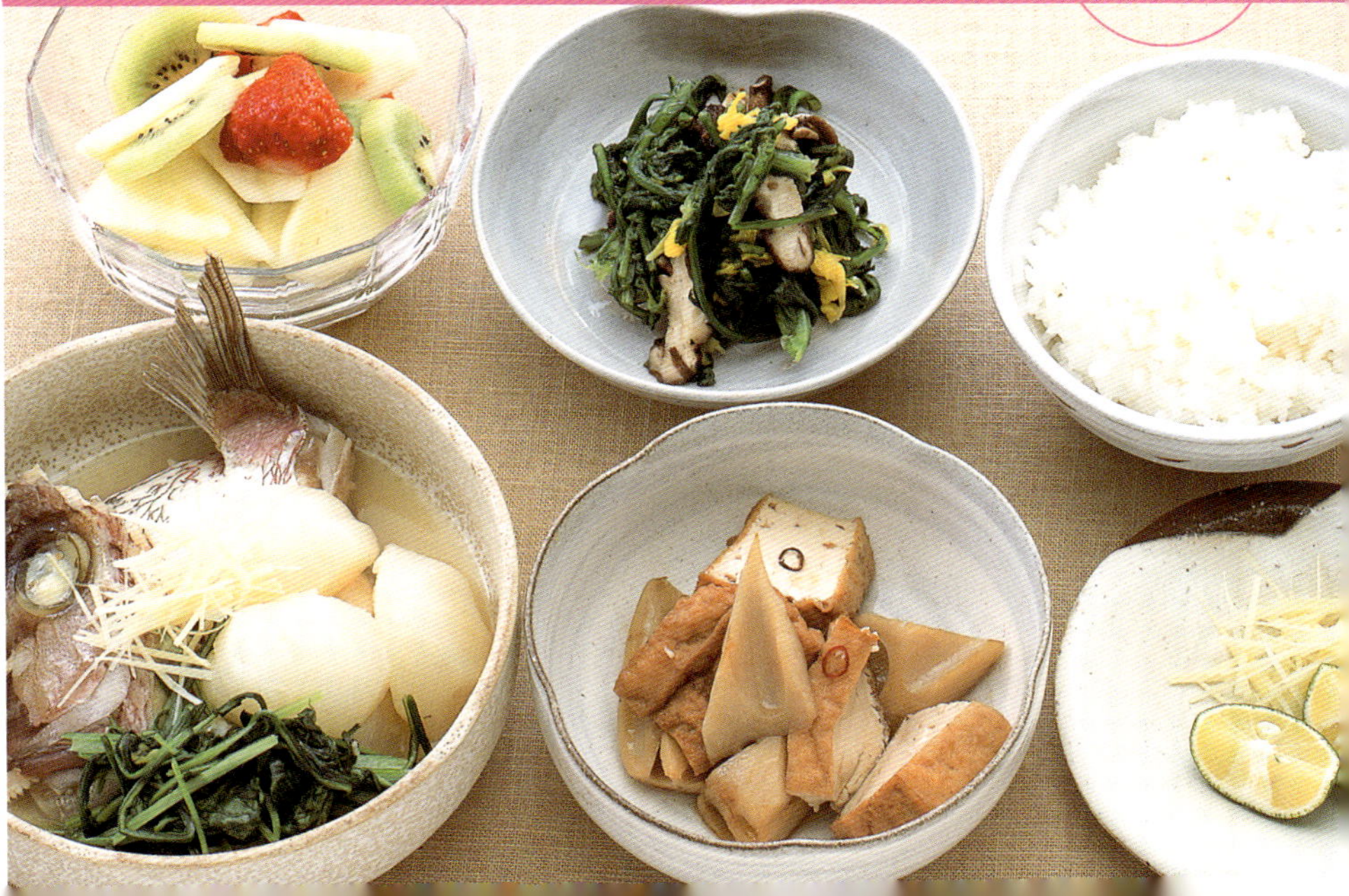

肥満を合併している人の一日献立①

●82ページ参照

朝

プレーンオムレツ
グレープフルーツ入りサラダ添え
アサリとかぶのミルクスープ
トーストフランスパン

プレーンオムレツ グレープフルーツ入りサラダ添え

①卵はといて塩、こしょうを混ぜる。
②フライパンにバターをとかして卵液を流し入れ、大きく混ぜながら強火で熱し、半熟状になってきたら手早く半分に折るようにして向こう側に寄せ、裏返してさっと焼き、器に盛る。
③グレープフルーツと野菜を器の奥に盛り合わせ、ドレッシングをかける。

アサリとかぶのミルクスープ

①かぶは縦6つ割りにし、かぶの葉はさっと熱湯に通す。
②なべにかぶとaを入れて沸騰後弱火で7～8分煮、かぶの葉とアサリと牛乳を加え、ひと煮して塩で調味する。

昼

鶏肉の野菜巻き煮
大豆もやしとセロリのあえ物
かぼちゃのチーズ風味茶きん
ごはん

鶏肉の野菜巻き煮

①にんじんとごぼうは約10㎝長さ4㎜角の棒状に切り、さやいんげんもともにかためにゆでて湯をきる。
②鶏肉は中央から左右へと厚みに包丁を入れて開く。表面に小麦粉をふり、野菜を手前にのせてきっちりと巻き、巻き終わりをつまようじで止める。
③油を熱して②の表面を焼き、調味料と水を加える。煮立ったらふたをし、弱火で肉に火が通るまで蒸し煮にする。
④さめてから一口大に切る。

大豆もやしとセロリのあえ物

①大豆もやしは熱湯に入れてふたをして3～4分蒸し煮にし、湯をきる。
②セロリときくらげはせん切りにし、さっとゆで、ざるにあげて湯をきる。
③しょうゆとレモンで①②をあえる。

かぼちゃのチーズ風味茶きん

①かぼちゃは乱切りにし、水にくぐらせてラップで包み、電子レンジで約1分、やわらかくなるまで加熱する。
②熱いうちにつぶし、粉チーズを混ぜ、ラップに包んで茶きん形にする。

夕

タイかぶら
厚揚げとれんこんの南蛮煮
春菊と黄菊のお浸し
ごはん　フルーツのレモンあえ

タイかぶら

①タイのあらは塩約小さじ1/2（分量外）をふって10分おく。沸騰湯にくぐらせて水にとり、うろこや血などを洗う。
②かぶは2～4つ割りにし、壬生菜《みぶな》は4～5㎝長さに切る。
③なべにだしと調味料を煮立て、タイを入れて静かに6～7分煮、かぶを加

えてやわらかくなるまで煮る。
④壬生菜を加えてさっと煮、器に盛り、すだちとしょうがを添える。
※土なべで煮ながら食べてもよい。

厚揚げとれんこんの南蛮煮

①厚揚げは熱湯をかけて油抜きをし、1cm厚さの色紙形に切る。れんこんは一口大の乱切りにし、水にさらす。
②なべに油を熱して赤とうがらしをいため、れんこん、厚揚げの順に加えていためる。
③だしと調味料を加え、煮汁がなくなるまで煮る。

春菊と黄菊のお浸し

①春菊はゆでて水にとり、水けを絞る。黄菊は酢（分量外）をたらした熱湯でさっとゆで、水にとり、水けを絞る。
②しいたけは網で焼き、薄切りにする。
③①②を混ぜ、しょうゆと酢であえる。

●材料（1人分）

朝

●プレーンオムレツ グレープフルーツ入りサラダ添え

- 卵……1個（55g）
- 塩……ミニ¼（0.3g）
- こしょう……少量
- バター……小さじ¾（3g）

グレープフルーツ（薄皮を除いてほぐす）……80g
トマト（一口大に切る）…40g
きゅうり（薄い輪切り）…20g
レタス（大きくちぎる）…20g
貝割れ菜（ゆでる）……10g

ドレッシング
- 油……小さじ½（2g）
- 酢……小さじ½強（3g）
- 塩……ミニ¼（0.3g）
- こしょう……少量

●アサリとかぶのミルクスープ

アサリ（水煮缶詰め）…20g
かぶ……小1個（50g）
かぶの葉（3cm長さに切る）……10g

a
- 水……½カップ（100mℓ）
- 顆粒ブイヨン……小さじ¼（0.7g）
- アサリの缶汁……小さじ2（10mℓ）

牛乳……½カップ（100mℓ）
塩……ミニ⅔（0.8g）

●トーストフランスパン

フランスパン……60g

昼 弁当

●鶏肉の野菜巻き煮

鶏胸肉（皮なし）……60g
ごぼう……10g
にんじん……10g
さやいんげん……2本（10g）
小麦粉……少量
油……小さじ¾（3g）

- しょうゆ…小さじ1⅓（8g）
- みりん……小さじ1弱（5g）
- 砂糖……小さじ⅔（2g）
- 水……大さじ1（15mℓ）

●大豆もやしとセロリのあえ物

大豆もやし……30g
セロリ……5g
きくらげ……乾1g（もどして7g）
しょうゆ……小さじ⅓（2g）
レモン汁……小さじ1弱（4mℓ）

●かぼちゃのチーズ風味茶きん

かぼちゃ……50g
粉チーズ……小さじ1（2g）

●ごはん……150g

いり黒ごま……少量

間食

●加糖ヨーグルト……100g

夕

●タイかぶら

タイのあらのぶつ切り……180g（70g）
かぶ……1½個（80g）
壬生菜……40g
だし……1カップ（200mℓ）
酒……大さじ2（30g）
うす口しょうゆ……小さじ⅔（4g）
塩……ミニ½（0.6g）
すだち……½個
しょうがのせん切り……1かけ分

●厚揚げとれんこんの南蛮煮

厚揚げ……50g
れんこん……40g
赤とうがらしの輪切り…少量
油……小さじ1（4g）
だし……¼カップ（50mℓ）
酒……大さじ½弱（7g）
しょうゆ……小さじ1（6g）
塩……ミニ⅙（0.2g）
砂糖……小さじ1（3g）

●春菊と黄菊のお浸し

春菊……60g
黄菊……5g
生しいたけ……1枚（10g）
しょうゆ……小さじ1弱（5g）
酢……小さじ1（5g）

●ごはん……150g

●フルーツのレモンあえ

りんご……30g
キウイフルーツ……30g
いちご……20g
レモン汁……小さじ2（10mℓ）

肥満を合併している人の一日献立②

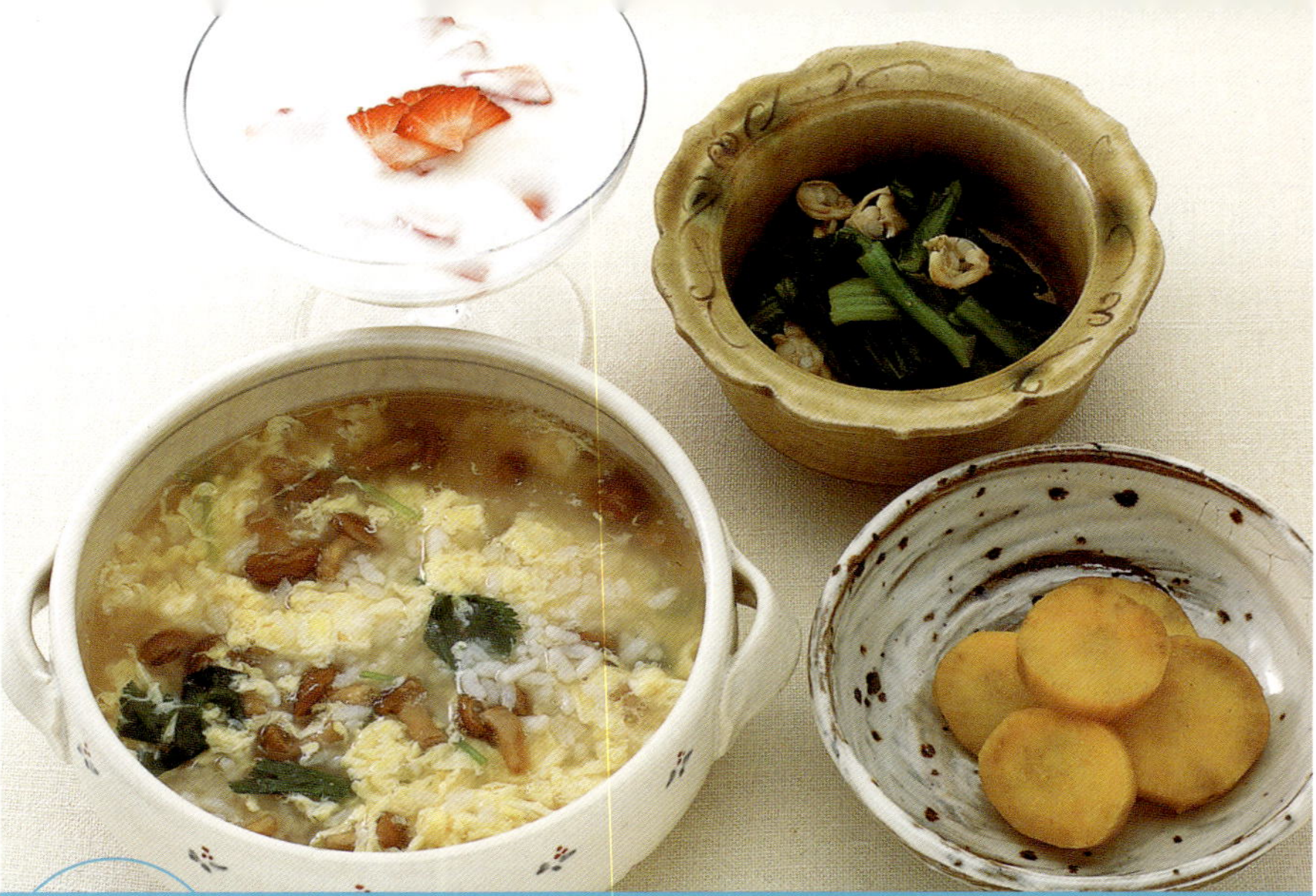

朝食

なめこ入りかきたま雑炊　さつま芋の甘煮　小松菜とアサリのお浸し
いちごヨーグルト

●少量のごはんでも、雑炊にすると量はたっぷりになります。あつあつをゆっくり食べましょう。さつま芋の甘煮を組み合わせると腹もちがよくなります。

昼食 外食

アジの塩焼き　じゃが芋と竹の子の煮物　豆腐とわかめのみそ汁
ごはん　オレンジ

●焼き物と煮物の組み合わせなら、エネルギーオーバーの心配はありません。ごはんは小を選べば安心です。くだものは家から持参したり、買って同僚と分ける方法もあります。

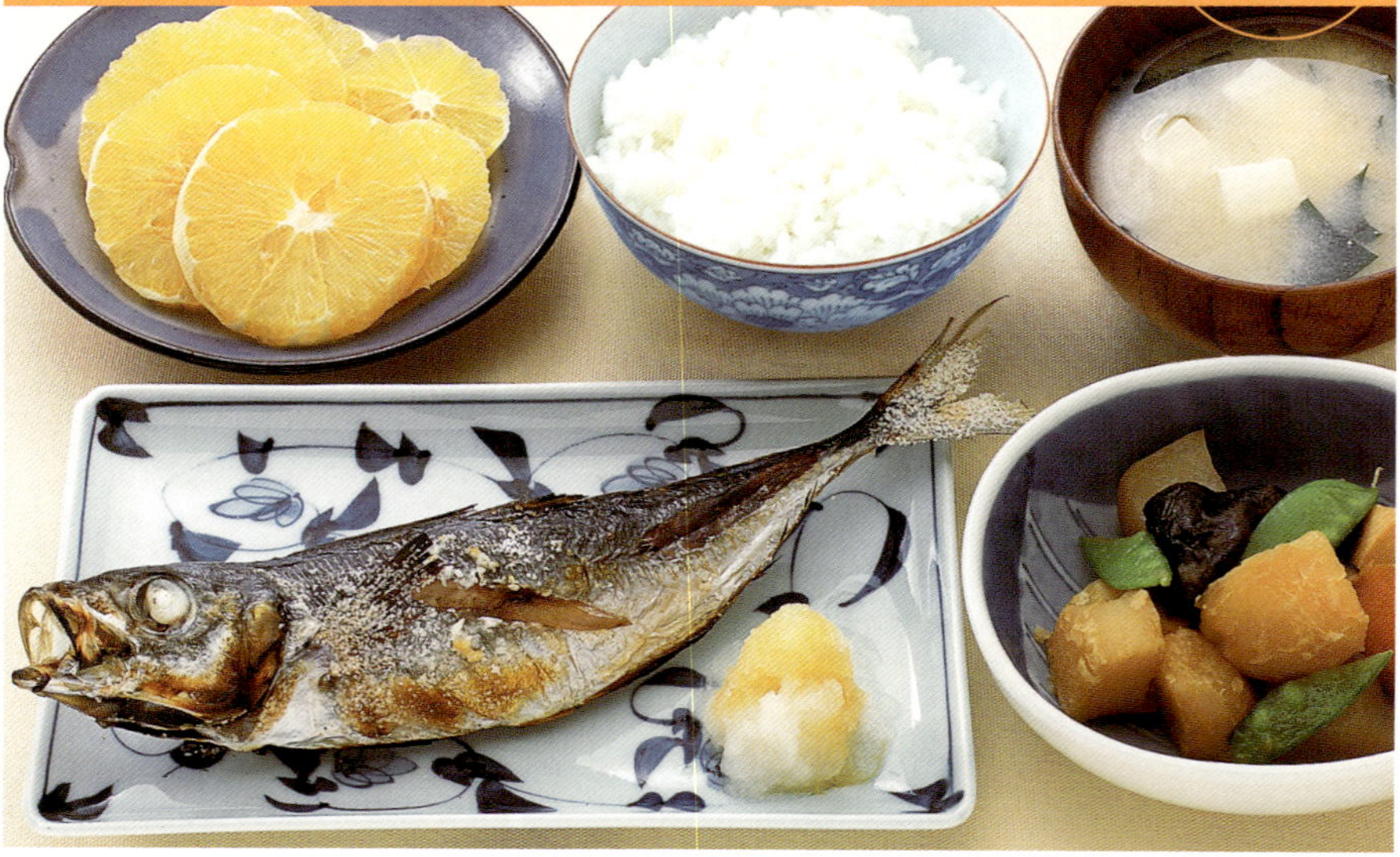

●作り方は88ページ

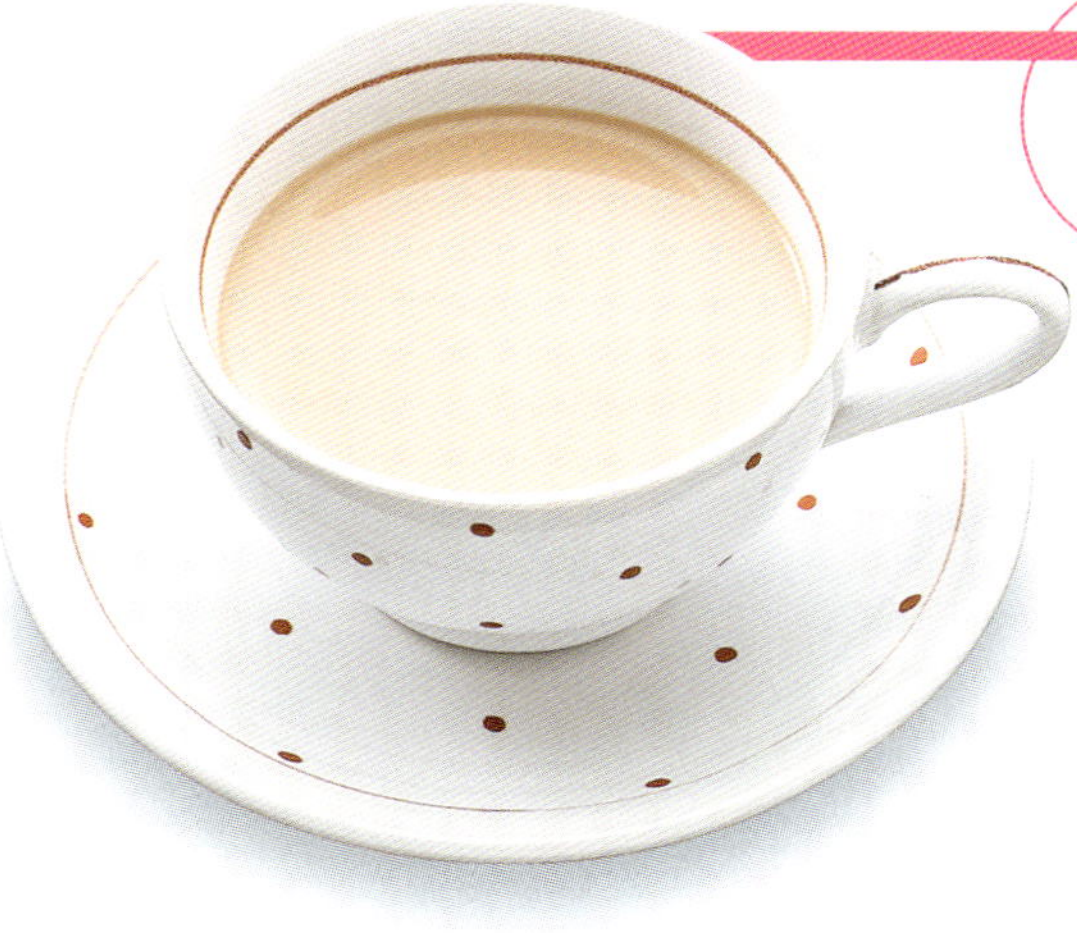

間食

ミルクコーヒー

●四群点数法による栄養価

	♠	♥	♣	♦	計
朝食	1.7	0.0	1.1	2.4	5.2
昼食	0.0	1.3	1.5	3.8	6.6
間食	1.7	0.0	0.0	0.1	1.8
夕食	0.0	2.2	0.6	3.2	6.0
計	3.4	3.5	3.2	9.5	19.6

夕食

牛肉のマリネ　ホタテ貝柱と野菜のスープ煮　焼ききのこのサラダ
ライ麦パン

●赤身肉は苦手という人も、マリネにするとやわらかく、風味豊かに食べられます。野菜スープは貝柱でうま味を強化。焼ききのこは香ばしく満足度の高い献立です。

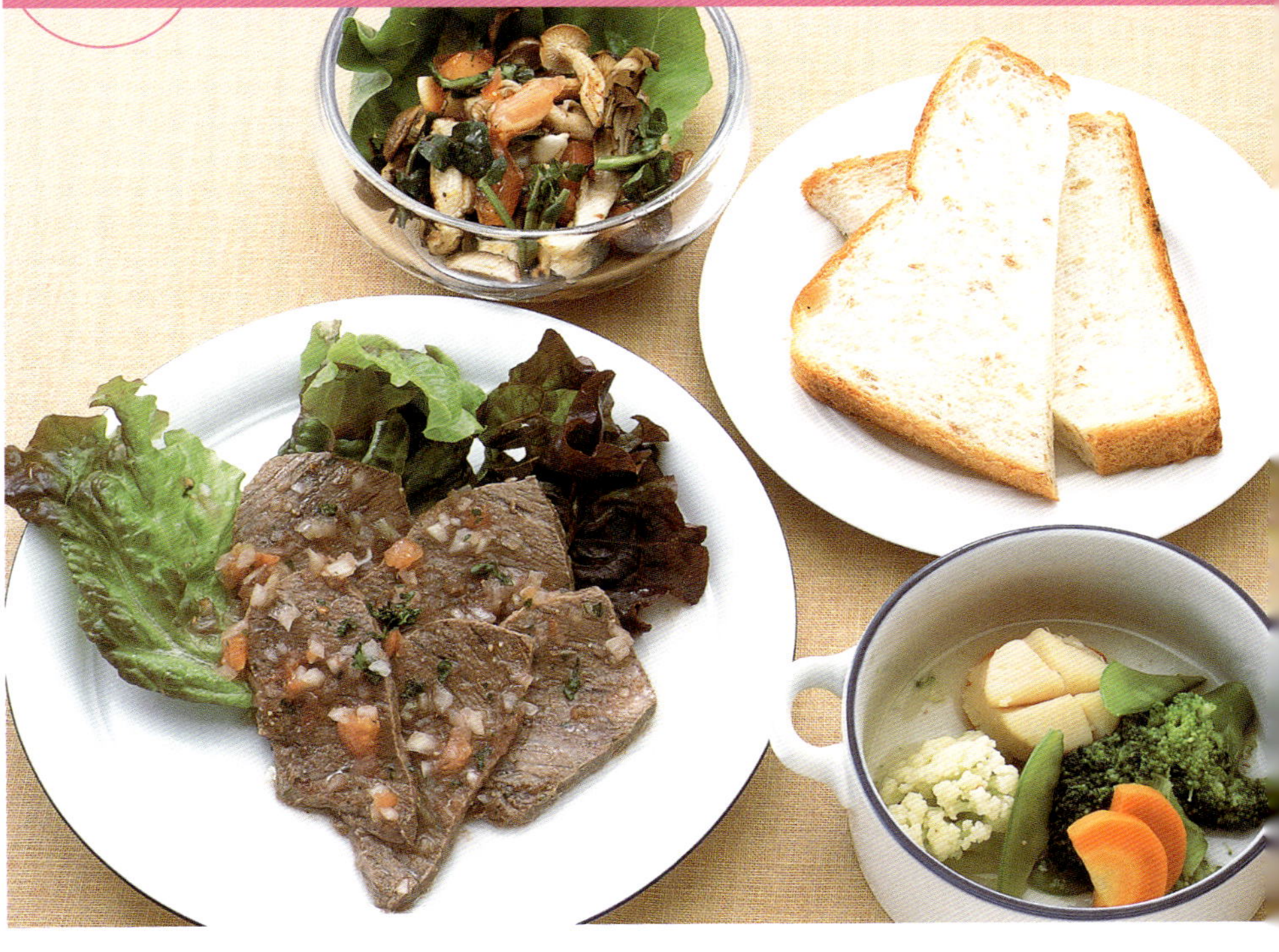

肥満を合併している人の一日献立②

●86ページ参照

朝

なめこ入りかきたま雑炊
さつま芋の甘煮
小松菜とアサリのお浸し
いちごヨーグルト

なめこ入りかきたま雑炊

①ごはんとなめこはさっと洗う。
②だしを煮立てて調味し、①を入れる。煮立ったら卵を流し入れ、卵が半熟状になったら三つ葉を散らす。

さつま芋の甘煮

①さつま芋は皮をむいて1cm厚さの輪切りにし、水にさらし、水けをきる。
②なべに入れてだしと調味料を加え、沸騰後弱火で12～15分煮る。

小松菜とアサリのお浸し

①小松菜はゆでて、水にとり、水けを絞って3～4cm長さに切る。アサリもさっとゆでて、ざるにあげて湯をきる。
②①にしょうゆとだしをかけてあえる。

昼

アジの塩焼き
じゃが芋と竹の子の煮物
豆腐とわかめのみそ汁
ごはん　オレンジ

アジの塩焼き

①アジはぜいご、えら、わたを除いてよく洗い、水けをふいて塩をふり、20～30分おく。
②焼き網またはグリルで表から先に六《ろく》分《ぶ》どおり焼き、裏返して焼き上げる。
③器に盛り、おろし大根を添え、しょうゆをたらす。

じゃが芋と竹の子の煮物

①じゃが芋はやや大きめの一口大に切り、水にさらして、水けをきる。
②竹の子、にんじん、こんにゃく、しいたけは芋より小さめの一口大に切り、こんにゃくは下ゆでする。
③①②にだしを加えて煮、やわらかくなったら調味料を入れる。煮汁が少なくなるまで15分ほど煮、ゆでたさやえんどうを混ぜる。

夕

牛肉のマリネ
ホタテ貝柱と野菜のスープ煮
焼ききのこのサラダ
ライ麦パン

牛肉のマリネ

①牛肉はかぶるくらいの水に入れ（風味づけに酒、玉ねぎやセロリの切れ端やロリエを適量入れるとよい）、火にかけ、煮立ったら火を弱めてアクを除き、20～30分ゆで、そのままさます。
②マリネ液の材料を混ぜ合わせる。
③①の肉を6mm厚さに切ってマリネ液に味がなじむまで15～20分漬ける。
④サニーレタスを敷いた器に盛る。
※肉は300g以上のかたまりをゆでたほうがうま味が逃げにくい。その場合、ゆでる時間は40分くらいに。マリネにしたものは冷蔵庫で2～3日もつ。

ホタテ貝柱と野菜のスープ煮

①ホタテ貝柱は十字の切り目を入れる。

②ブロッコリー、カリフラワーは小房に分け、にんじんは5㎜厚さの半月形に、さやえんどうは斜め半分に切る。いずれの野菜もさっと下ゆでする。

③なべにaとホタテを入れてさっと煮、表面の色が変わったらとり出す。

④次にさやえんどう以外の野菜を加え、ふたをして蒸し煮にする。

⑤野菜がやわらかくなったらホタテをもどし入れ、さやえんどうを加えてひと煮する。

焼ききのこのサラダ

①それぞれのきのこを網またはオーブントースターで焼く。しいたけは薄切りにし、ほかのきのこはほぐす。

②①にトマトとクレソンを混ぜ、aであえ、サラダ菜を敷いた器に盛る。

●材料（1人分）

朝

●なめこ入りかきたま雑炊

ごはん ……………………100g
なめこ……………………30g
卵（ときほぐす） 1個（55g）
だし …………1½カップ（300mℓ）
しょうゆ ………小さじ½（3g）
塩……………ミニ1弱（0.9g）
三つ葉（3cmに切る）…少量

●さつま芋の甘煮

さつま芋…………………50g
だし ……………⅕カップ（40mℓ）
砂糖 ……………小さじ1（3g）
しょうゆ ………小さじ⅓（2g）

●小松菜とアサリのお浸し

小松菜……………………60g
アサリ(むき身・冷凍) …10g
しょうゆ ………小さじ⅓（2g）
だし …………小さじ½（2.5mℓ）

●いちごヨーグルト

いちご……………………30g
プレーンヨーグルト……80g

昼 外食

●アジの塩焼き

アジ… 1尾165g（正味75g）
塩 ……………小さじ½（3g）
大根（おろす）…………30g
しょうゆ ………小さじ½（3g）

●じゃが芋と竹の子の煮物

じゃが芋…………………30g
ゆで竹の子………………20g
にんじん…………………20g
こんにゃく………………20g
干ししいたけ（もどす）……
…………………1枚（乾2g）
さやえんどう（ゆでる）…… 2枚
- だし…………⅓カップ強（70mℓ）
- しょうゆ …小さじ1強（7g）
- 砂糖 ………小さじ1⅔（5g）

●豆腐とわかめのみそ汁

絹ごし豆腐………………20g
生わかめ………もどして10g
だし ……………¾カップ（150mℓ）
みそ……………小さじ2（12g）

●ごはん ………………150g

●オレンジ ……………150g

間食

●ミルクコーヒー

牛乳 ……………………200mℓ
インスタントコーヒー …2g

夕

●牛肉のマリネ

牛ももかたまり肉………80g

マリネ液
- 玉ねぎのみじん切り……
 ……………………10g
- トマトのみじん切り……
 ……………………10g
- パセリのみじん切り……
 ……………………少量
- 酢 ………小さじ1強（6g）
- 赤ワイン…………………
 …………小さじ1強（6g）
- 油 …………大さじ½（6g）
- 塩 ………ミニ1弱（1g）
- こしょう……………少量

サニーレタス……………10g

●ホタテ貝柱と野菜のスープ煮

ホタテ貝柱 ………1個（30g）
ブロッコリー……………30g
カリフラワー……………15g
にんじん…………………10g
さやえんどう ……………2枚

a
- 水 …………¼カップ（50mℓ）
- 顆粒ブイヨン……………
 ………ミニ½（0.3g）
- 塩 ………ミニ⅓（0.4g）
- こしょう……………少量

●焼ききのこのサラダ

まいたけ…………………20g
しめじ……………………20g
生しいたけ ………1枚（10g）
トマト（一口大に切る）………
……………………………20g
クレソン（4cmに切る）………
……………………………5g

a
- オリーブ油…小さじ1（4g）
- レモン汁…………小さじ⅓
- 塩 ………ミニ½（0.6g）
- あらびきこしょう…少量

サラダ菜 ………1枚（10g）

●ライ麦パン………………60g

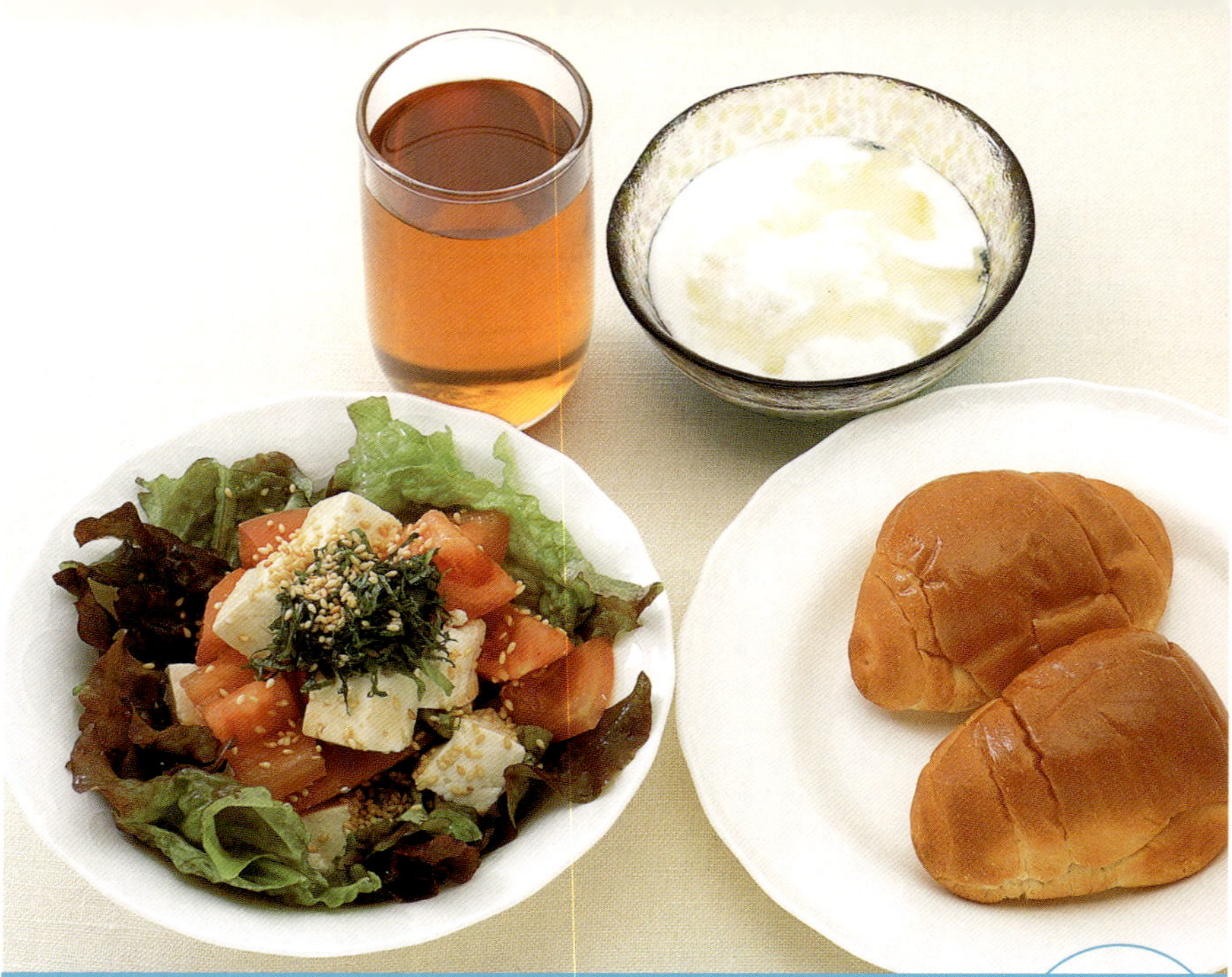

朝食

豆腐とトマトのサラダ　ロールパン
アイスティー　はちみつ入りヨーグルト

●洋風の献立ですが、植物性の豆腐のサラダなら安心です。たんぱく質もしっかりとれます。前日にゆでておき、いつものサラダに加えればでき上がりです。

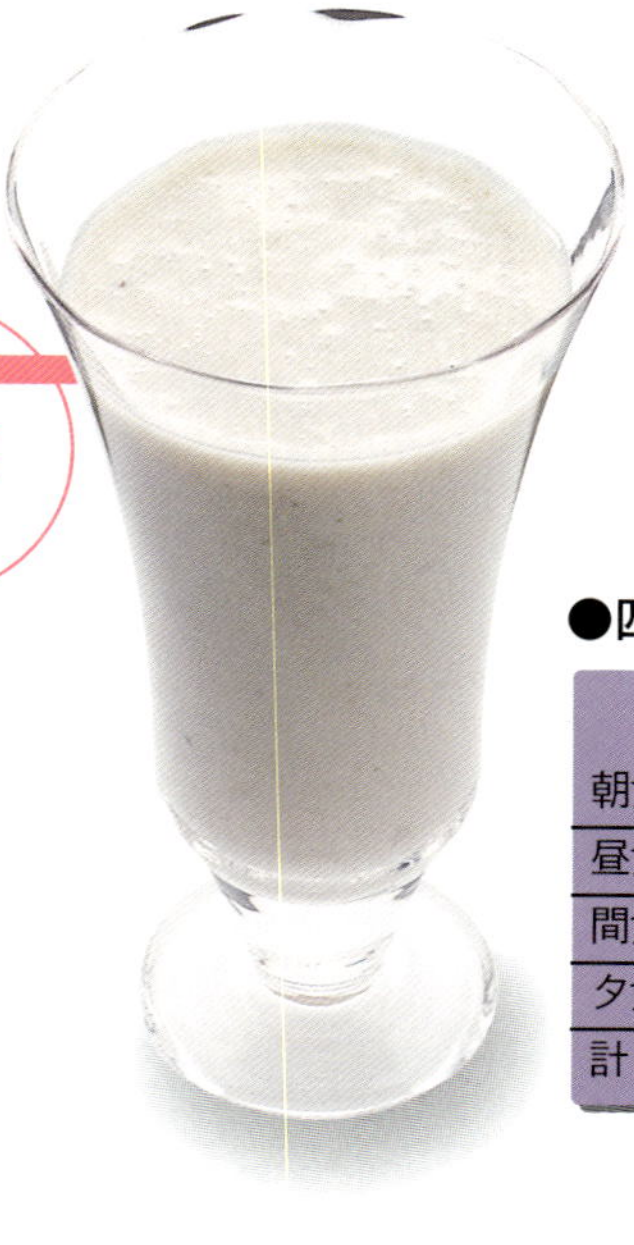

間食

バナナミルクシェイク

●四群点数法による栄養価

	♠	♥	♣	♦	計
朝食	0.8	0.7	0.7	3.0	5.2
昼食	0.2	1.9	1.5	3.8	7.4
間食	1.7	0.0	1.1	0.0	2.8
夕食	0.0	2.0	0.8	4.4	7.2
計	2.7	4.6	4.1	11.2	22.6

●作り方は92ページ

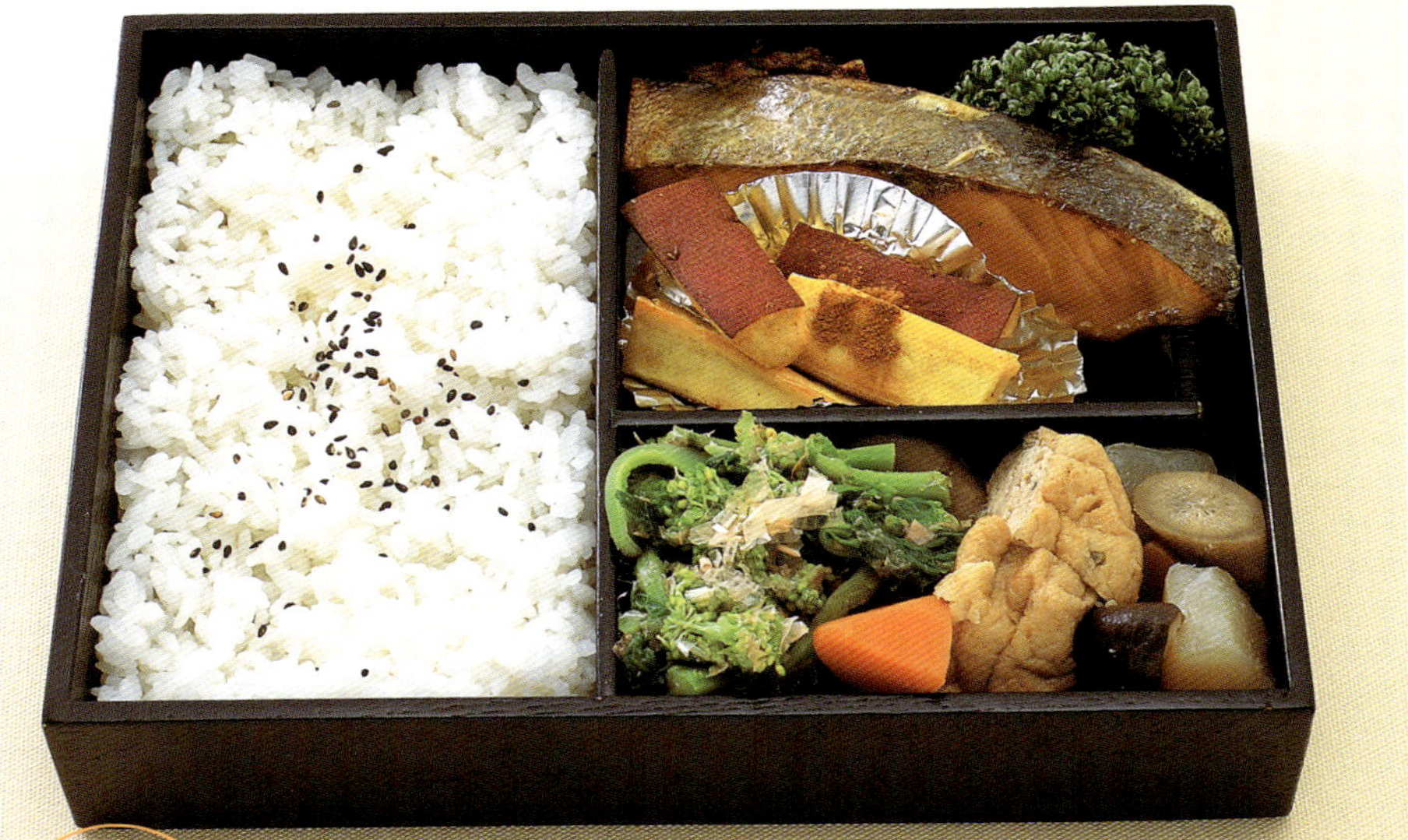

昼食
弁当

サワラの照り焼き　がんもどきと根菜の煮物　揚げさつま芋シナモン風味
菜の花のおかかあえ　ごはん

●低エネルギーの焼き物に、揚げたさつま芋を組み合わせました。
素揚げなら油の吸収率が比較的少なくてすみます。腹もちがよいお弁当です。

夕食

鶏肉とキャベツのスープ蒸し煮
にんにくの茎ともやしのオイスターソース風味　ひじきの煮物　ごはん

●鶏肉は焼き目をつけてから蒸し煮にするとうま味が逃げず、こくのある味になります。
いため野菜はゆでてからいためて油を節約、オイスターソースで味を補います。

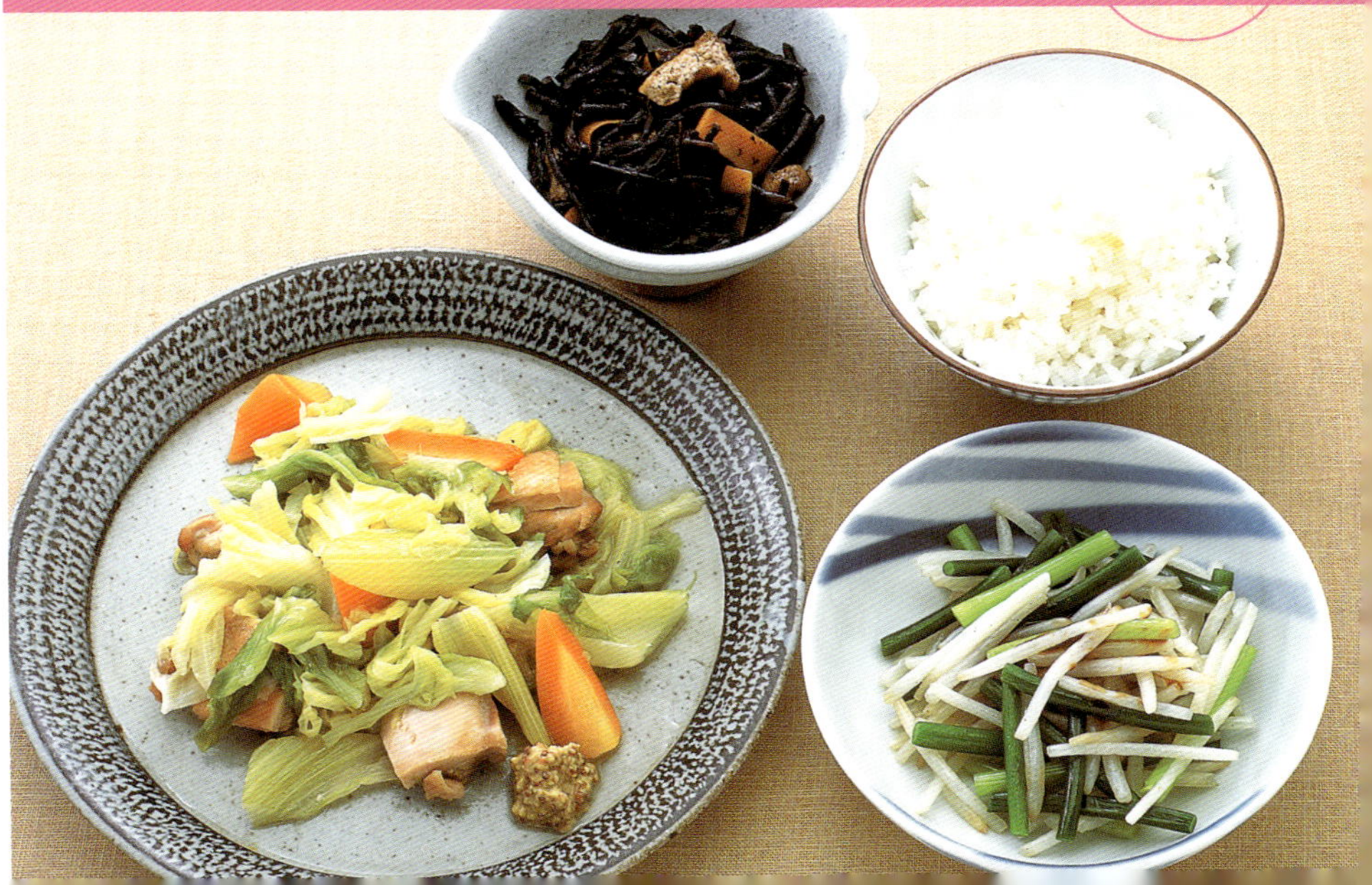

高脂血症を合併している人の一日献立①

●90ページ参照

朝

豆腐とトマトのサラダ
ロールパン
アイスティー
はちみつ入りヨーグルト

豆腐とトマトのサラダ

①豆腐は1.5㎝角に切り、湯に入れて静かに1分ほどゆで、ざるにあげて湯をきってさます。
②トマトは一口大に切り、青じそはせん切りにして水にさらし、水けを絞る。
③サニーレタスを大きくちぎって器に敷き、トマトと豆腐を盛り、調味料を混ぜ合わせたドレッシングをかける。青じそをのせてごまをふる。

昼

サワラの照り焼き
がんもどきと根菜の煮物
揚げさつま芋シナモン風味
菜の花のおかかあえ　ごはん

サワラの照り焼き

①サワラはaをふって20分ほどおく。
②サワラの汁けをきり、焼き網またはグリルで表、裏の順に焼く。八分《はちぶ》どおり火が通ったら、bを混ぜて表の面にはけで塗り、表面が乾く程度に焼き、もう1度bを塗ってさっと焼く。
③パセリを添えて盛る。

がんもどきと根菜の煮物

①がんもどきは熱湯を通して油抜きをし、一口大に切る。
②にんじん、ごぼう、こんにゃくは一口大に切り、いずれも下ゆでする。しいたけは4つ割りにする。
③①②をだしでやわらかくなるまで煮て、調味料を入れ、煮汁が少なくなるまで15分ほど煮る。

揚げさつま芋シナモン風味

さつま芋は皮つきのまま7～8㎜角の棒状に切り、水にさらす。水けをふいて170度の揚げ油で火が通るまで揚げ、油をきって塩とシナモンをふる。

菜の花のおかかあえ

①菜の花は沸騰湯でゆでて水にとり、水けを絞って3～4㎝長さに切る。
②①にしょうゆと削りガツオをかけてあえる。

夕

鶏肉とキャベツのスープ蒸し煮
にんにくの茎ともやしのオイスターソース風味
ひじきの煮物　ごはん

鶏肉とキャベツのスープ蒸し煮

①鶏肉は一口大に切って塩、こしょうをふる。
②キャベツは2㎝幅のざく切りにし、にんじんとセロリは細めの乱切りにする。
③厚手なべに油を熱し、鶏肉をいためる。野菜、水、ブイヨン、ロリエを加え、沸騰後中火で15～20分煮、塩で調味する。
④器に盛り、マスタードを添える。

にんにくの茎ともやしのオイスターソース風味

①にんにくの茎は4～5cm長さに切ってゆで、もやしもさっとゆでる。どちらもざるにあげて湯をきる。

②油を熱して①をいため、塩とこしょうで調味し、器に盛ってオイスターソースをかける。

ひじきの煮物

①ひじきはたっぷりの水でもどし、ざるにすくいあげて水けをきる。

②油揚げは熱湯に通して油抜きをし、6～7mm幅の短冊切りにする。にんじんも同じくらいの短冊切りにする。

③なべに油を熱してにんじん、ひじきの順に加えていため、だしと調味料と油揚げを加え、煮汁が少なくなるまで15分ほど煮る。

●材料（1人分）

朝

●豆腐とトマトのサラダ
もめん豆腐　……¼丁（80g）
トマト　…………½個（80g）
サニーレタス …大1枚（20g）
青じそ……………………2枚
┌しょうゆ　……小さじ1（6g）
│酢　…………小さじ½強（3g）
│砂糖　…………小さじ⅓（1g）
└ごま油　………小さじ¼（1g）
いり白ごま ……小さじ⅔（2g）
●ロールパン ……2個（60g）
●アイスティー ………200mℓ
●はちみつ入りヨーグルト
プレーンヨーグルト …130g
はちみつ　………小さじ1（7g）

昼 弁当

●サワラの照り焼き
サワラ …………1切れ（60g）
a┌しょうゆ …小さじ½（3g）
　└酒　………小さじ½強（3g）
b┌とき卵…約⅕個分（10g）
　│みりん ……小さじ⅓（2g）
　└塩　………ミニ¼（0.3g）
パセリ……………………少量
●がんもどきと根菜の煮物
がんもどき………………20g
にんじん…………………20g
ごぼう……………………20g
こんにゃく………………30g
生しいたけ ………1枚（10g）
だし　…………⅓カップ強（70mℓ）
しょうゆ　………小さじ1（6g）
みりん ……………小さじ½（3g）
砂糖 ………………小さじ⅓（1g）
●揚げさつま芋シナモン風味
さつま芋…………………60g
揚げ油…適量（吸油量約2.5g）
塩　…………ミニ½弱（0.5g）
シナモン…………………少量
●菜の花のおかかあえ
菜の花……………………50g
しょうゆ ………小さじ½（3g）
削りガツオ………………少量
●ごはん ………………150g
いり黒ごま………………少量

間食

●バナナミルクシェイク
バナナ　…………1本（100g）
牛乳 ……………………200mℓ

夕

●鶏肉とキャベツのスープ蒸し煮
鶏もも肉…………………70g
┌塩…………ミニ½強（0.7g）
└あらびきこしょう……少量
油 ………………小さじ¾（3g）
キャベツ　………………80g
にんじん…………………10g
セロリ……………………20g
水 ……………½カップ（100mℓ）
顆粒ブイヨン …小さじ⅓（1g）
ロリエ……………………少量
塩　…………ミニ⅓（0.4g）
粒入りマスタード……小さじ⅓
●にんにくの茎ともやしのオイスターソース風味
にんにくの茎……………30g
もやし……………………40g
油　……………小さじ½（2g）
塩　…………ミニ¼（0.3g）
こしょう…………………少量
オイスターソース…………
……………………小さじ⅓（2g）
●ひじきの煮物
ひじき………………乾10g
油揚げ　…………………5g
にんじん…………………10g
油　……………小さじ¾（3g）
だし　…………¼カップ（50mℓ）
しょうゆ　……小さじ1弱（5g）
砂糖　……………小さじ1（3g）
●ごはん ………………150g

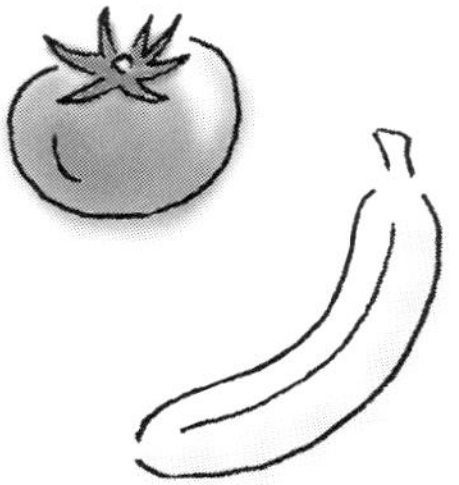

高脂血症を合併している人の一日献立②

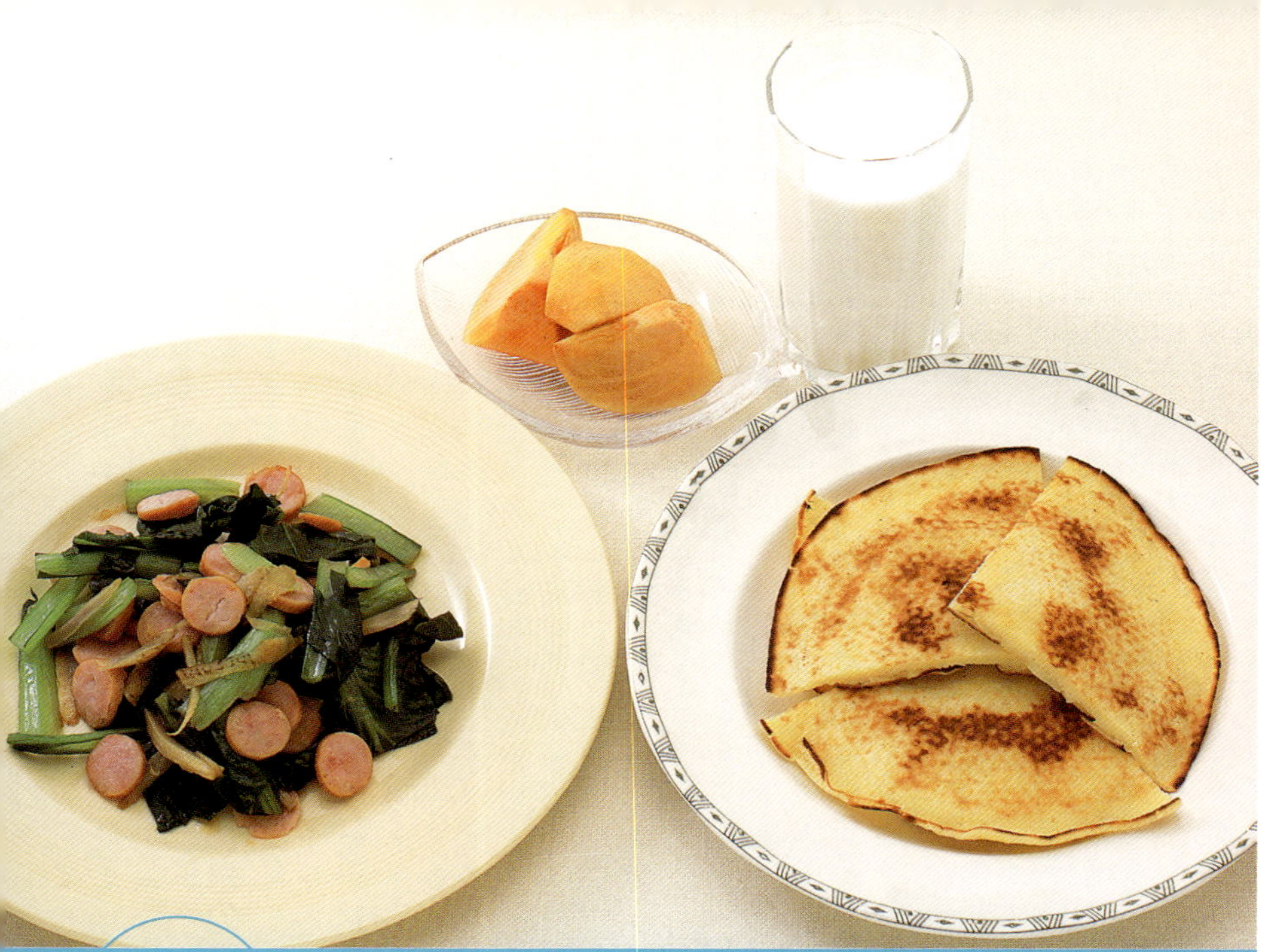

朝食

ソーセージと小松菜とごぼうのサラダ　りんご入りパンケーキ
牛乳　柿

●酸味のあるあっさりしたパンケーキです。りんごやバナナ、レーズンなどを入れて焼くと、バターなしでおいしく食べられます。

●四群点数法による栄養価

	♠	♥	♣	♦	計
朝食	2.5	1.0	0.9	2.7	7.1
昼食	0.0	2.3	0.4	4.2	6.9
間食	0.0	0.0	1.0	0.0	1.0
夕食	0.5	1.3	2.3	3.2	7.3
計	3.0	4.6	4.6	10.1	22.3

間食

焼き芋　煎茶

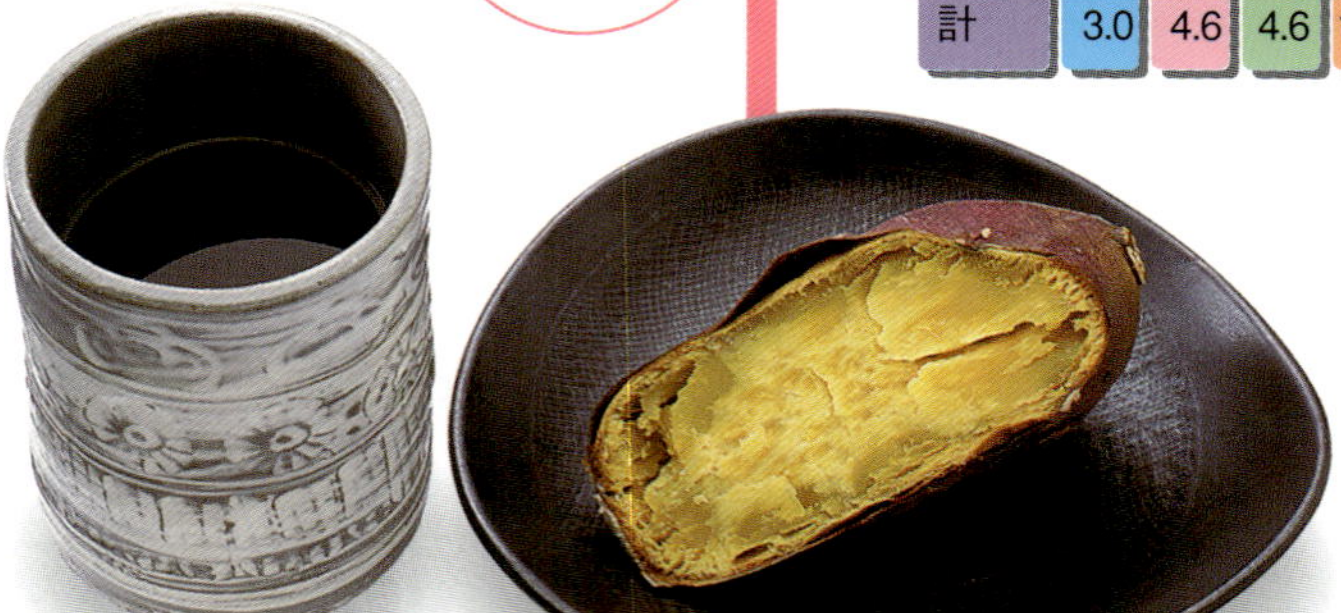

●作り方は96ページ

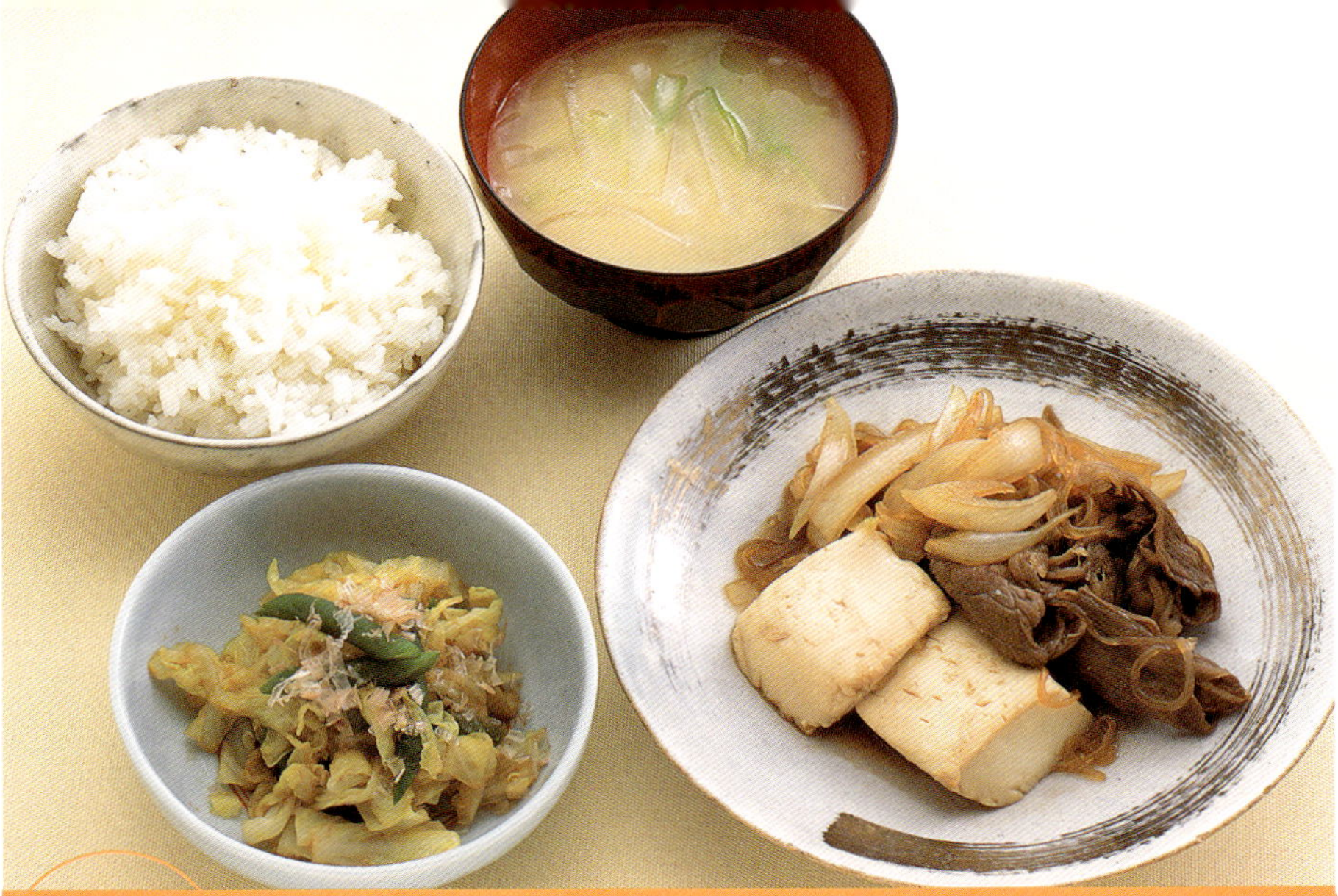

昼食
外食

肉豆腐　キャベツのお浸し　大根のみそ汁
ごはん

●肉豆腐は肉、豆腐、野菜と多種類の食品がとれます。外食のおすすめメニューの一つです。味が濃いので、みそ汁は半分残します。

夕食

サケと野菜の香草焼き　じゃが芋とトマトの重ね煮　アサリときのこの酒蒸し
フランスパン　フルーツのカテージチーズあえ

●オリーブ油と香草で、香りをつけて焼いた魚料理が主菜です。洋風ですが、油を集中的に使うことでエネルギーをおさえています。もてなし料理にもなります。

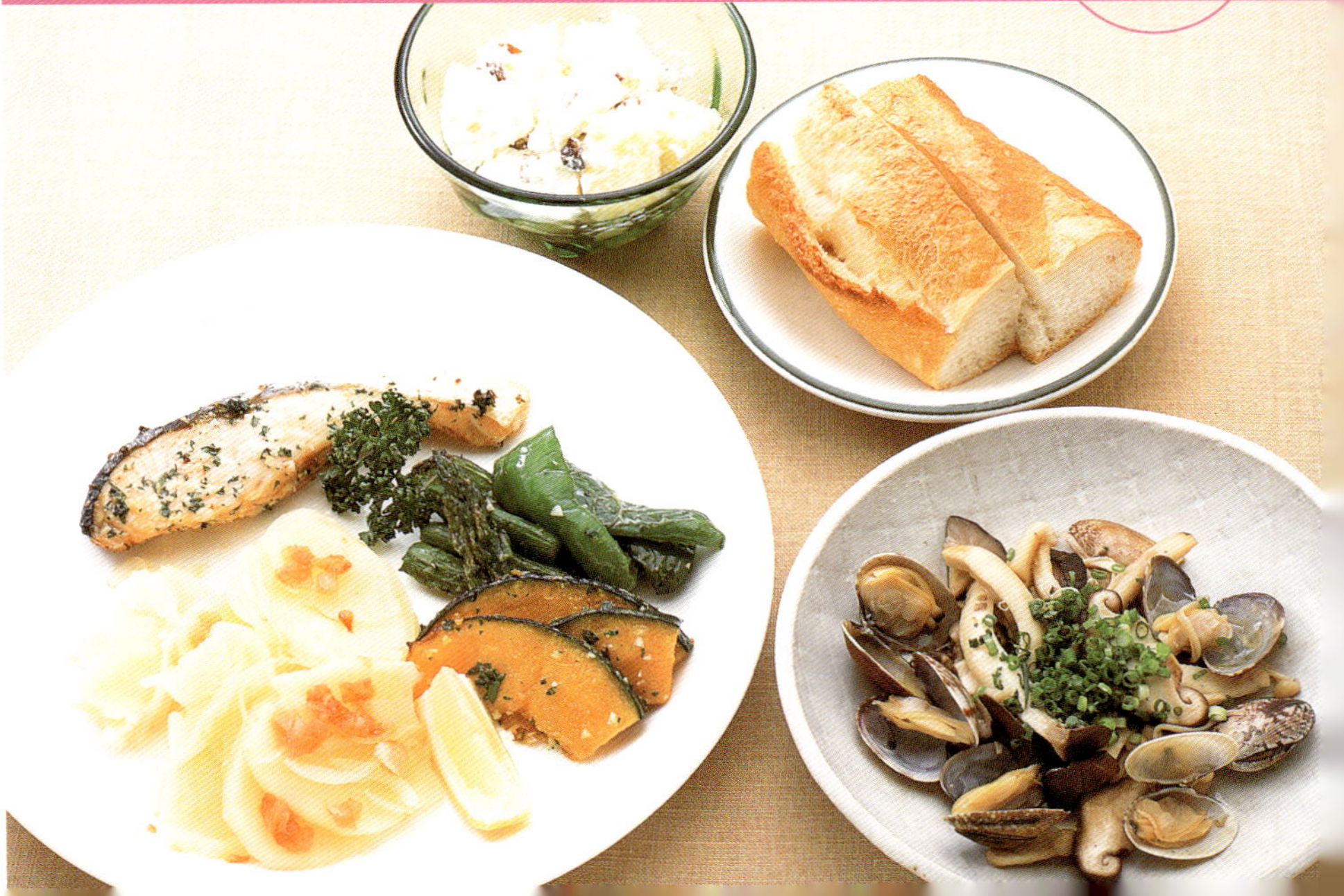

高脂血症を合併している人の一日献立②

●94ページ参照

朝

ソーセージと小松菜とごぼうのサラダ
りんご入りパンケーキ
牛乳　柿

ソーセージと小松菜とごぼうのサラダ

①ウインナソーセージはゆでて3㎜厚さの輪切りにする。
②小松菜はゆでて水にとり、水けを絞って4㎝長さに切る。ごぼうはささがきにし、さっとゆでて湯をきる。
③①②をしょうゆと油であえる。

りんご入りパンケーキ

①牛乳に酢を加えて3分間おく。
②りんごは薄いいちょう切りにする。
③小麦粉に①とaを加えて泡立て器でなめらかに混ぜ合わせる。
④フライパンにマーガリンをとかして③を流して弱火で焼き、表面が乾く前にりんごをのせ、裏返して焼き上げる。

昼

肉豆腐
キャベツのお浸し
大根のみそ汁
ごはん

肉豆腐

①牛肉は一口大に切る。玉ねぎは縦7〜8㎜幅に切る。しらたきは食べやすい長さに切り、下ゆでする。
②なべに水としょうがと調味料を入れて煮立て、牛肉を入れてさっと煮、肉の色が変わったらとり出す。
③②の煮汁に玉ねぎとしらたき、豆腐を入れて10分ほど煮、煮汁が少なくなったら肉をもどし入れ、ひと煮する。

キャベツのお浸し

①キャベツは5㎜幅に切り、さやいんげんは3〜4㎝長さに切る。どちらもゆで、湯をきってさます。
②しょうゆであえて器に盛り、削りガツオをのせる。

大根のみそ汁

①大根は細切りにし、ねぎは斜め薄切りにする。
②だしに大根を入れて煮、やわらかくなったらみそをとき入れ、ねぎを加え、煮立ちばなを器に盛る。

夕

サケと野菜の香草焼き　じゃが芋とトマトの重ね煮　アサリときのこの酒蒸し　フランスパン
フルーツのカテージチーズあえ

サケと野菜の香草焼き

①かぼちゃは5㎜厚さに、アスパラは4〜5㎝長さに切り、両方かためにゆでる。ピーマンは縦に5〜6つに切る。
②aをバットに合わせ、サケと野菜を入れてからめ、15分ほどおく。
③魚焼きグリルに②を並べ、塩とこしょうをふり、途中で裏返しながら火が通るまで焼く。
④器に盛り、パセリとレモンを添える。

じゃが芋とトマトの重ね煮

①じゃが芋は3～4㎜厚さの輪切りにして水にさらす。玉ねぎは薄切りにし、トマトはあらいみじん切りにする。

②なべにバターを塗り、芋、玉ねぎ、塩の順に2回くり返して重ね、トマトを散らす。aを加え、落としぶたをして弱火で煮汁がほぼなくなるまで煮る。

アサリときのこの酒蒸し

①アサリはよく洗う。きのこは食べやすい大きさにほぐすか切る。

②なべにアサリときのこを入れて酒をふり、ふたをして強火で蒸し煮にし、貝が殻を開いたらしょうゆをたらす。

③器に盛り、あさつきをふる。

フルーツのカテージチーズあえ

カテージチーズに砂糖とレモン汁を混ぜ、くだものをあえる。

●材料（1人分）

朝

●ソーセージと小松菜とごぼうのサラダ

ウインナソーセージ……25g
小松菜……60g
ごぼう……10g
しょうゆ ……小さじ1弱（5g）
オリーブ油 ……小さじ¼（1g）

●りんご入りパンケーキ

りんご（皮をむく） ……30g
┌牛乳 ……大さじ3（45㎖）
└酢……小さじ1（5g）
小麦粉……45g
a ┌ベーキングパウダー……少量（0.7g）
　│とき卵…小½個分（25g）
　│砂糖 ……小さじ1⅓（4g）
　└塩 ……ミニ½弱（0.5g）
マーガリン ……小さじ¾（3g）

●牛乳 ……200㎖

●柿……70g

昼 外食

●肉豆腐

牛肩ロース薄切り肉……40g
絹ごし豆腐（2つに切る）……100g
玉ねぎ……30g
しらたき……30g
水 ……¼カップ（50㎖）
しょうがの薄切り ……1枚
しょうゆ……小さじ2½（15g）
みりん……小さじ2½（15g）
砂糖 ……小さじ1⅓（4g）

●キャベツのお浸し

キャベツ……50g
さやいんげん……2本（10g）
しょうゆ ……小さじ⅔（4g）
削りガツオ……少量

●大根のみそ汁

大根……30g
ねぎ ……5g
だし ……¾カップ（150㎖）
みそ……小さじ2（12g）

●ごはん ……150g

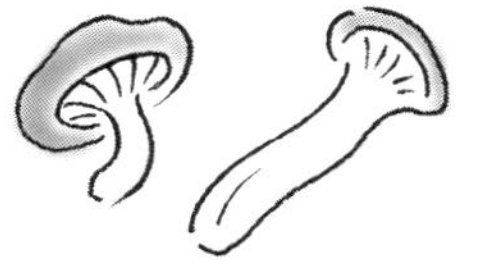

間食

●焼き芋

さつま芋……60g

●煎茶

夕

●サケと野菜の香草焼き

生ザケ ……1切れ（70g）
かぼちゃ……30g
ピーマン ……1個（30g）
グリーンアスパラガス……1本（20g）
a ┌オリーブ油……小さじ2弱（7g）
　└にんにく、パセリ、ローズマリーの各みじん切り……適量
塩……ミニ1（1.2g）
こしょう……少量
パセリ……少量
レモンのくし形切り…1切れ

●じゃが芋とトマトの重ね煮

じゃが芋 ……½個（80g）
玉ねぎ……20g
トマト……10g
バター ……小さじ½（2g）
塩 ……ミニ½強（0.7g）
a ┌水 ……¼カップ（50㎖）
　└顆粒ブイヨン……ミニ½（0.3g）

●アサリときのこの酒蒸し

アサリ……殻つき75g（正味30g）
エリンギ……50g
生しいたけ ……1枚（10g）
えのきたけ……30g
あさつきの小口切り ……5g
酒 ……小さじ1（5g）
しょうゆ……少量

●フランスパン……60g

●フルーツのカテージチーズあえ

パイナップル（いちょう切り）……60g
りんご（いちょう切り） …20g
レーズン（湯でもどしてあらく刻む）……4～5粒（3g）
┌カテージチーズ ……40g
│砂糖 ……小さじ1（3g）
└レモン汁 ……小さじ1（5㎖）

高血圧を合併している人の一日献立①

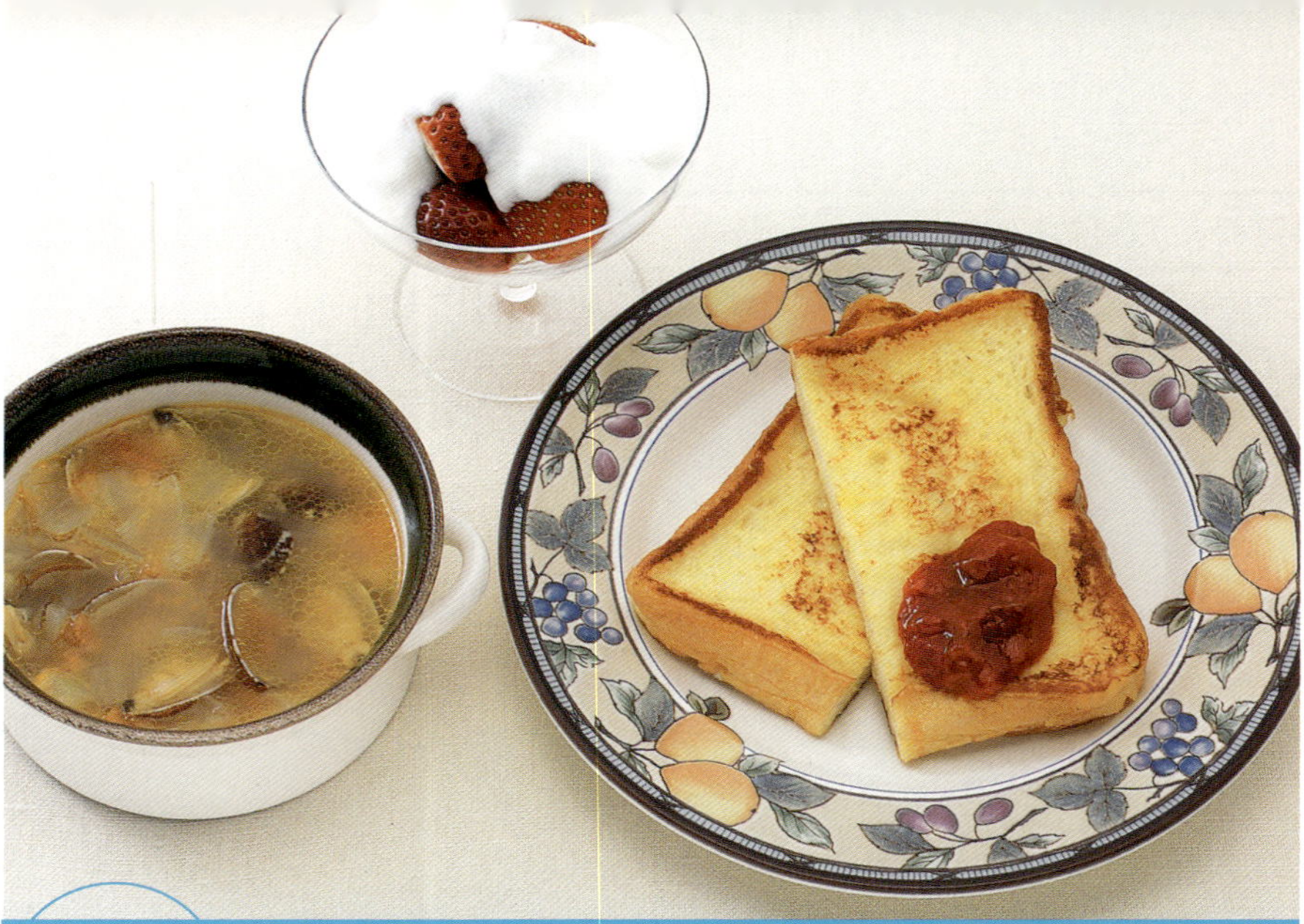

朝食

フレンチトースト　大豆とアサリと野菜のスープ
いちごのヨーグルトかけ

●塩分を大豆と野菜のスープ煮だけに使った献立です。
フレンチトースト、くだもののヨーグルトかけのほんのりした甘さも魅力です。

昼食
弁当

チーズとしその豚肉巻き焼き　粉吹き芋　れんこんのきんぴら
きゅうりとひじきの和風マリネ　ごはん　ネーブルオレンジ

●きんぴらと野菜の和風マリネはしょうゆと砂糖で味をつけ、豚肉はチーズとしそを巻いて塩味で仕上げます。香味野菜で変化をつけるのも減塩のコツです。

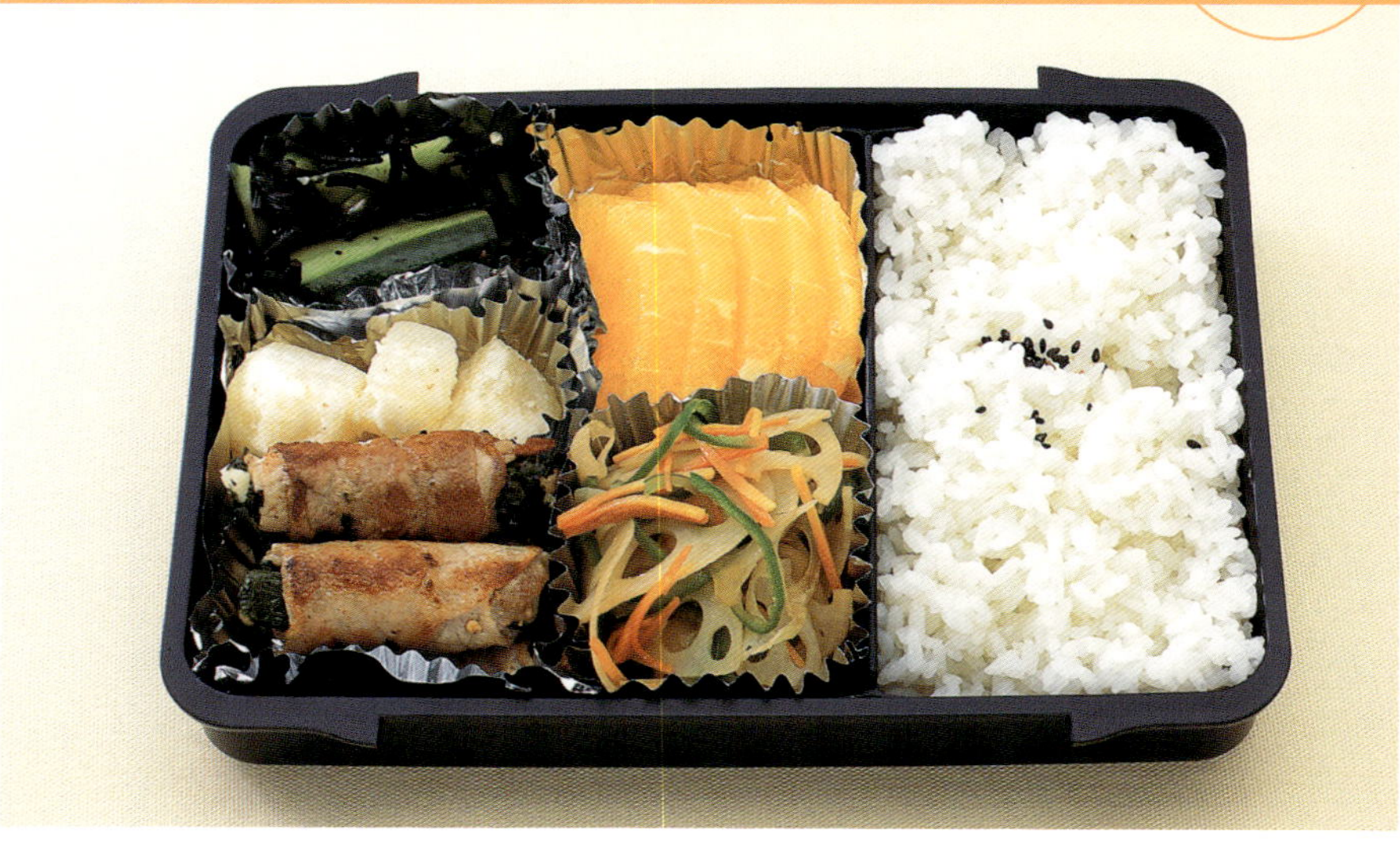

●作り方は100ページ

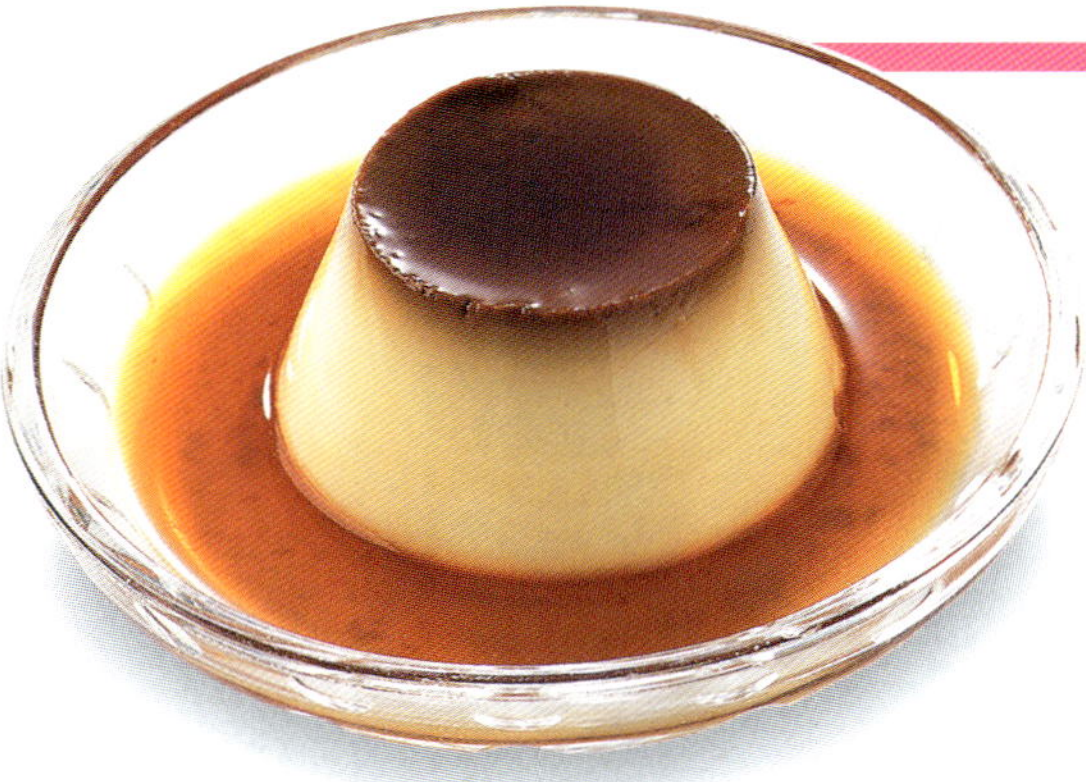

間食

カスタードプリン

●四群点数法による栄養価

	♠	♥	♣	♦	計
朝食	1.4	0.6	0.6	3.2	5.8
昼食	0.6	1.1	1.4	4.2	7.3
間食	1.0	0.0	0.0	0.8	1.8
夕食	0.0	1.1	0.9	4.2	6.3
計	3.0	2.8	2.9	12.4	21.2

プリン撮影：多賀谷敏雄

夕食

カレイのおろし煮　いろいろ野菜の素揚げ　凍り豆腐と野菜のごま酢かけ　ごはん

●カレイのおろし煮はうす味でもおいしく食べられる料理。野菜の素揚げは油の香ばしさとレモンで食べます。ごま酢かけは、ごまの風味と酢で味を補います。

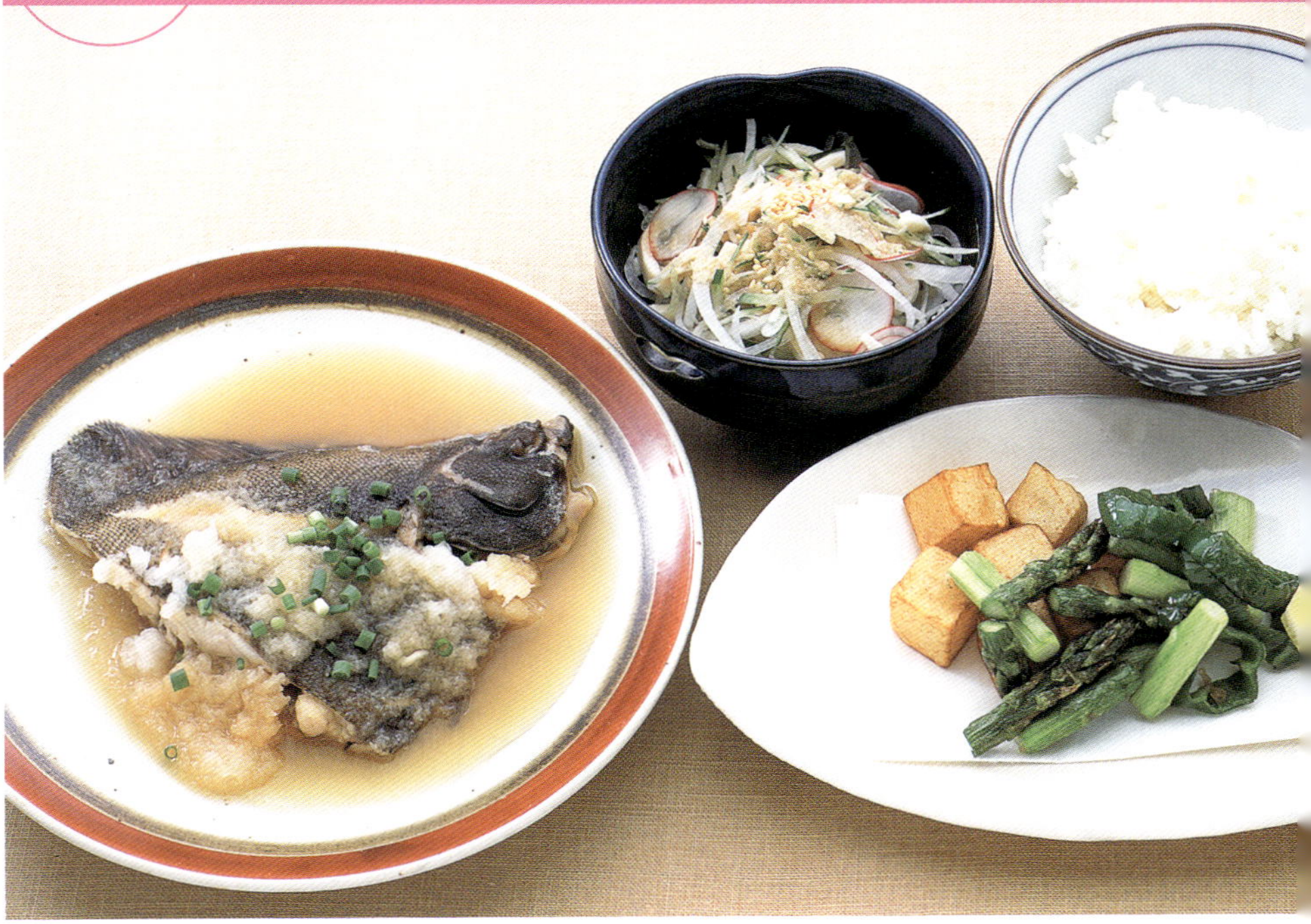

高血圧を合併している人の一日献立①

●98ページ参照

朝

フレンチトースト
大豆とアサリと野菜のスープ
いちごのヨーグルトかけ

フレンチトースト

①バットに卵と牛乳をとき合わせ、パンを入れて途中で裏返しながら中まで液をよくしみ込ませる。
②バターをとかしたフライパンでふたをし、弱火で両面きつね色に焼く。
③半分に切って器に盛り、ジャムを添える。

大豆とアサリと野菜のスープ

①アサリはよく洗う。玉ねぎ、トマト、セロリは1cm角の色紙切りにする。
②油で①を軽くいため、水と顆粒ブイヨンを加え、煮立って貝の殻が開いたらアクを除き、貝をとり出す。
③さらに5～6分煮、貝をもどし入れ、大豆を加えてひと煮し、塩で調味する。

昼

チーズとしその豚肉巻き焼き
粉吹き芋　れんこんのきんぴら
きゅうりとひじきの和風マリネ
ごはん　ネーブルオレンジ

チーズとしその豚肉巻き焼き

①豚肉は縦長に広げて塩とこしょうをふり、青じそ、チーズの順にのせてくるりと巻き、端をつまようじで止める。
②フライパンに油を熱し、①をころがしながら焼き色がつくまで焼き、ふたをして蒸し焼きにし、中まで火を通す。

粉吹き芋

じゃが芋は大きめの一口大に切ってゆでる。ゆで汁を捨てて再び火にかけ、なべを揺すって水けをとばし、粉が吹いたら、塩とこしょうをふる。

れんこんのきんぴら

野菜（れんこんは水にさらす）は油でよくいため、ほぼ火が通ったら調味料を加えていりつける。

きゅうりとひじきの和風マリネ

①きゅうりはびんなどで軽くたたき、4～5cm長さで縦4～6つ割りにする。
②①とひじきをaに15～20分漬ける。

間食

カスタードプリン

カスタードプリン

①プリン型の内側にバターを薄く塗る。
②小なべでソース用の砂糖と水を熱し、煮立って褐色に色づいたら火からおろしてすぐ熱湯を混ぜ、①の型に流す。
③卵と砂糖と牛乳とバニラをよく混ぜ合わせ、こし網に通す。
④型に注ぎ入れ、天板にのせて天火に入れ湯をそそぎ、160～170度のオーブンで20～25分焼く。冷やして器にあける。

夕

カレイのおろし煮
いろいろ野菜の素揚げ
凍り豆腐と野菜のごま酢かけ
ごはん

カレイのおろし煮

①だしと調味料を合わせて煮立て、カレイを入れ、中火で7～8分煮る。
②おろし大根を加え、煮立ったら火を消し、汁ごと器に盛り、小ねぎをふる。

いろいろ野菜の素揚げ

芋と野菜は170度の揚げ油で素揚げにし、器に盛り、レモンを添える。

凍り豆腐と野菜のごま酢かけ

①凍り豆腐はもどして短冊切りにする。
②大根ときゅうりはせん切り、ラディッシュは薄い輪切りにし、水にさらす。
③①と②を混ぜ、器に盛り、aを混ぜ合わせてかける。

●材料（1人分）

朝

●フレンチトースト
食パン（6枚切り）……1枚（60g）
卵……1/3個（18g）
牛乳……1/4カップ（50mℓ）
バター……小さじ3/4（3g）
いちごジャム…小さじ2（14g）

●大豆とアサリと野菜のスープ
大豆（水煮）……25g
アサリ……殻つき50g（正味20g）
玉ねぎ……40g
トマト……30g
セロリ……10g
油……小さじ1（4g）
水……3/4カップ（150mℓ）
顆粒ブイヨン…小さじ1/3（1g）
塩……ミニ1/2弱（0.5g）

●いちごのヨーグルトかけ
いちご……80g
プレーンヨーグルト……80g

昼 弁当

●チーズとしその豚肉巻き焼き
豚もも薄切り肉…2枚（60g）
塩……ミニ1/2弱（0.5g）
こしょう……少量
プロセスチーズ……7～8cm角の棒状2本（15g）
青じそ……2枚
油……小さじ3/4（3g）

●粉吹き芋
じゃが芋……40g
塩……ミニ1/4（0.3g）
こしょう……少量

●れんこんのきんぴら
れんこん（薄い半月切り）……40g
ピーマン（せん切り）…10g
にんじん（せん切り）……5g
油……小さじ3/4（3g）
しょうゆ……小さじ2/3（4g）
砂糖……小さじ2/3（2g）

●きゅうりとひじきの和風マリネ
きゅうり……40g
ひじき（もどす）……乾2g
a
- だし……小さじ1強（6mℓ）
- 酢……小さじ1強（6mℓ）
- しょうゆ…小さじ1/2（3g）
- みりん……小さじ1/2（3g）

●ごはん……150g
いり黒ごま……少量

●ネーブルオレンジ……90g

間食

●カスタードプリン
卵……1/2個弱（25g）
砂糖……大さじ1強（10g）
牛乳……60mℓ
バニラエッセンス……少量
ソース
- 砂糖……小さじ2（6g）
- 水……小さじ1（5mℓ）
- 熱湯……大さじ1/2弱（7mℓ）

型に塗るバター……少量

夕

●カレイのおろし煮
カレイ…約130g（正味70g）
だし……大さじ2（30mℓ）
酒……小さじ2弱（9g）
しょうゆ……大さじ1/2（9g）
酢……小さじ1/2強（3g）
大根(おろす)……30g
小ねぎの小口切り……1/2本分（3g）

●いろいろ野菜の素揚げ
じゃが芋（2cm角に切る）……60g
グリーンアスパラガス（4cmに切る）……2本（40g）
ピーマン（1cmの輪切り）……15g
揚げ油…適量（吸油量約6g）
レモンのくし形切り…1切れ

●凍り豆腐と野菜のごま酢かけ
凍り豆腐……乾4g
大根……30g
きゅうり……20g
ラディッシュ……1個（15g）
a
- だし……大さじ1/2弱（7mℓ）
- うす口しょうゆ……小さじ1弱（5g）
- 酢……小さじ1強（6g）
- 白すりごま……小さじ1/2強（3g）

●ごはん……150g

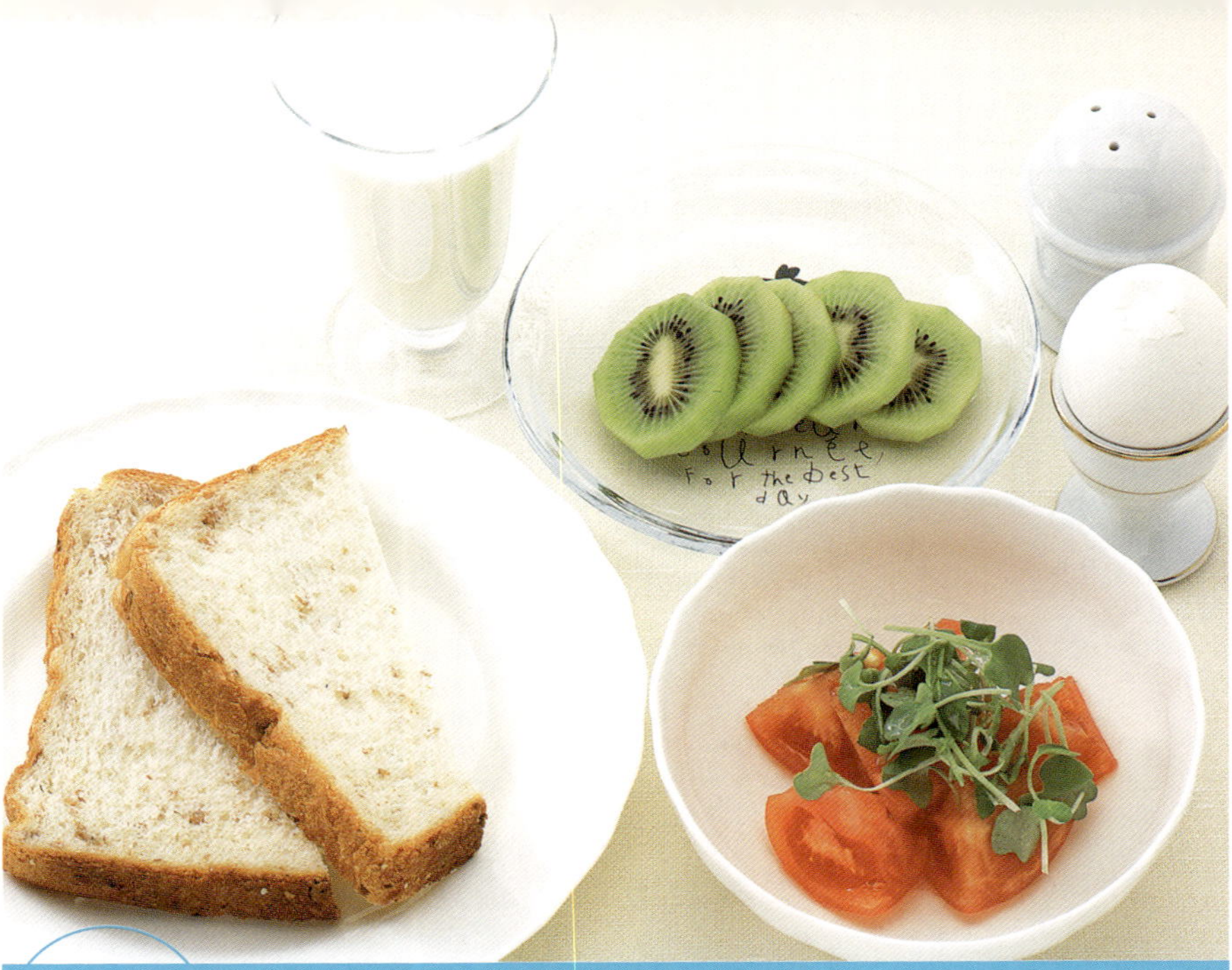

朝食

ゆで卵　トマトのサラダ　ライ麦パン
ドリンクヨーグルト　キウイフルーツ

●シンプルな献立ですが、栄養バランスは良好。忙しい朝には助かるメニューです。朝食を洋風にすると、比較的楽に減塩できます。

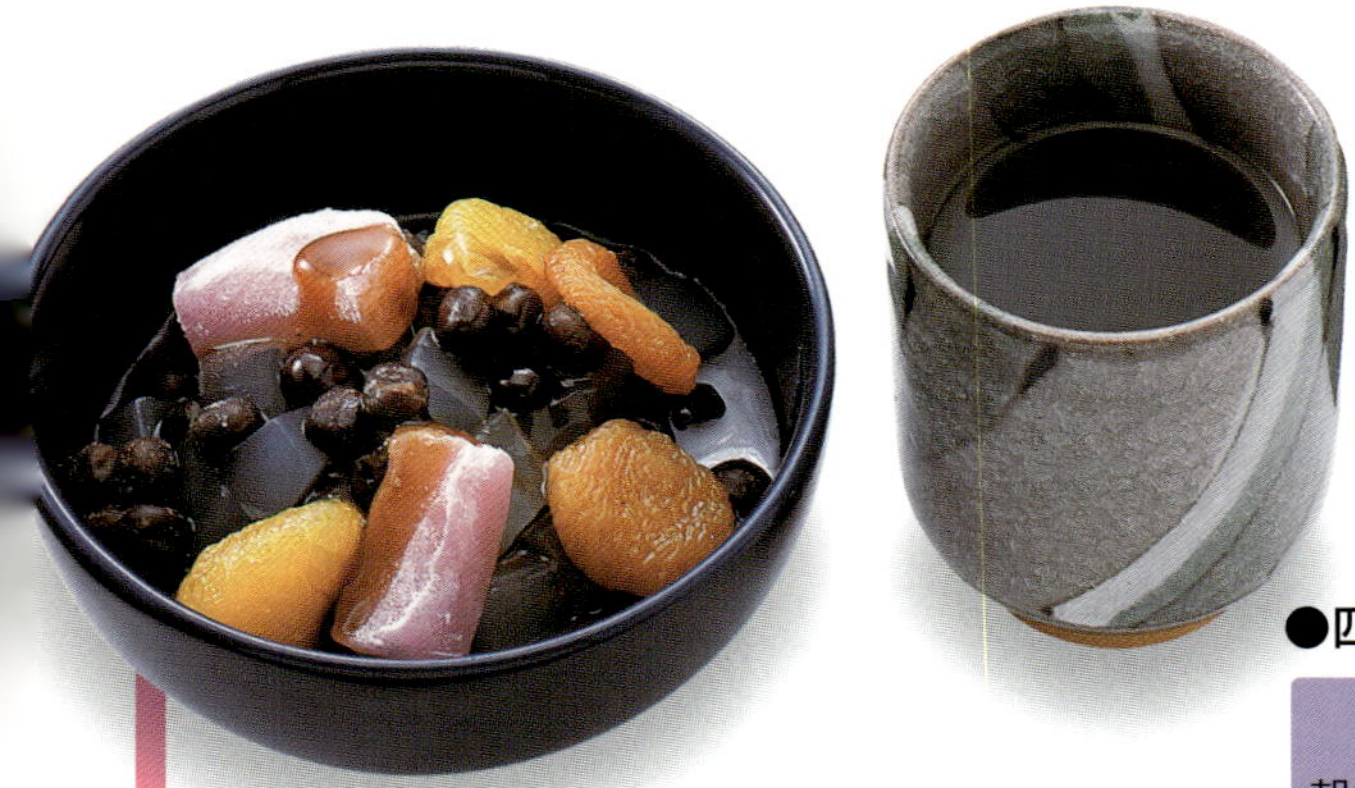

間食

みつ豆　煎茶

●四群点数法による栄養価

	♠	♥	♣	♦	計
朝食	2.7	0.0	0.9	2.0	5.6
昼食	0.2	0.7	1.4	4.5	6.8
間食	0.0	0.4	0.4	1.1	1.9
夕食	0.0	2.5	0.7	4.8	8.0
計	2.9	3.6	3.4	12.4	22.3

●作り方は104ページ

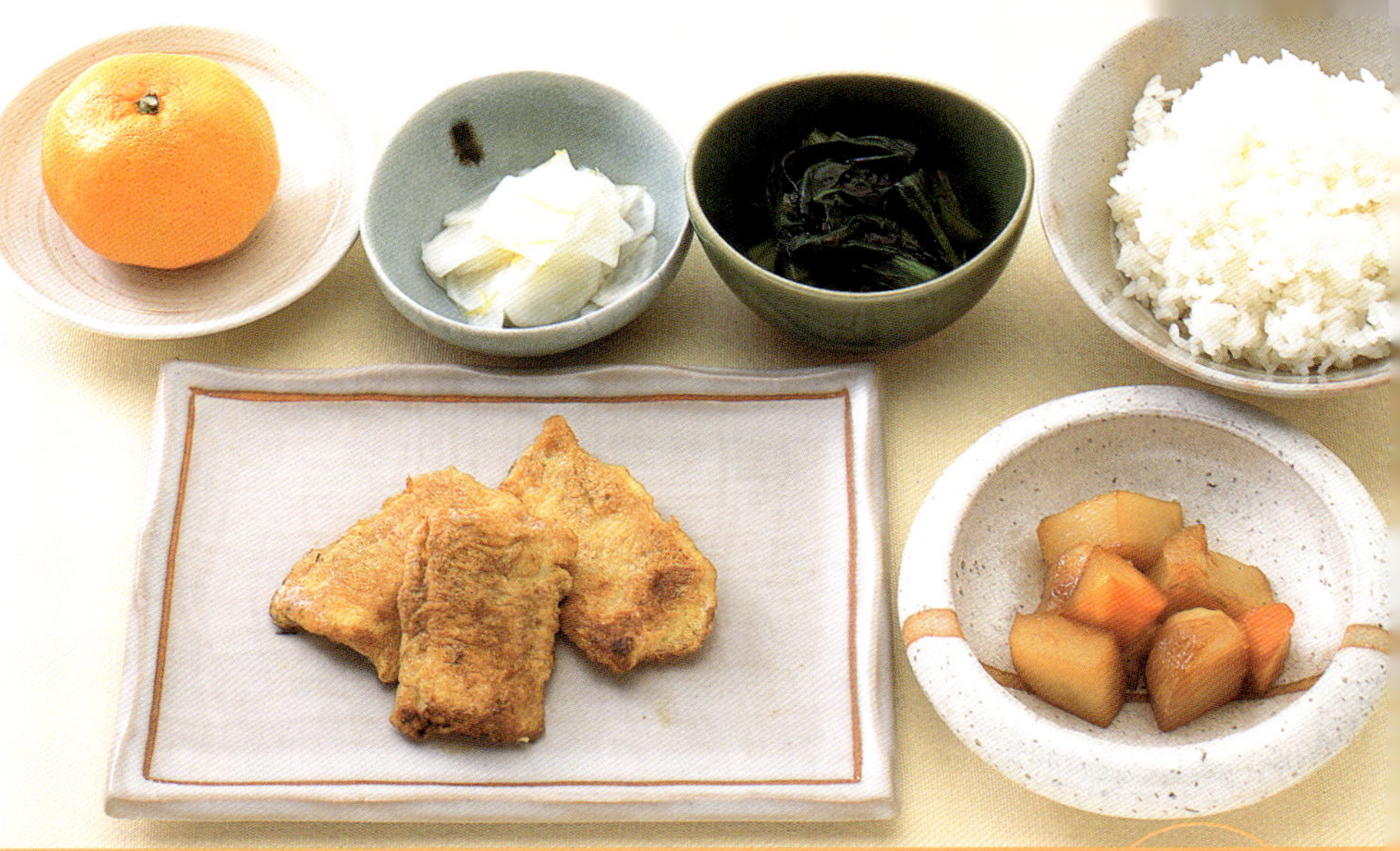

昼食
外食

白身魚の黄味焼き　じゃが芋とにんじんの煮物　小松菜のからしあえ
かぶのレモン漬け　ごはん　みかん

●和風メニューは低エネルギーですが、高塩分になりがちです。汁物の汁はなるべく避け、みかんなどのくだものを補い、ごはんも半分にします。

夕食

豚肉のソテーりんごソース　いり豆腐　きのこのホイル焼き
ごはん

●豚肉は甘ずっぱいりんごソースをよくからめて食べます。きのこはうす味で、いり豆腐はしっかりと味つけして、味にめりはりをつけたメニューです。

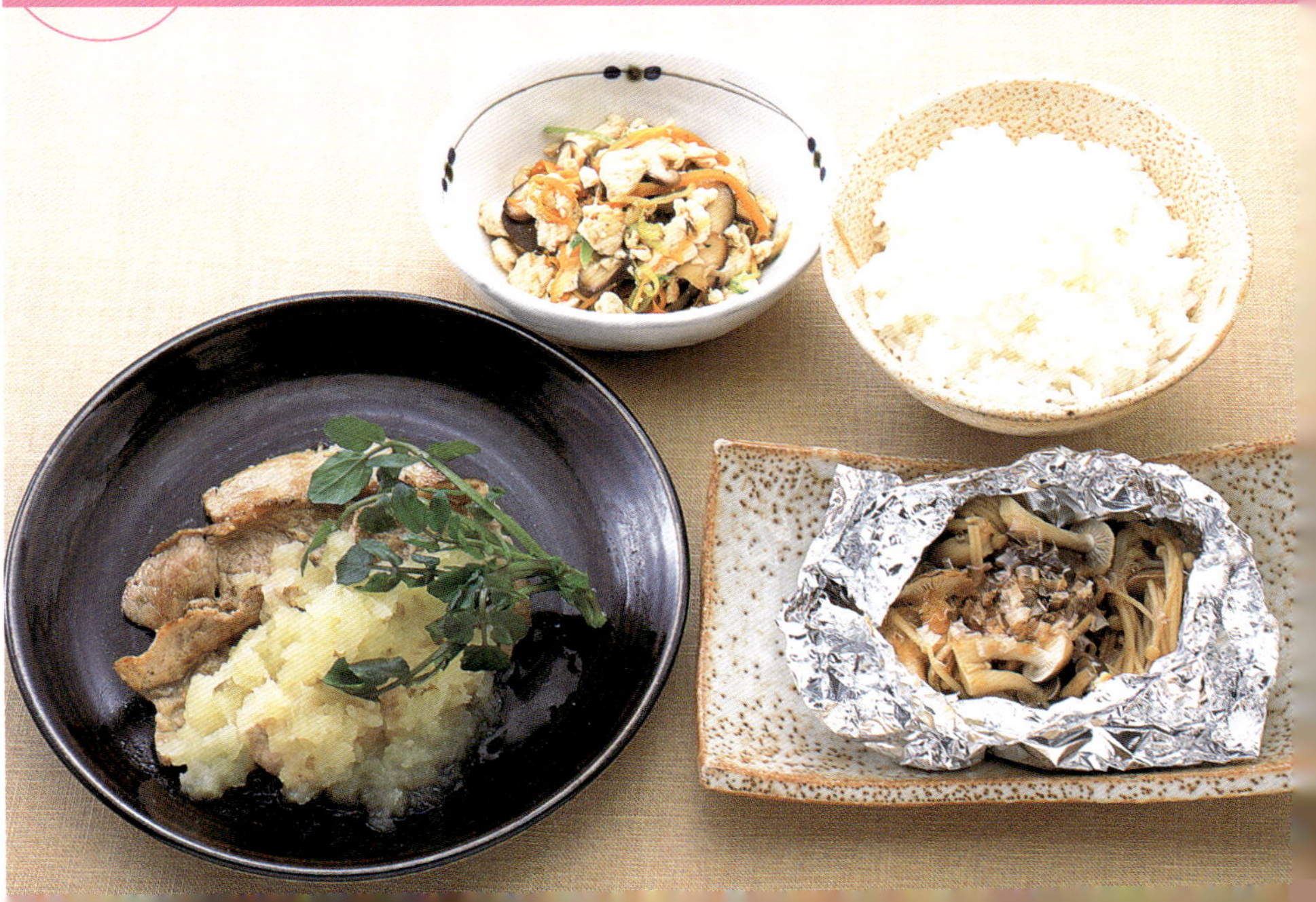

高血圧を合併している人の一日献立②

●102ページ参照

朝

ゆで卵　トマトのサラダ
ライ麦パン
ドリンクヨーグルト
キウイフルーツ

トマトのサラダ

トマトは一口大の乱切りにして器に盛り、貝割れ菜をのせ、ドレッシングをかける。

昼

白身魚の黄味焼き
じゃが芋とにんじんの煮物
小松菜のからしあえ　かぶのレモン漬け　ごはん　みかん

白身魚の黄味焼き

①白身魚は3切れにそぎ切りにし、塩とこしょうをふって15分ほどおく。
②魚の汁けをふき、小麦粉にカレー粉を混ぜたものをまぶし、とき卵をつけ、油を熱したフライパンに並べる。
③下側に焼き色がついたら裏返し、ふたをして中に火が通るまで焼く。

じゃが芋とにんじんの煮物

①じゃが芋は一口大に切って洗う。にんじんは芋よりやや小さめに切り、玉ねぎはくし形に切る。
②なべに油を熱して①をいため、油がまわったらだしと調味料を加え、弱めの中火で煮汁が少なくなるまで15分ほど煮る。

小松菜のからしあえ

①小松菜はたっぷりの沸騰湯でゆでて水にとり、水けを絞って3～4cm長さに切る。
②しょうゆとからしを混ぜ、①をあえる。

かぶのレモン漬け

①かぶは薄切りにする。
②レモン汁と塩を混ぜ、かぶとレモンの皮を加えて混ぜる。
③しばらくおいて、かぶがしんなりして味がなじんだら器に盛る。

間食

みつ豆　煎茶

みつ豆

①水に粉かんてんを加えて混ぜながら数分煮立て、あら熱をとって流し缶に流し、冷やし固める。
②黒砂糖と水を合わせて軽く煮詰めて黒みつを作り、さましておく。
③①を1cm角のさいの目に切って器に入れ、赤えんどう豆、あんず、みかん、ぎゅうひをのせ、黒みつをかける。

夕

豚肉のソテーりんごソース
いり豆腐
きのこのホイル焼き
ごはん

豚肉のソテーりんごソース

①りんごはすりおろし、耐熱ボールに

入れてaを混ぜ、ラップをかけて電子レンジで1～2分加熱し、bを混ぜる。
②フライパンに油を熱して豚肉の両面を焼き、火が通ったら塩、こしょう、ナツメグで調味し、器に盛る。
③肉に①のりんごソースをかけ、クレソンを添える。

いり豆腐

①豆腐は沸騰湯にくずし入れ、静かに1分ほどゆで、ざるにあげて湯をきる。
②野菜としいたけはせん切りにする。
③②を油でいため、豆腐と調味料を加えて汁けがなくなるまでいり煮にする。

きのこのホイル焼き

①きのこは食べやすいようにほぐすか切る。アルミホイルの上にのせ、aをかけてきっちりと包む。
②オーブントースターに入れて7～8分、ホイルが少しふくらむまで焼く。

●材料（1人分）

朝

●ゆで卵
卵 …………………1個（55g）
塩 ……………ミニ¼（0.3g）

●トマトのサラダ
トマト……………………80g
貝割れ菜 …………………5g
フレンチドレッシング………
………………小さじ1強（6g）

●ライ麦パン……………50g

●ドリンクヨーグルト………
………………………200mℓ

●キウイフルーツ ……100g

昼 外食

●白身魚の黄味焼き
白身魚(カレイ、タラなど) …
…………………1切れ（60g）
塩 ……………ミニ½（0.6g）
こしょう…………………少量
┌小麦粉 ………小さじ1（3g）
└カレー粉…………………少量
卵……………約⅕個（10g）
油 …………小さじ1強（5g）

●じゃが芋とにんじんの煮物
じゃが芋…………………60g
にんじん…………………10g
玉ねぎ……………………10g
油 ………………小さじ¾（3g）
だし …………¼カップ強（60mℓ）
しょうゆ ………小さじ1（6g）
砂糖 ……………小さじ1（3g）

●小松菜のからしあえ
小松菜……………………40g
しょうゆ ………小さじ½（3g）
練りがらし………………少量

●かぶのレモン漬け
かぶ………………………40g
レモンの皮のせん切り…少量
レモン汁 ……小さじ½強（3mℓ）
塩 ……………ミニ⅓（0.4g）

●ごはん ……………150g

●みかん…………1個（100g）

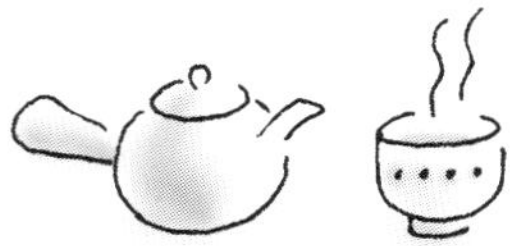

間食

●みつ豆
┌粉かんてん…………………
│……………小さじ⅔（1.5g）
└水 …………………160mℓ
赤えんどう豆（ゆでる） …20g
干しあんず ……… 2個（5g）
みかん(缶詰め) … 2切れ（20g）
ぎゅうひ……………………10g
┌黒砂糖……………………17g
└水 ……小さじ 2½弱（12mℓ）

●煎茶

夕

●豚肉のソテー りんごソース
豚もも薄切り肉…………80g
油……………………小さじ1（4g）
塩 ……………ミニ½（0.6g）
こしょう・ナツメグ…各少量
りんご（皮と芯を除く）……60g
a ┌白ワイン……………………
　│………小さじ 2 強（12g）
　│水 ………小さじ2弱（8mℓ）
　│レモン汁 …小さじ1（5mℓ）
　└バター ……小さじ¼（1g）
b ┌砂糖 ………小さじ⅔（2g）
　│塩 ………ミニ⅙（0.2g）
　│こしょう・ナツメグ……
　└……………………各少量
クレソン…………1枝（5g）

●いり豆腐
もめん豆腐………………70g
にんじん ……………………5g
ねぎ …………………………5g
生しいたけ ………½枚（5g）
さやえんどう ……………1枚
油 ………………小さじ¾（3g）
しょうゆ ………小さじ½（3g）
塩………………ミニ½（0.6g）
砂糖 ……………小さじ1⅔（5g）

●きのこのホイル焼き
えのきたけ………………35g
ほんしめじ………………30g
生しいたけ ………1枚（10g）
a ┌しょうゆ…小さじ1弱（5g）
　│みりん……小さじ1弱（5g）
　└削りガツオ ……………1g

●ごはん ……………150g

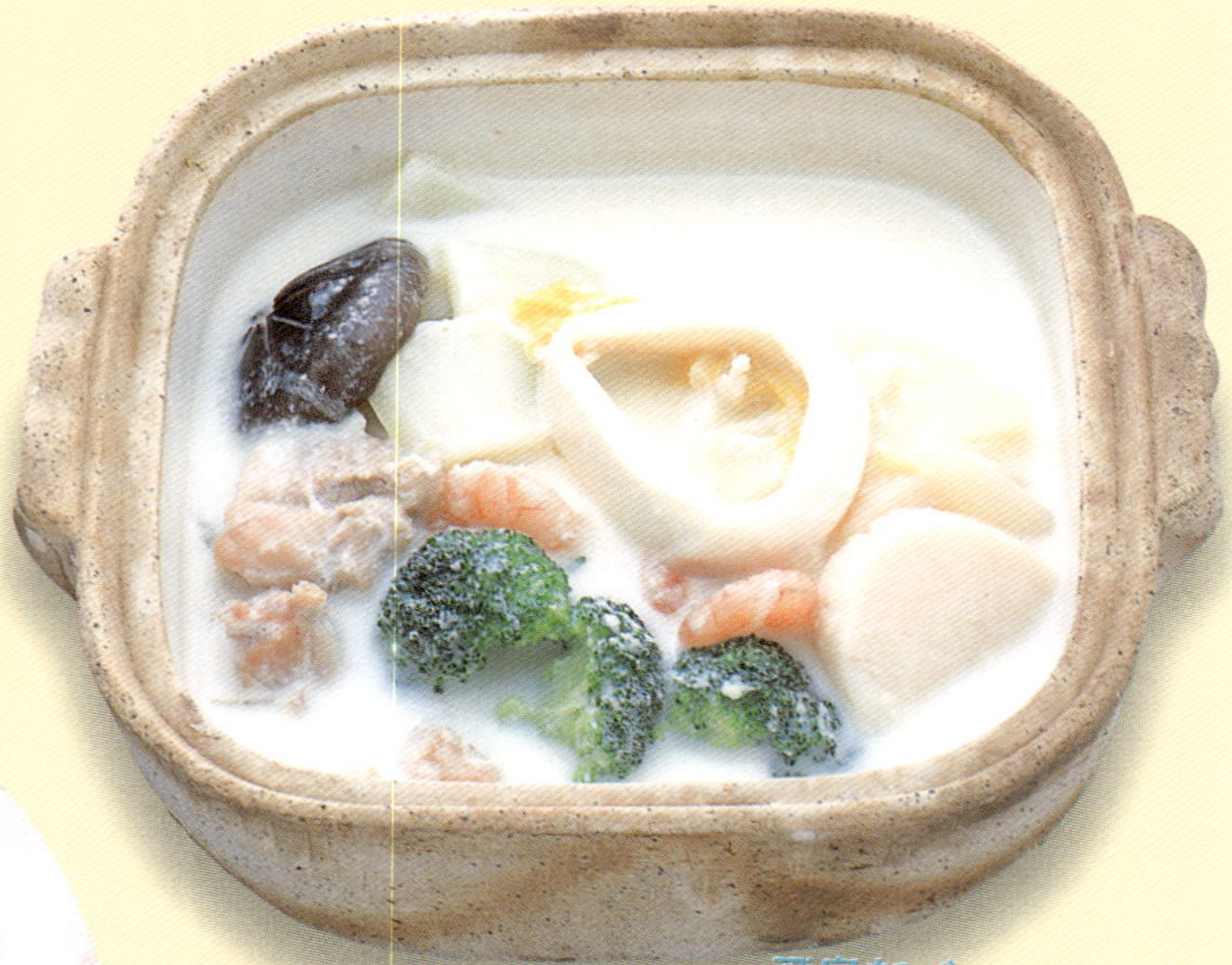

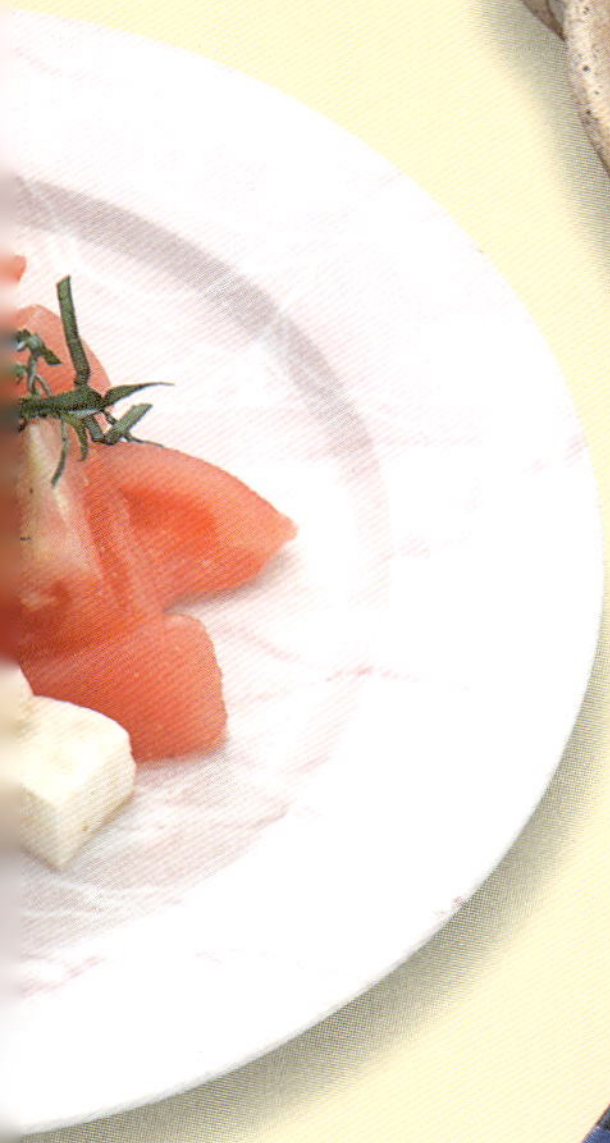

飛鳥なべ

●海のものと山のものを牛乳とスープで煮た料理です。栄養のバランスはパーフェクトといってもよいでしょう。スープに白みそが入るので、牛乳のにおいも気になりません。

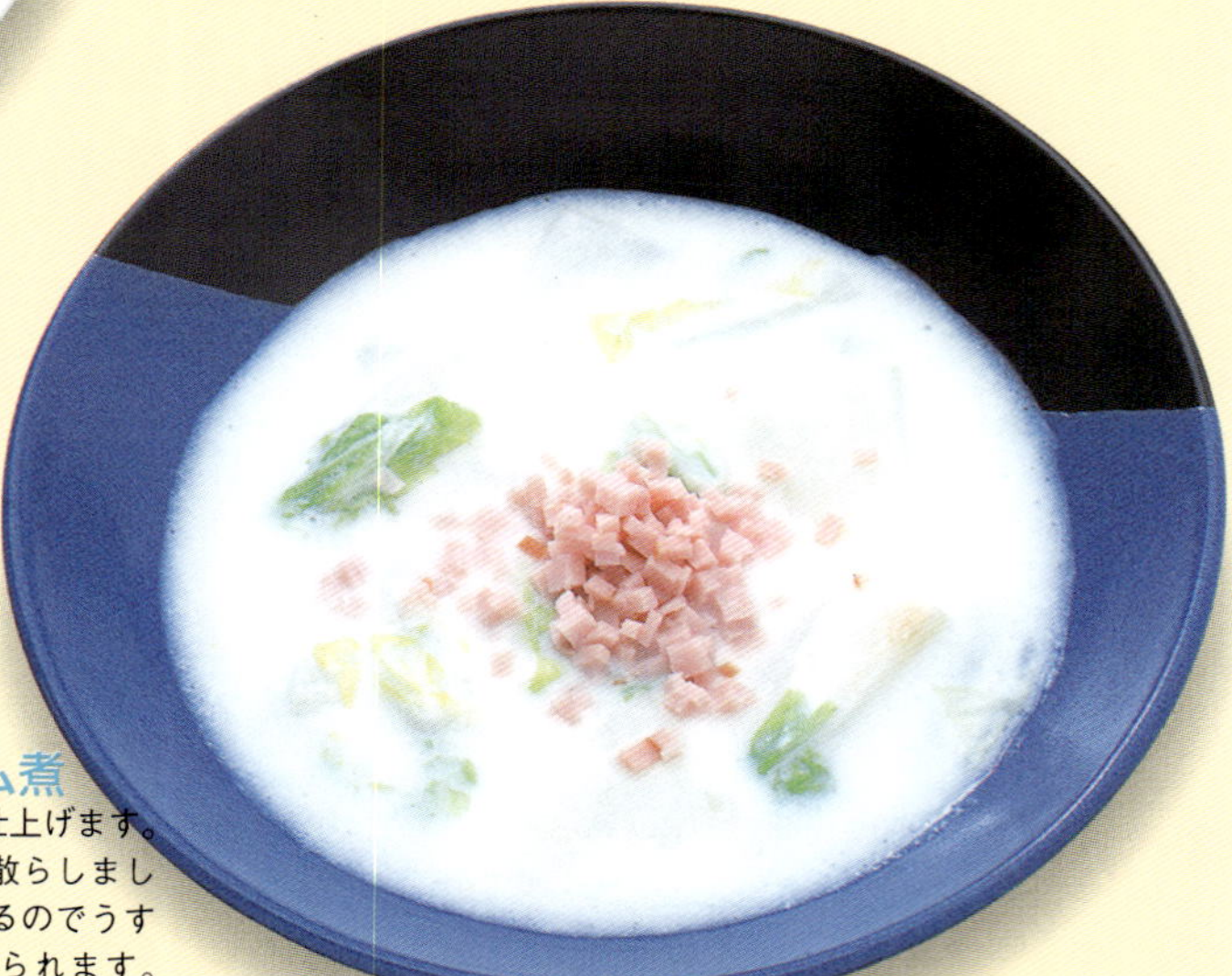

白菜のクリーム煮

●白菜と牛乳で白く仕上げます。アクセントにハムを散らしました。牛乳はこくがあるのでうす味でもおいしく食べられます。朝食にも向いています。

●作り方は108ページ

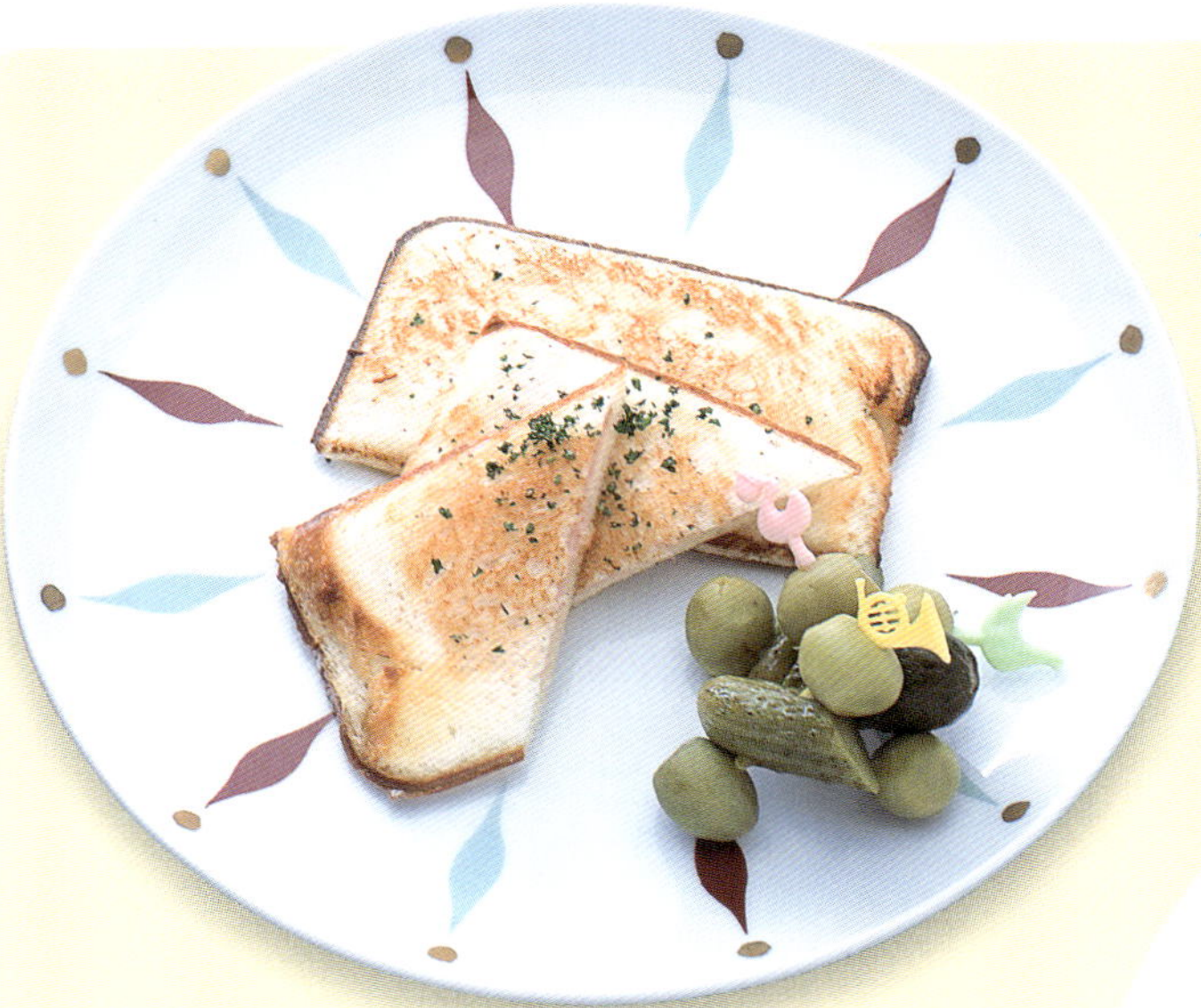

クロックムッシュ

●食パンにチーズとハムをはさんでバターで焼きます。チーズトーストとはひと味違う味わいです。写真のようにホットサンドメーカーを使ってもいいでしょう。

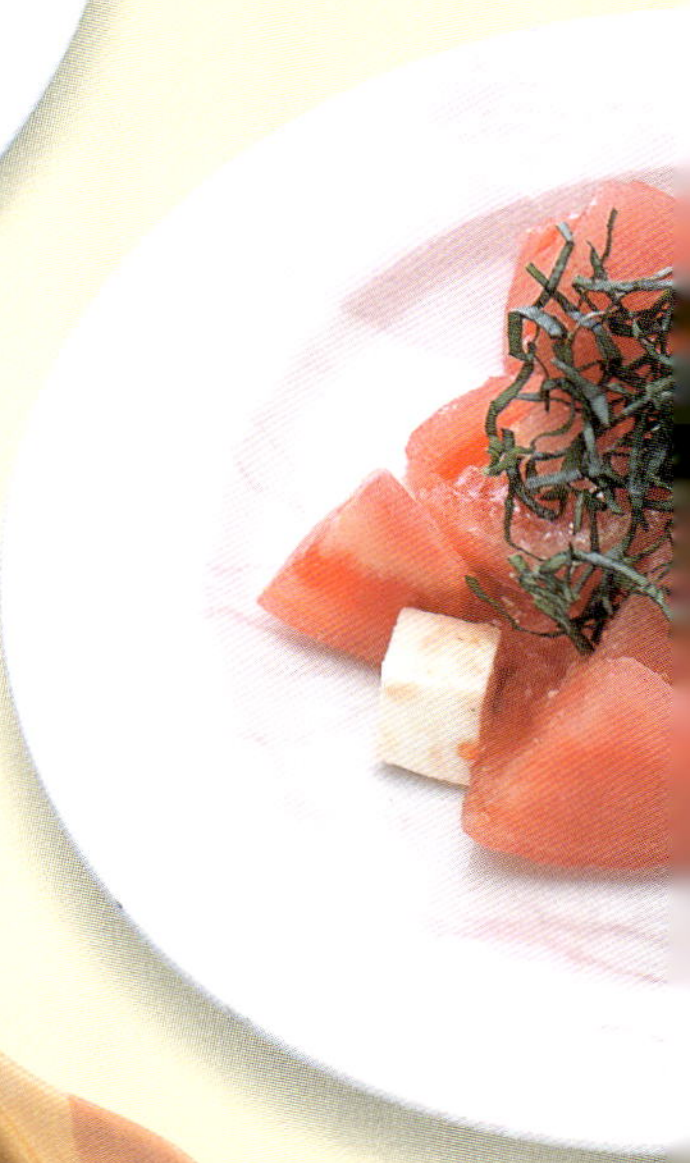

トマトとモツァレラチーズのサラダ

●イタリアではおなじみのサラダ。モツァレラはくせがなく、食べやすいチーズです。オリーブ油とレモン汁で作ったさっぱり味のドレッシングがよく合います。

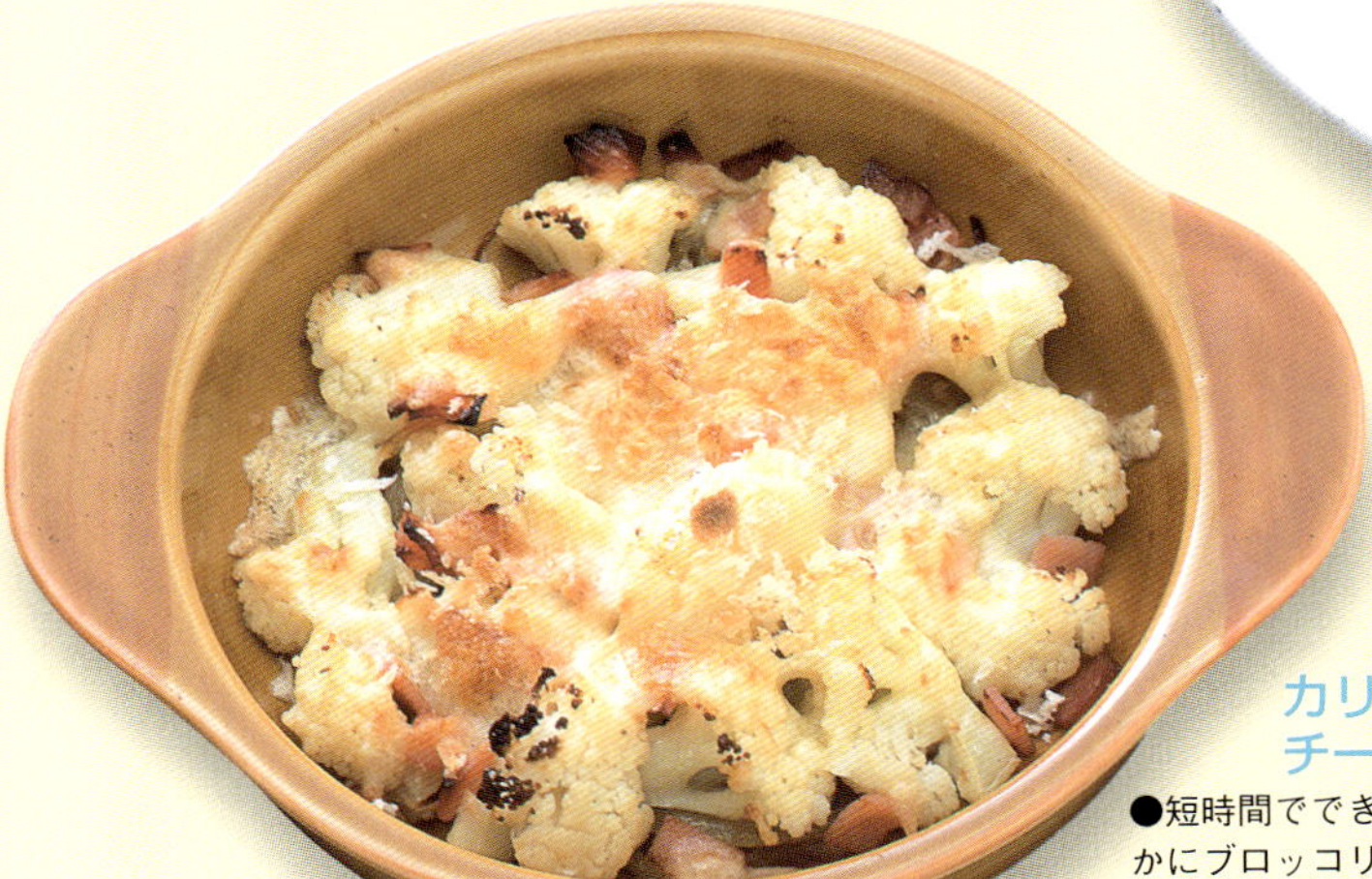

カリフラワーのチーズグラタン

●短時間でできるのが魅力。ほかにブロッコリー、アスパラガス、じゃが芋など、やわらかい触感の野菜が合います。もう一品ほしいときにも便利です。

牛乳・チーズを使った一品料理

●106ページ参照

飛鳥なべ

①鶏肉は一口大のそぎ切りにする。
②イカは皮をむいて1cm幅の輪切りにし、エビは背わたと殻を除く。ホタテは厚みを半分に切る。
③じゃが芋は1cm厚さの半月形かいちょう形に切り、ブロッコリーは小房に分け、どちらもかためにゆでる。
④煮汁の材料を煮立て、白菜と玉ねぎ、①と②、③としいたけの順にアクを除きながら煮、汁ごととり分けて食べる。

白菜のクリーム煮

①白菜は縦に2つ3つに切ってから約3cm幅のざく切りにし、さっとゆでる。
②油を熱して白菜をいため、牛乳と塩を加えて煮、白菜がしんなりとしたら、水どきかたくり粉でとろみをつけ、あらみじん切りにしたハムを散らす。

トマトとモッツァレラチーズのサラダ

①トマトは一口大のくし形に、モッツァレラチーズは1.5cm角に切る。
②バジルはせん切りにする。
③トマトとチーズを混ぜて器に盛り、ドレッシングの材料を混ぜ合わせてかけ、バジルをのせる。

クロックムッシュ

①食パン2枚の間にハムとチーズをはさむ。
②フライパンにバターをとかし、①の食パンを入れてふたをし、両面をきつね色に焼く。
③食べやすい大きさに切って器に盛り、みじん切りにしたパセリをふる。きゅうりのピクルスとオリーブをピックに刺して添える。

【ゆるやかなダイエットを——引き算式減量法】

痛風の患者さんには肥満が多くみられるようです（32ページ参照）。肥満は治療の妨げになるばかりでなく、高血圧症、高脂血症、糖尿病など、痛風に関連する病気の予防・治療を困難にします。

減量にあたっては、絶食や過度の減食は、かえって尿酸値の上昇を招いたり、反動としての過食をもたらしたりしますので、おすすめできません。「1か月に1～2kgが目標」といったゆるやかな減量を心がけてください。

たとえば体脂肪1kgには7000kcalのエネルギー量があります。減量とは、この体脂肪を減らすことですから、左のように毎日何かを少しがまんして7000kcal分を減らせば、計算上は1kg減量できることになります。

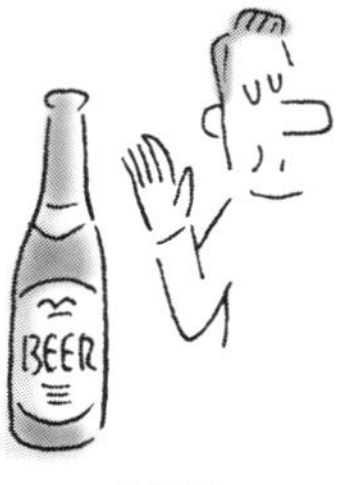

◆毎日
ビール1本
（中びん）
減らすと、1.2か月で
1kg減量。

カリフラワーのチーズグラタン

①カリフラワーは小房に分け、塩（分量外）を加えた湯でゆでる。
②ハムは5～6㎜角に切り、玉ねぎは薄切りにする。
③油を熱して玉ねぎをいため、透き通ったらハムとカリフラワーを加えて軽くいため、塩とこしょうする。
④耐熱容器にバター（分量外）を薄く塗り、③を平らに入れ、チーズをのせてパン粉をふり、200度のオーブンに入れ、焦げ目がつくまで焼く。

●材料（1人分）

●飛鳥なべ

鶏もも肉……………………25g
イカ（胴）…………………20g
シバエビ………………………
…………3尾24g（正味12g）
ホタテ貝柱 ……小1個（20g）
白菜（ざく切り）………30g
玉ねぎ（くし形切り）…30g
じゃが芋 ……小½個（50g）
ブロッコリー……………20g
生しいたけ（石づきをとる）
……………………1枚（10g）

煮汁
- 低脂肪牛乳 ½カップ（100mℓ）
- 水 …………⅖カップ（80mℓ）
- 脱脂粉乳 …大さじ1弱（5g）
- 顆粒ブイヨン………………
  …………ミニ1弱（0.5g）
- 白みそ …小さじ1⅓（8g）
- 塩 ………ミニ⅓（0.4g）

●白菜のクリーム煮

白菜 ……………………120g
ボンレスハム ……⅓枚（7g）
油 ………小さじ1⅓（6g）
牛乳……………½カップ（100mℓ）
塩 …………ミニ½弱（0.5g）
- かたくり粉 …小さじ⅔（2g）
- 水 …かたくり粉の2倍容量

●トマトとモツァレラチーズのサラダ

トマト ……………………120g
モツァレラチーズ………25g
バジルの葉………………適量

ドレッシング
- オリーブ油………………
  ……………小さじ¾（3g）
- レモン汁…………………
  …………小さじ½弱（2mℓ）
- 塩 ………ミニ⅙（0.2g）
- こしょう……………少量

●クロックムッシュ

食パン（12枚切り）…………
……………………2枚（60g）
ゴーダチーズの薄切り…15g
ボンレスハム……………15g
バター ………小さじ1½（6g）
パセリ……………………少量
きゅうりのピクルス……20g
グリーンオリーブピクルス…
……………………6個（20g）

●カリフラワーのチーズグラタン

カリフラワー …………100g
ボンレスハム……………15g
玉ねぎ……………………25g
油…………………小さじ1（4g）
塩 …………ミニ½弱（0.5g）
こしょう…………………少量
ピザ用細切りチーズ……20g
パン粉 …………小さじ1（1g）

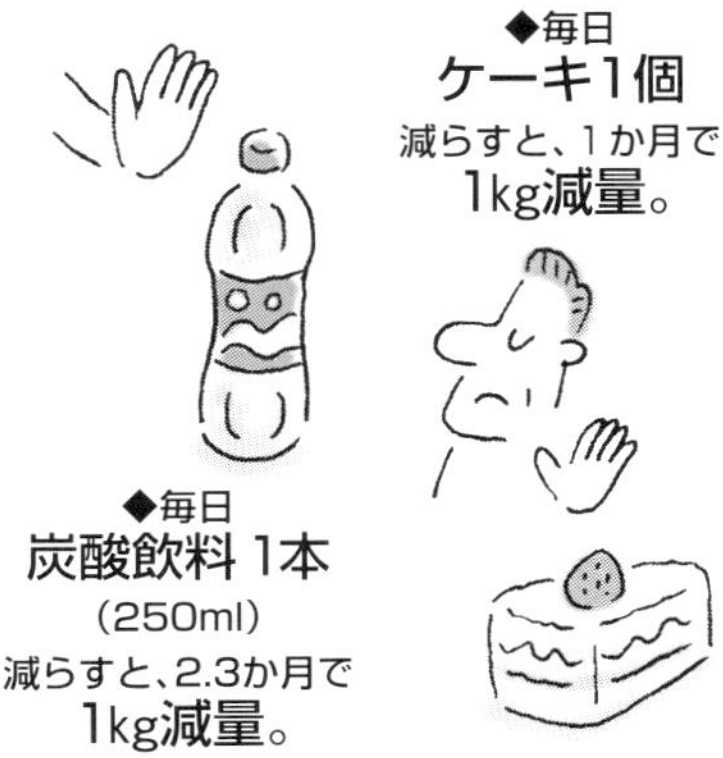

◆毎日
ケーキ1個
減らすと、1か月で
1kg減量。
◆毎日
炭酸飲料 1本
(250ml)
減らすと、2.3か月で
1kg減量。

「ビール1本、ケーキ1個でどれほどの効果が？」と疑問に思う人もいるかもしれませんが、はじめの一歩が肝心です。無理なくできるところから始めてみましょう。

朝食や昼食を抜いたりせず、一日の食事を3食バランスよくとることや、就寝前に食べすぎないようにすることも忘れないでください。

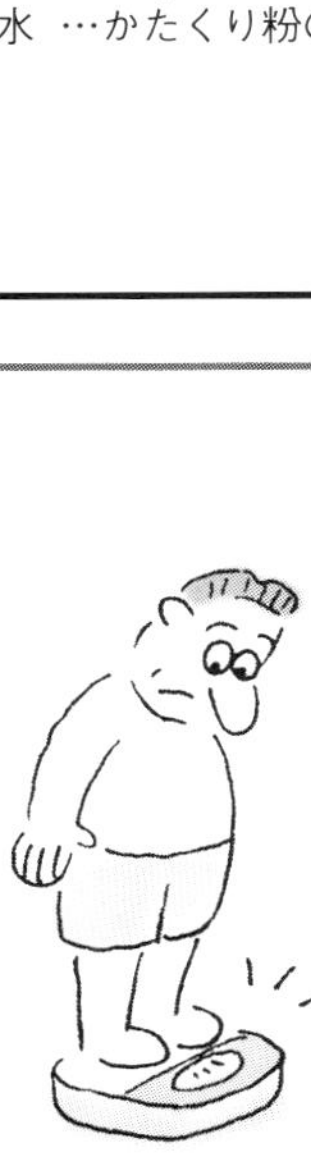

塩ザケ入り中国風鉢蒸し

●大きな器でまとめて作るので、食卓で見映えがします。卵は1人あたり1/2個なので、コレステロールが少々高い人も安心して食べられます。

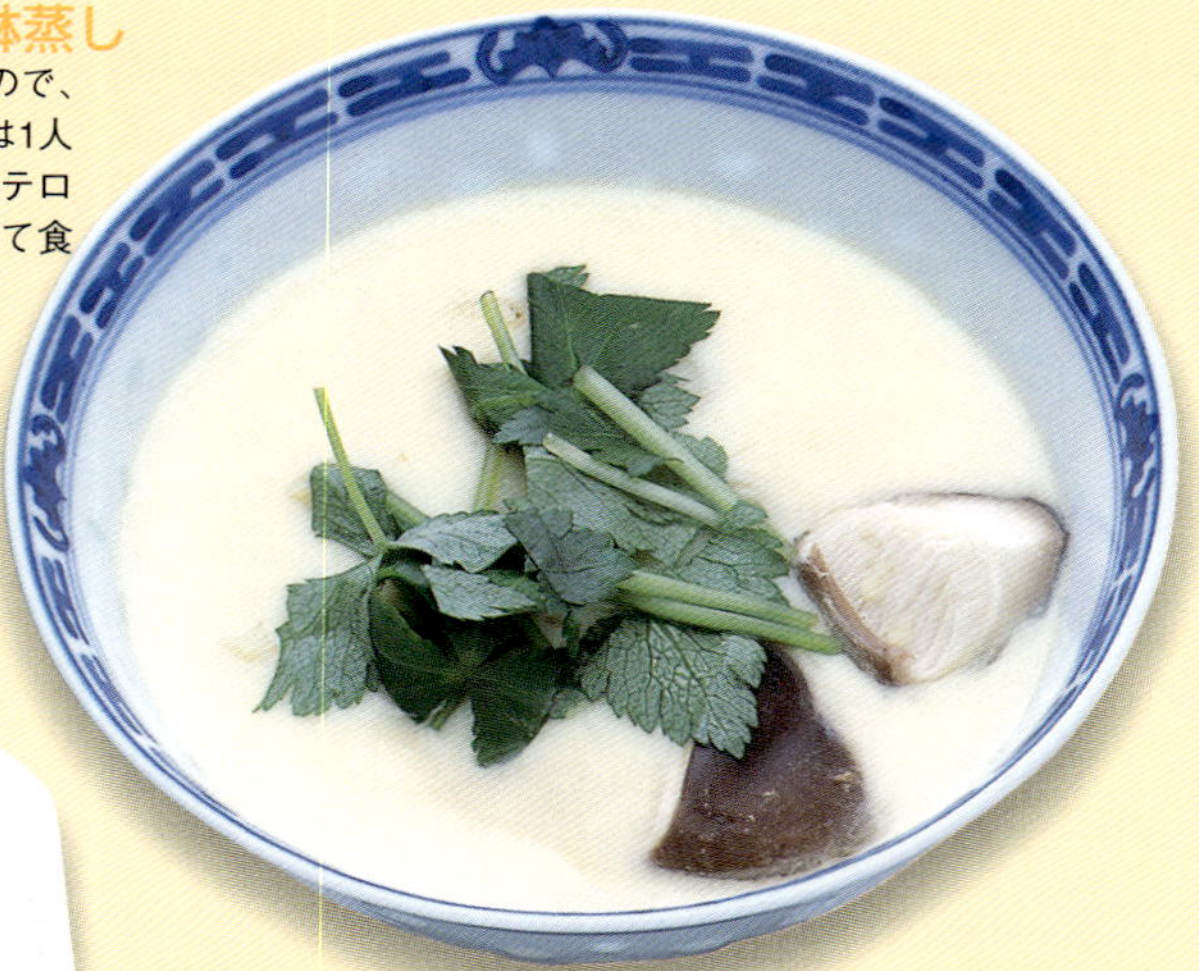

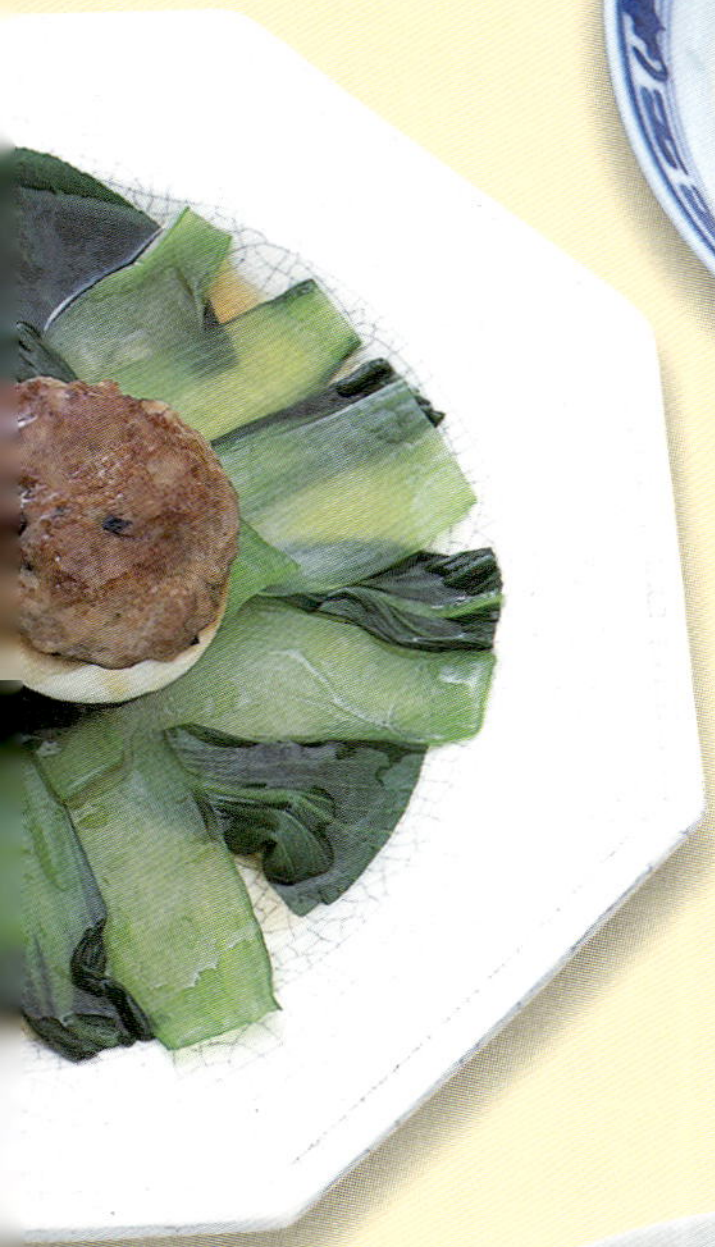

卵とひき肉の中国風重ね蒸し

●固ゆで卵にひき肉をのせ、油で焼いてから蒸します。手間がかかる分、満足感のある料理です。青菜の上に盛りつけて、おいしい蒸し汁とともに食べます。

卵のグラタン

●1皿に卵、牛乳、芋、野菜がぎゅっと詰まった栄養満点の料理。主菜としても充分です。買いおきの材料だけで作れる1品です。

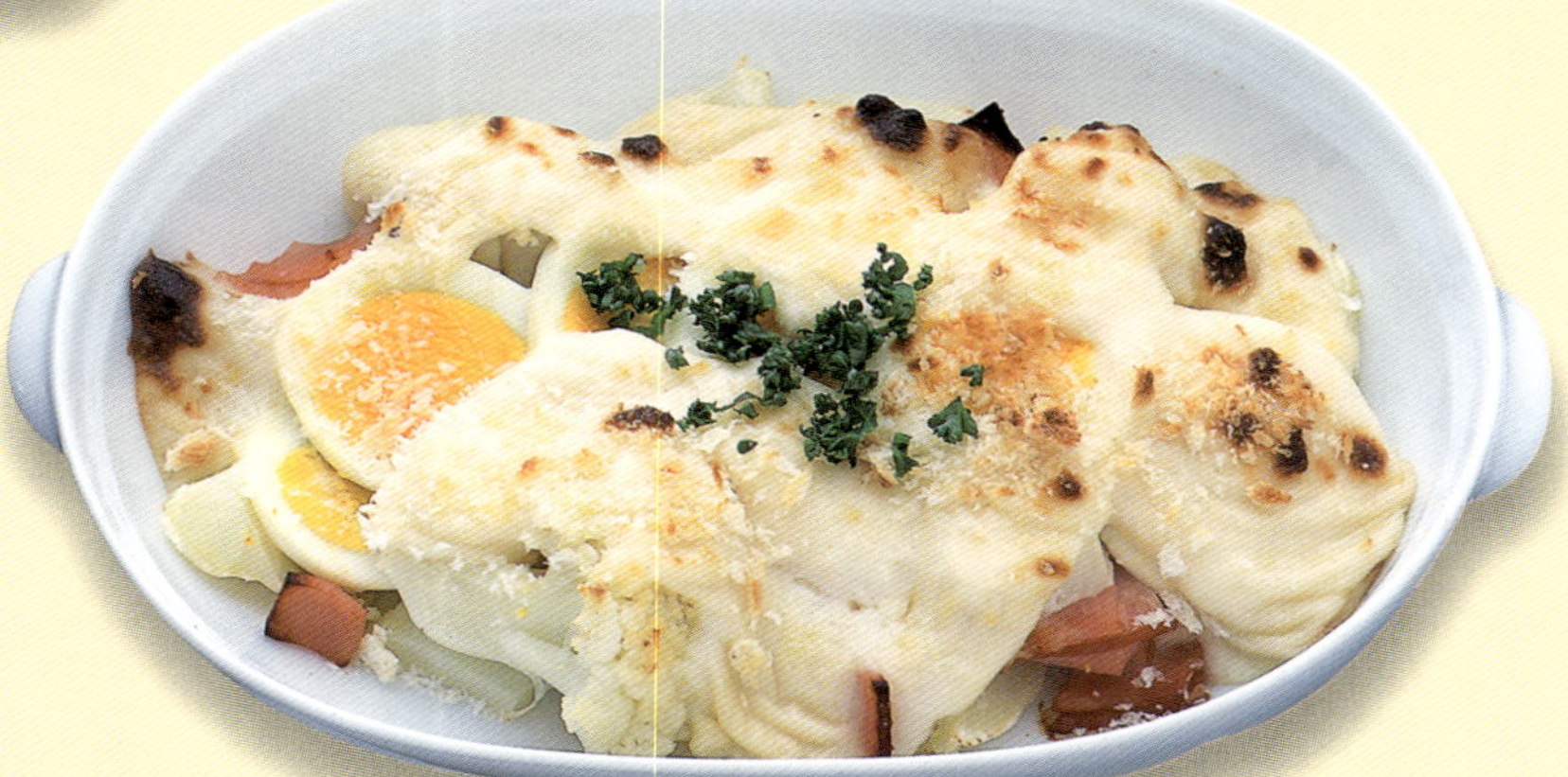

●作り方は112ページ

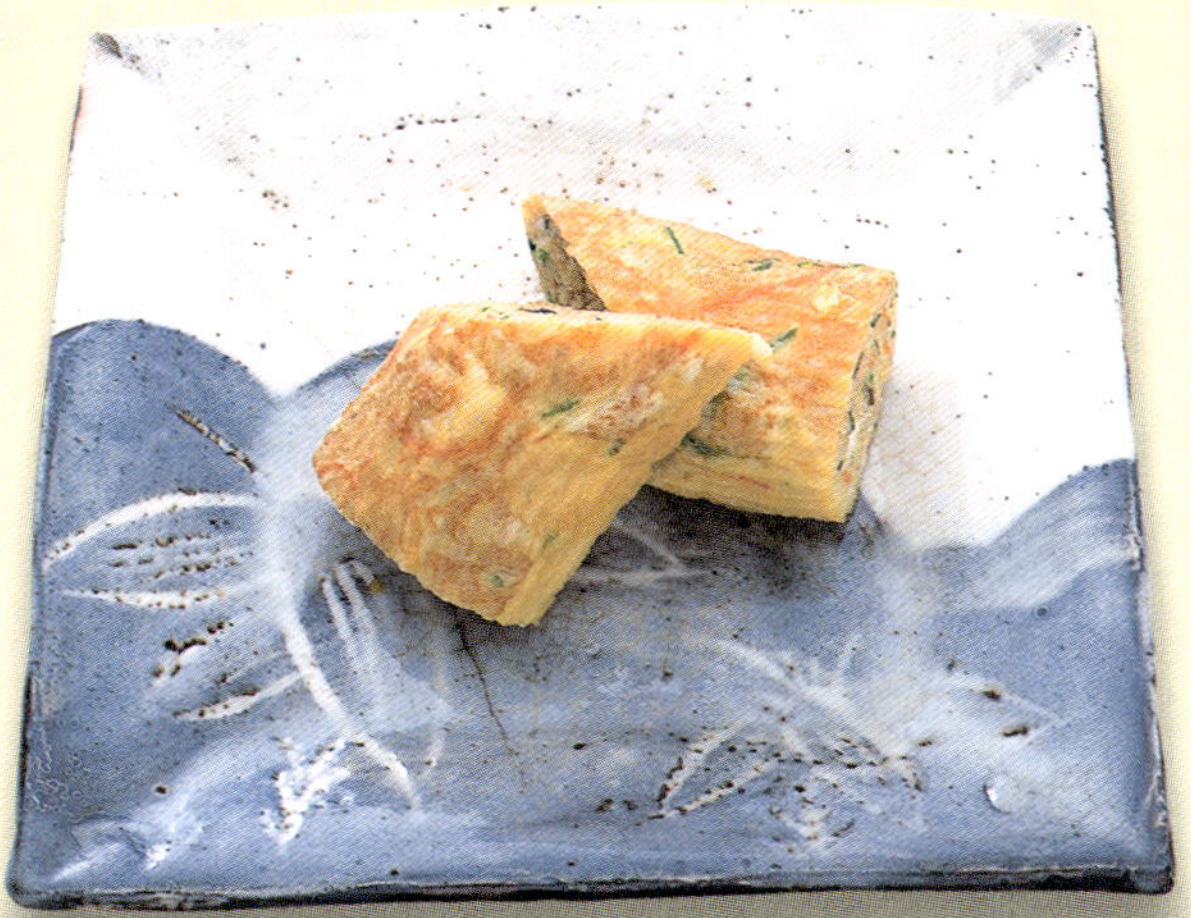

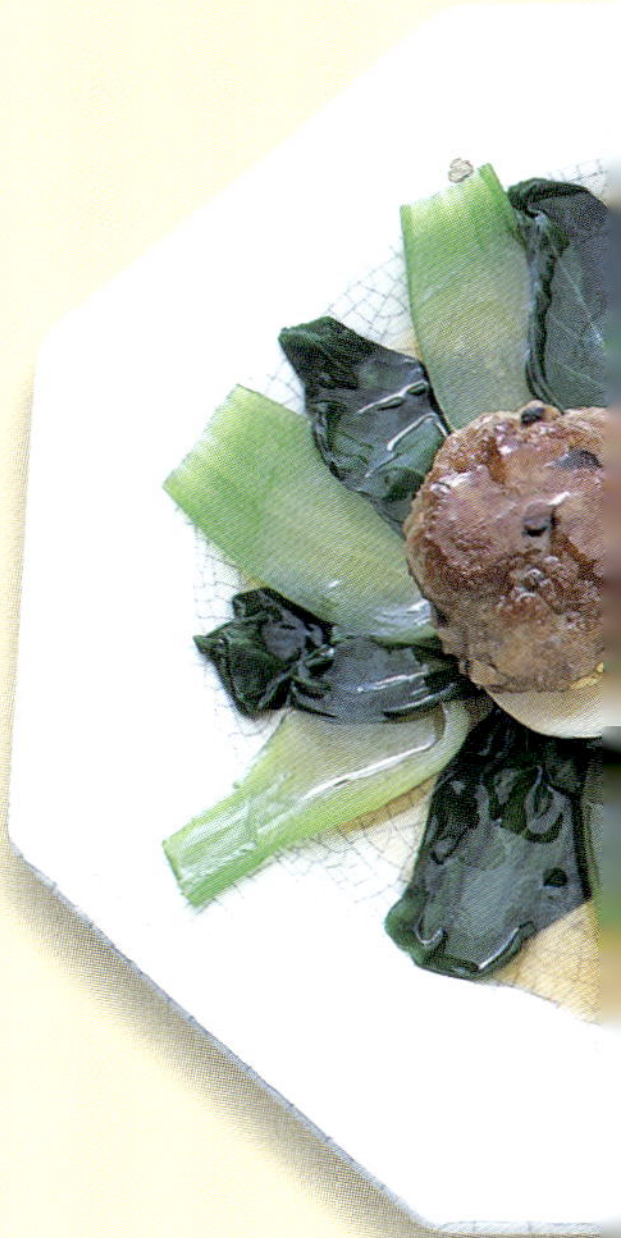

五目卵焼き

●卵に野菜とひき肉を混ぜたボリュームのある卵焼き。主菜としても充分です。オムレツの要領で豪快に作りましょう。

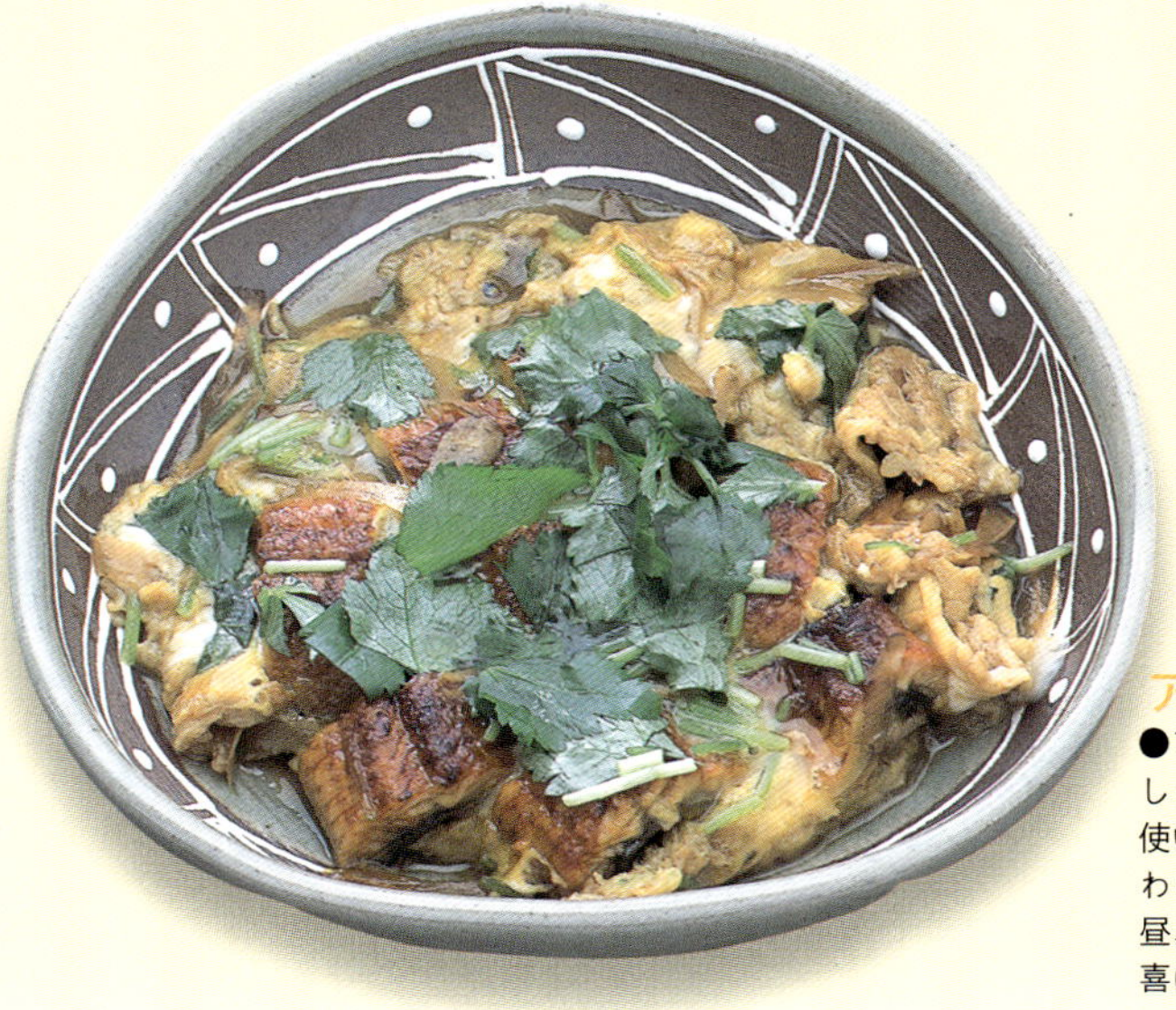

アナゴの柳川風

●アナゴは焼いて香ばしく味つけしたものを使います。ふわふわとやわらかい卵料理は、朝、昼、夕、どんなときにも喜ばれます。

卵を使った一品料理

●110ページ参照

塩ザケ入り中国風鉢蒸し（作り方４人分）

①塩ザケは熱湯を通し、酒をふる。しいたけは一口大にそぎ切りにする。ゆり根は1枚ずつはがし、酒少量（分量外）を入れた湯でゆでる。
②卵をときほぐし、aを混ぜたものを注いで泡立てないように混ぜ、裏ごす。
③盛り鉢に①を入れ、卵液を注いで、軽く混ぜる。蒸気の立った蒸し器に入れ、中火で3～4分、ふたを少しずらして、弱火で約15分蒸す。三つ葉をのせて火を止め、1～2分蒸らす。

卵のグラタン

①カリフラワーはレモン汁入りの湯でゆでて塩をふる。じゃが芋は2～3㎜厚さのいちょう切りにし、塩（分量外）を入れた湯でかためにゆでる。
②なべにバターをとかし、小麦粉をいため、泡立ってきたら牛乳、湯、顆粒ブイヨンを加え、混ぜながら沸騰させる。弱火にして20分、ときどき混ぜながら煮、塩で調味して白ソースを作る。
③グラタン皿にバター（分量外）を薄く塗り、①とハム、ゆで卵を入れ、白ソースをかける。パン粉をふってバターを散らし、200度のオーブンで約10分焼き、色がついたら出し、パセリをふる。

卵とひき肉の中国風重ね蒸し

①ひき肉にaを加えてよく混ぜる。
②ゆで卵は縦半分に切り、切り口にかたくり粉をつけて①をこんもりのせる。
③熱した油で②の肉の面に焼き色をつけ、その面を上にして皿にのせ、bをかけ、蒸し器で20分蒸す。
④青梗菜はさっとゆで、葉と軸に分けて切って皿に並べ、③を盛る。
⑤③の蒸し汁を煮立て、水どきかたくり粉でとろみをつけ、④にかける。

五目卵焼き

①ひき肉とにんじんとしいたけは、aで下煮する。さやえんどうはゆでてせん切りにする。
②卵をときほぐしてbを混ぜ、①を汁けをきって加え混ぜる。
③卵焼き器に油を熱し、②の卵液を流し入れてかき混ぜ、半熟状になったら端から巻き込み、形を整えて焼く。

アナゴの柳川風

①アナゴは1.5㎝幅に切る。ごぼうはささがきにして水にさらし、水けをきる。三つ葉は2㎝に切る。
②なべにごぼうを入れてアナゴをのせ、だしと調味料を加えて煮立てる。といた卵をまわしかけて火を止め、ふたをして蒸らし、三つ葉を散らす。
③器に盛り、粉ざんしょうをふる。

●材料（1人分）

●塩ザケ入り中国風鉢蒸し

- 甘塩ザケ（1cm角に切る）…………20g
- 酒…………少量
- 生しいたけ………½枚（5g）
- ゆり根…………10g
- 三つ葉（3cmに切る）……2g
- 卵…………½個（28g）
- a
  - 塩…………少量
  - 酒………小さじ½強（3g）
  - ぬるま湯…………⅓カップ強（75mℓ）
  - 中国風顆粒だし…………ミニ1弱（0.5g）

※材料は4人分用意する。

●卵のグラタン

- かたゆで卵（輪切りする）…………1個（55g）
- カリフラワー（小房に分ける）…………50g
- レモン汁…………少量
- 塩…………ミニ⅓（0.4g）
- じゃが芋…………30g
- プレスハム（角切り）…10g
- 白ソース
  - バター……大さじ½（6g）
  - 小麦粉…大さじ1弱（8g）
  - 低脂肪牛乳…½カップ（100mℓ）
  - 湯………大さじ1⅔（25mℓ）
  - 顆粒ブイヨン…………少量（0.1g）
- 塩………ミニ¾（0.9g）
- パン粉…………小さじ1（1g）
- バター…………小さじ¾（3g）
- パセリのみじん切り……少量

●卵とひき肉の中国風重ね蒸し

- かたゆで卵………1個（55g）
- 豚ひき肉…………35g
- a
  - 干ししいたけ（もどしてみじん切り）…………½枚（乾1g）
  - 酒………小さじ⅓（1.7g）
  - しょうが汁…………少量
  - 塩………ミニ¼（0.3g）
  - かたくり粉…………小さじ½（1.5g）
- かたくり粉……小さじ⅓（1g）
- 油…………小さじ¾（3g）
- b
  - しょうゆ…小さじ⅔（4g）
  - 酒………小さじ1（5g）
  - 砂糖………小さじ⅓（1g）
  - 塩…………ミニ½（0.6g）
- 青梗菜…………80g
- かたくり粉…………小さじ½（1.5g）
- 水…かたくり粉の2倍容量

●五目卵焼き

- 卵…………1個（55g）
- 鶏ひき肉…………15g
- にんじん（せん切り）……5g
- 生しいたけ（薄切り）……2g
- a
  - だし………大さじ2（30mℓ）
  - しょうゆ…………小さじ¼（1.5g）
  - 砂糖……小さじ¼（0.7g）
- さやえんどう…小2枚（4g）
- b
  - だし……大さじ1弱（13g）
  - 塩……ミニ½弱（0.5g）
  - 砂糖………小さじ⅔（2g）
- 油…………小さじ¾（3g）

●アナゴの柳川風

- 卵…………1個（55g）
- アナゴのかば焼き………40g
- ごぼう…………20g
- 三つ葉…………5g
- だし…………¼カップ（50mℓ）
- しょうゆ………小さじ1（6g）
- みりん…………小さじ1（6g）
- 酒…………小さじ2弱（9g）
- 粉ざんしょう…………少量

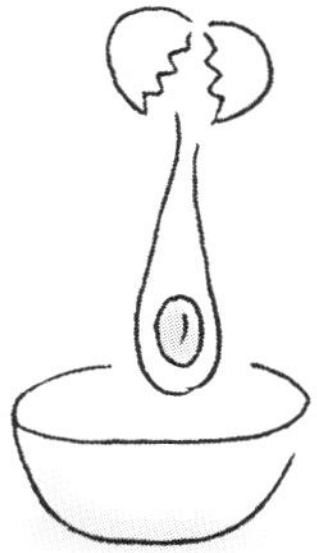

【有酸素運動のすすめ】

ランニングやテニスなどの激しい運動は、無酸素運動といって、肉体的なストレスとなって血清尿酸値を一時的に上げることが知られています。血清尿酸値を下げるには、のんびりゆっくり行なえるウォーキングなどの有酸素運動（エアロビクス）がおすすめです（18、22ページ参照）。

また、無酸素運動では、エネルギー源に糖分が使われますので、減量には不向きです。一方、有酸素運動では、エネルギー源に皮下脂肪が使われますので、肥満の予防と解消のための減量にも効果的です。

さらに、適度に体を動かすことは精神的なストレスの解消にも役立ちます。精神的なストレスは、あらゆる成人病の危険因子でもあります。ストレスをためないためにも、自分にあったペースで、無理なく長く続けられる運動を見つけましょう。

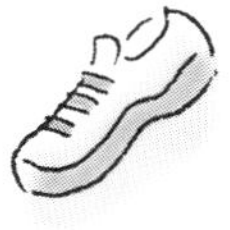

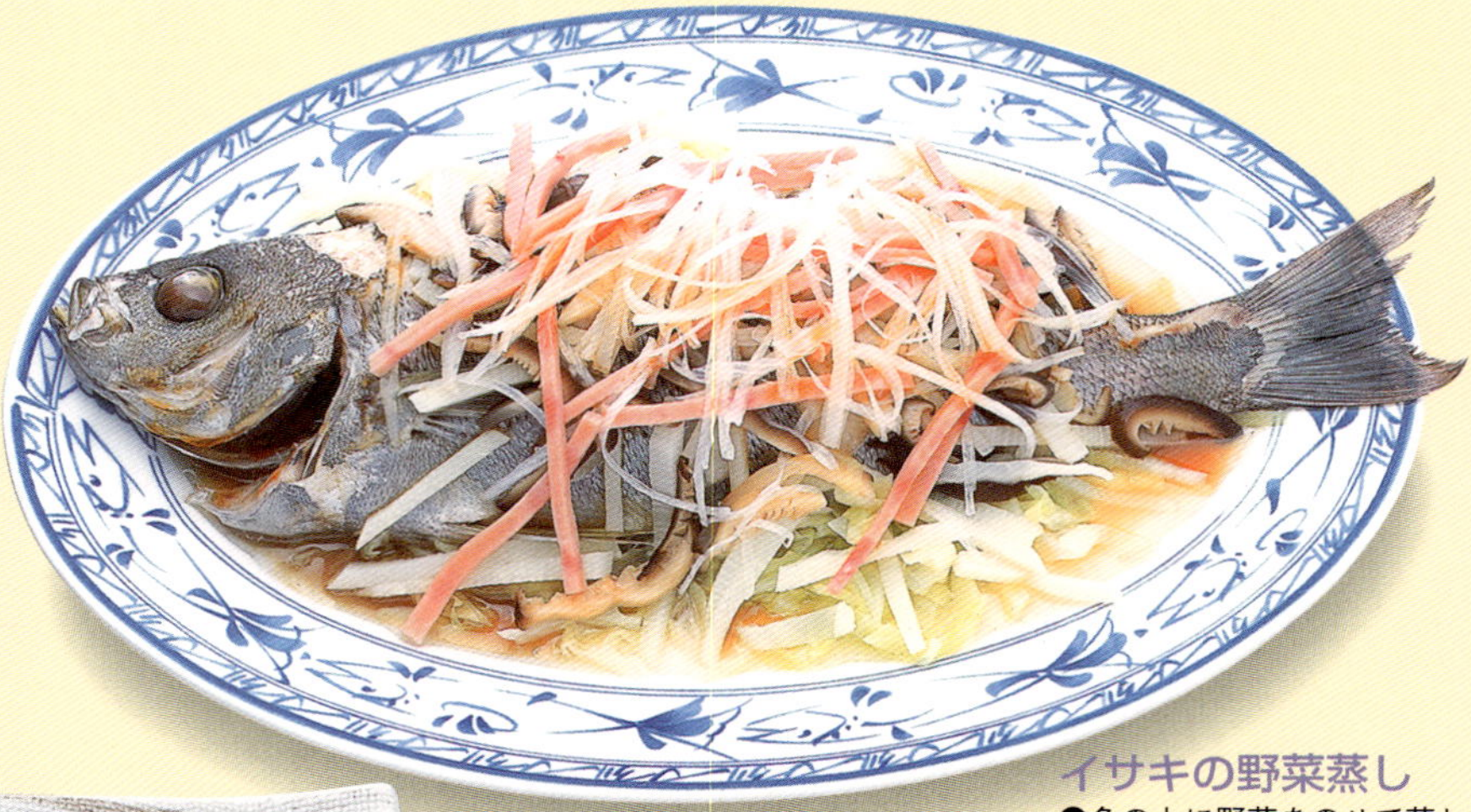

イサキの野菜蒸し

●魚の上に野菜をのせて蒸します。魚と野菜のうま味がとけ合ったやさしい味の料理です。蒸し物は一度にでき上がるので大人数でもだいじょうぶ。

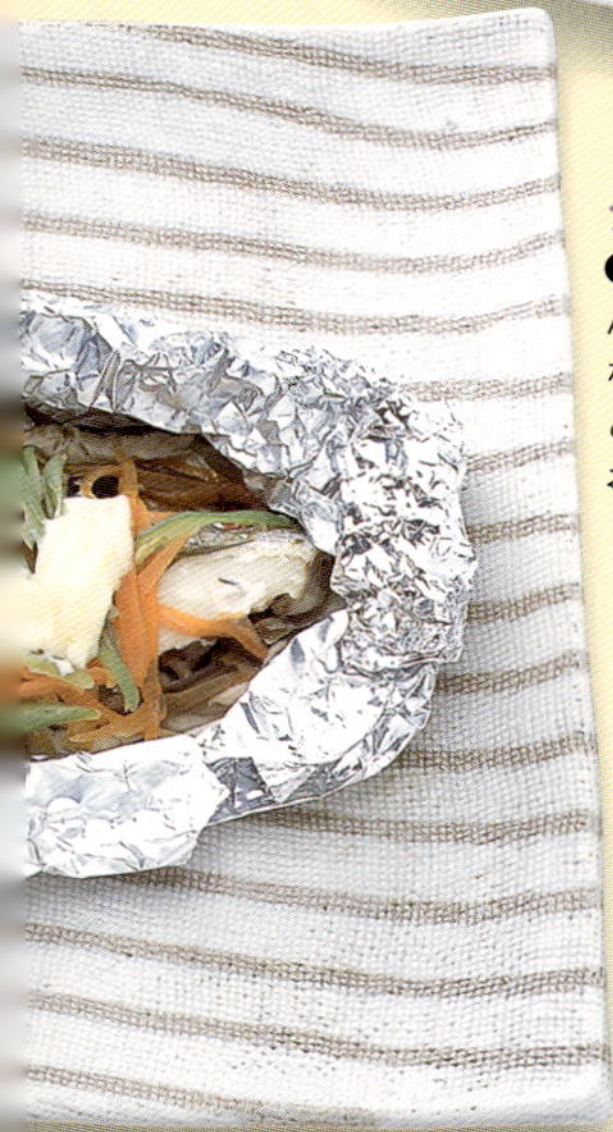

タラのホイル焼き

●魚と野菜をアルミホイルに包んで蒸し焼きにするだけの簡単な料理です。マヨネーズを使うとこくのある味に。生サケでもおいしくできます。

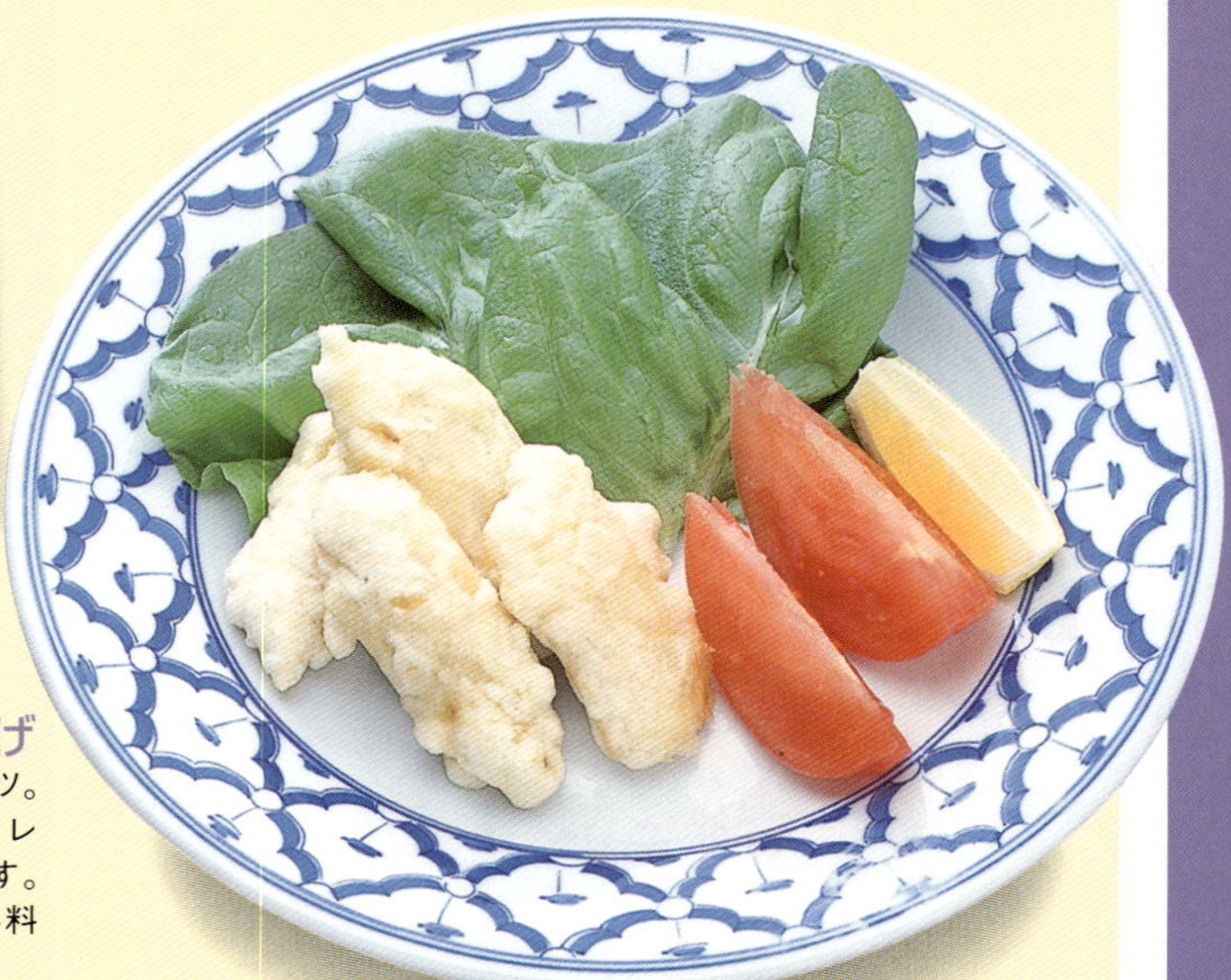

カレイの卵白衣揚げ

●衣をふわっと作るのがコツ。うす味でもおいしい料理。レモンでさっぱりと食べます。エビで作ると、おもてなし料理にもなります。

●作り方は116ページ

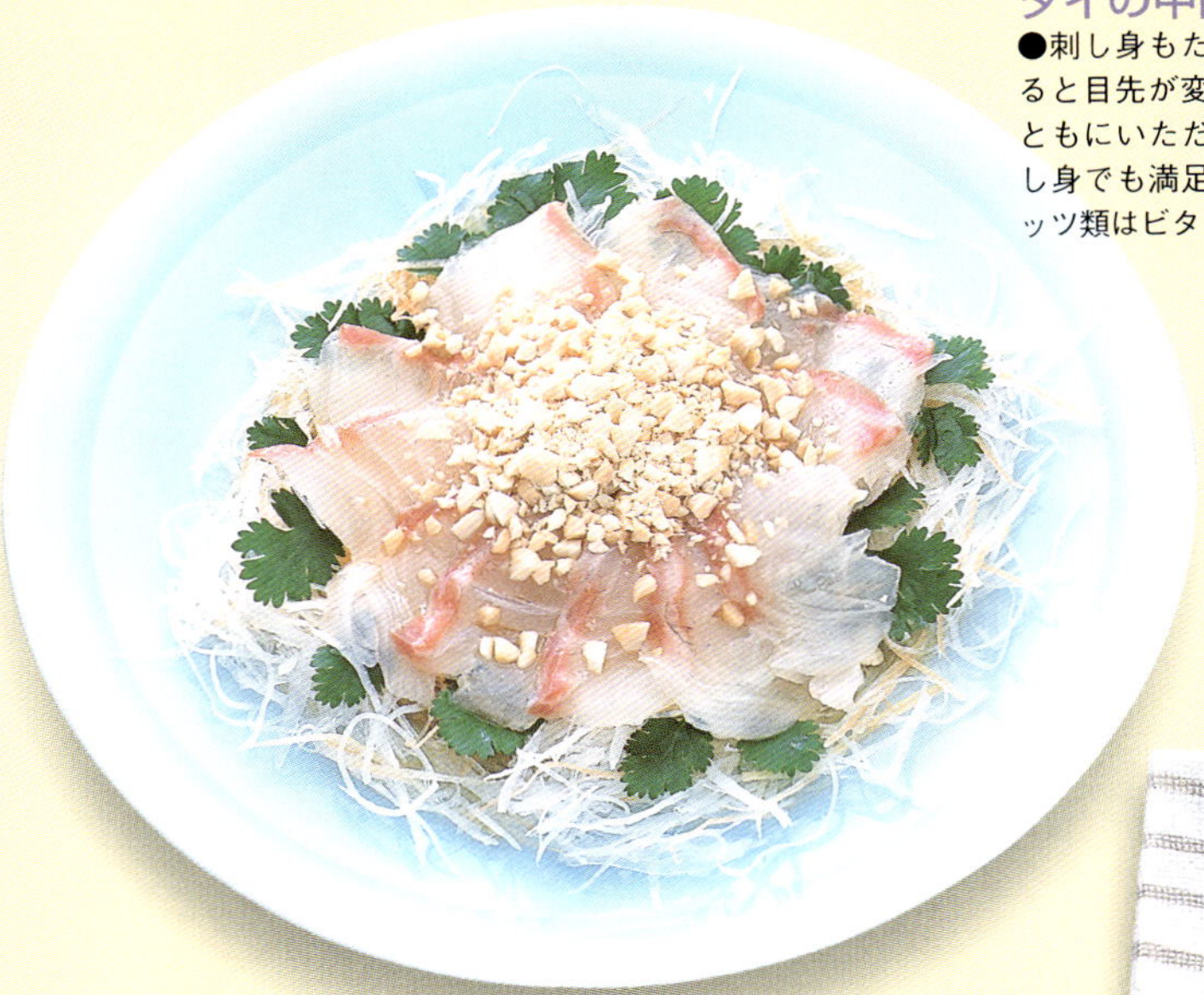

タイの中国風刺し身

●刺し身もたまには中国風にすると目先が変わります。野菜とともにいただくので、少量の刺し身でも満足感があります。ナッツ類はビタミンＥも豊富です。

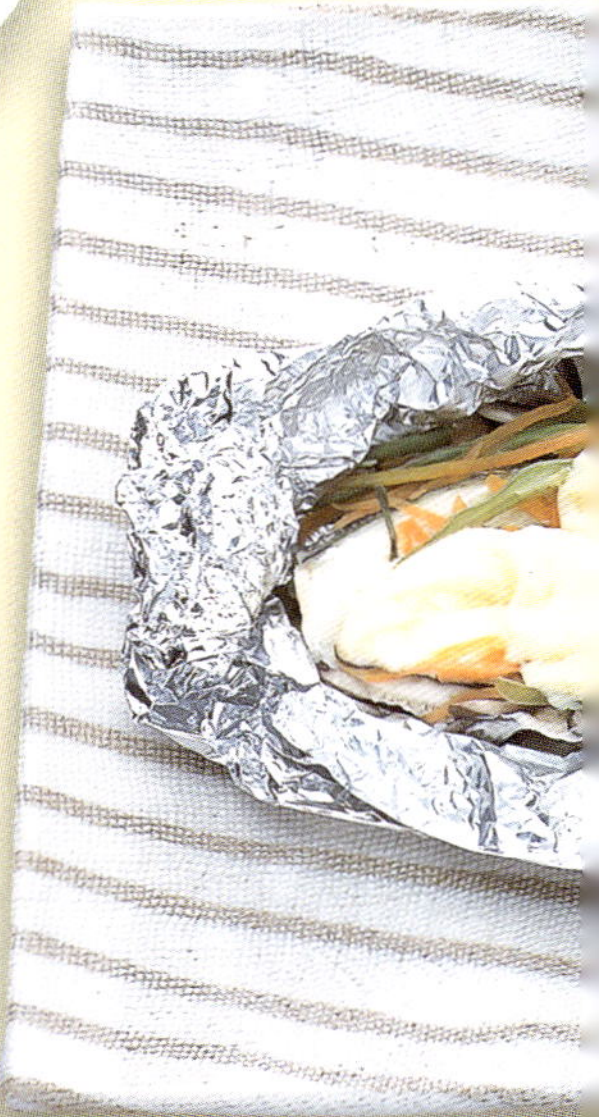

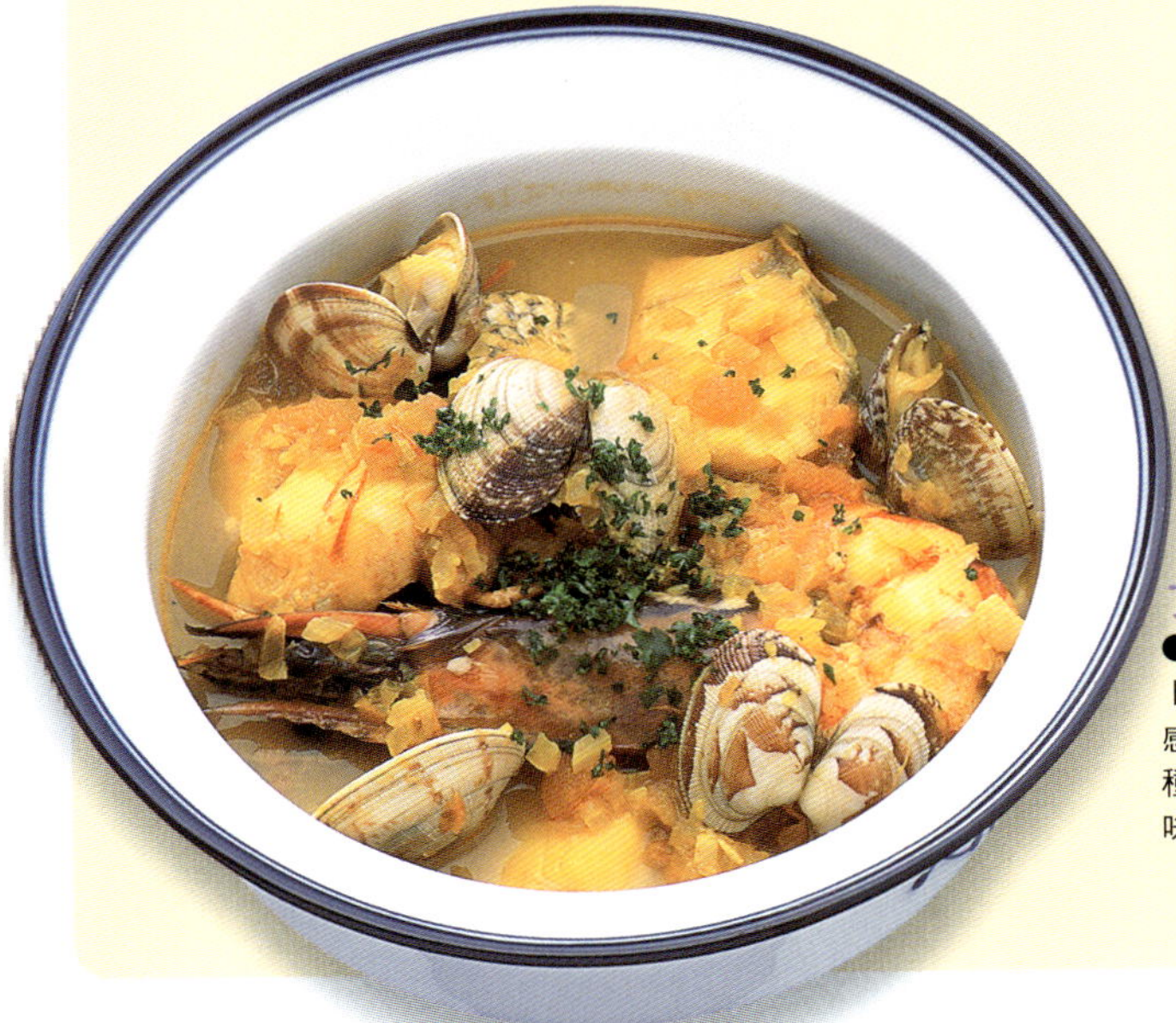

ブイヤベース

●サフランの色と香りがポイント。作るのが簡単なわりに高級感がある料理です。いろいろな種類の魚介類が入るので複雑な味わいを楽しめます。

魚を使った一品料理

●114ページ参照

イサキの野菜蒸し

①イサキはうろこ、えら、わたを除いてよく洗い、両面の皮目に切り目を入れ、aをかけておく。

②キャベツはゆでて5㎜幅の細切りにし、水けを絞る。竹の子、ねぎ、しいたけ、ハムはせん切りにする。

③皿にキャベツを敷いて魚をのせ、頭と尾の下にねぎの芯としょうがをおき、身の上にせん切り野菜を散らしのせる。

④蒸気の立った蒸し器に入れ、最初は強火で、のち中火にして15分、ハムをのせて2分蒸す。熱いうちにbをかける。

カレイの卵白衣揚げ

①カレイは3切れにそぎ切りにし、塩としょうが汁をふる。

②卵白をかたく泡立て、かたくり粉と塩を混ぜて衣を作る（揚げ油を火にかけてから作り始める）。

③魚の汁けをふき、かたくり粉をはたきつけてから②の衣をふんわりとつけ、170度の揚げ油に入れ、上下を返しながら少し色づくまで3分ほど揚げる。

④器に盛り、生野菜とレモンを添える。

タラのホイル焼き

①タラは、aをふり、ワインをかける。

②野菜としいたけはせん切りにし、にんじんといんげんはさっとゆでる。

③アルミホイルにバターを薄く塗り、魚をおいて上に②をのせ、マヨネーズをかけ、ホイルできっちりと包む。

④フライパンに入れ、ふたをして15分ほど蒸し焼きにする。

タイの中国風刺し身

①タイは薄いそぎ切りにする。

②大根、にんじん、セロリはせん切りにして水にさらし、水けをきる。

③ナッツ類はあらく刻む。

④器に②の野菜を敷いて香菜を周囲におき、タイをのせてナッツを散らす。

⑤かけ汁を作り、食べるときにかける。

ブイヤベース

①スズキは2つに切り、塩をふる。エビは背わたを除き、胴の部分の殻をむく。ホタテは半分に切る。

②玉ねぎとにんにくはみじんに刻む。

③トマトは皮と種を除いて刻む。

④なべにオリーブ油を熱して②をいため、透き通ってきたらトマトを加えて軽くいため、①の魚介を並べ入れる。

⑤ワインとサフランの入った水を注ぎ、煮立ったら火を弱めてアクを除き、10分ほど煮る。最後にアサリを加え、殻が開いたら塩で調味する。

⑥器に盛り、パセリをふる。

●材料（1人分）

●イサキの野菜蒸し

イサキ…………………………………………1尾140 g（正味70 g）
a［塩………ミニ1強（1.4 g）
　酒　………小さじ1強（6 g）
　しょうが汁…………………………小さじ½強（3mℓ）］
キャベツ…………………………40 g
ゆで竹の子……………………20 g
ねぎ……………………………15 g
干ししいたけ（もどす）………………………………乾1 g
プレスハム　………½枚（8 g）
ねぎの芯・しょうが…各適量
b［しょうゆ　…小さじ½（3 g）
　酢…………小さじ⅓（1.7 g）
　油　…………小さじ¼（1 g）］

●カレイの卵白衣揚げ

カレイ…………………………70 g
塩　…………ミニ½弱（0.5 g）
しょうが汁　…小さじ½強（3mℓ）
かたくり粉……………………………適量（付着量約6 g）
衣［卵白……………………10 g
　かたくり粉…………………………………小さじ1（3 g）
　塩　………ミニ⅙（0.2 g）］
揚げ油…適量（吸油量約5 g）
サラダ菜　…………1枚（10 g）
トマトのくし形切り……40 g
レモンのくし形切り…1切れ

●タラのホイル焼き

生タラ　…………1切れ（70 g）
a［塩………ミニ½強（0.7 g）
　こしょう・タイム…各少量］
白ワイン　………小さじ1（5mℓ）
玉ねぎ…………………………20 g
生しいたけ　………1枚（10 g）
にんじん　…………………5 g
さやいんげん　……1本（5 g）
マヨネーズ　…小さじ2弱（7 g）
ホイルに塗るバター……適量

●タイの中国風刺し身

マダイ(刺し身用)　………70 g
大根…………………………50 g
にんじん・セロリ……各10 g
香菜……………………………少量
カシューナッツ　…………7 g
ピーナッツ　………………7 g
かけ汁［しょうゆ　…小さじ⅔（4 g）
　塩　………ミニ½（0.6 g）
　酢　………小さじ1弱（4 g）
　砂糖　………小さじ⅓（1 g）
　酒…………小さじ2弱（8 g）
　ごま油　……小さじ1（4 g）］

●ブイヤベース

［スズキ……………………50 g
　塩…………………………少量］
有頭エビ…………………………………………1尾36 g（正味18 g）
ホタテ貝柱　…小1個（25 g）
アサリ（砂抜きして洗う）…………殻つき25 g（正味10 g）
玉ねぎ・トマト………各25 g
にんにく………………½かけ
オリーブ油　…小さじ1強（5 g）
白ワイン　………½カップ（100mℓ）
［サフラン………………少量
　水……………½カップ（100mℓ）］
塩………………ミニ1（1.2 g）
パセリのみじん切り……少量

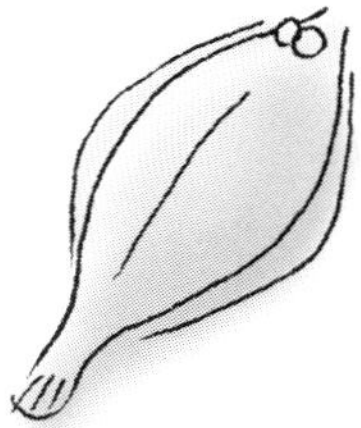

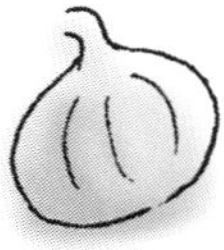

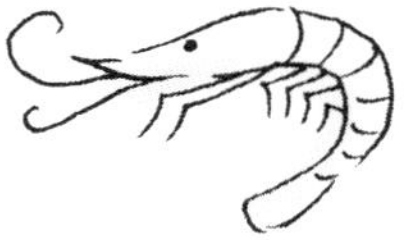

［大切なのは栄養バランス—食事メモのすすめ］

魚に多く含まれるＩＰＡやＤＨＡなどの多価不飽和脂肪酸は、血栓や動脈硬化を予防します（41ページ参照）。

しかし「魚は好物だから自分は大丈夫」と毎日お刺し身ばかり食べているお父さん、ちょっとご注意ください。肝心なのは脂肪酸のバランスです。同じ食品ばかりに偏ることや過剰摂取は、かえって健康を損ねます（38ページ参照）。

昨今の健康ブームの影響でしょうか、ある特定の栄養素だけをしっかりとれば、すべてが解決するような錯覚を持っている人が多いようです。しかし、健康のカギは、一つの栄養素だけにあるのではありません。野菜や豆、芋、海藻、穀物など多種類の食品を、バランスよく、充分にとることがたいせつなのです。

ためしに1週間、カレンダーに食事の内容をメモしてみましょう。魚や肉に偏っていたり、野菜や穀物が不足ぎみではありませんか？　カレンダーから、自分の食生活の長所と短所が見えてくるはずです。

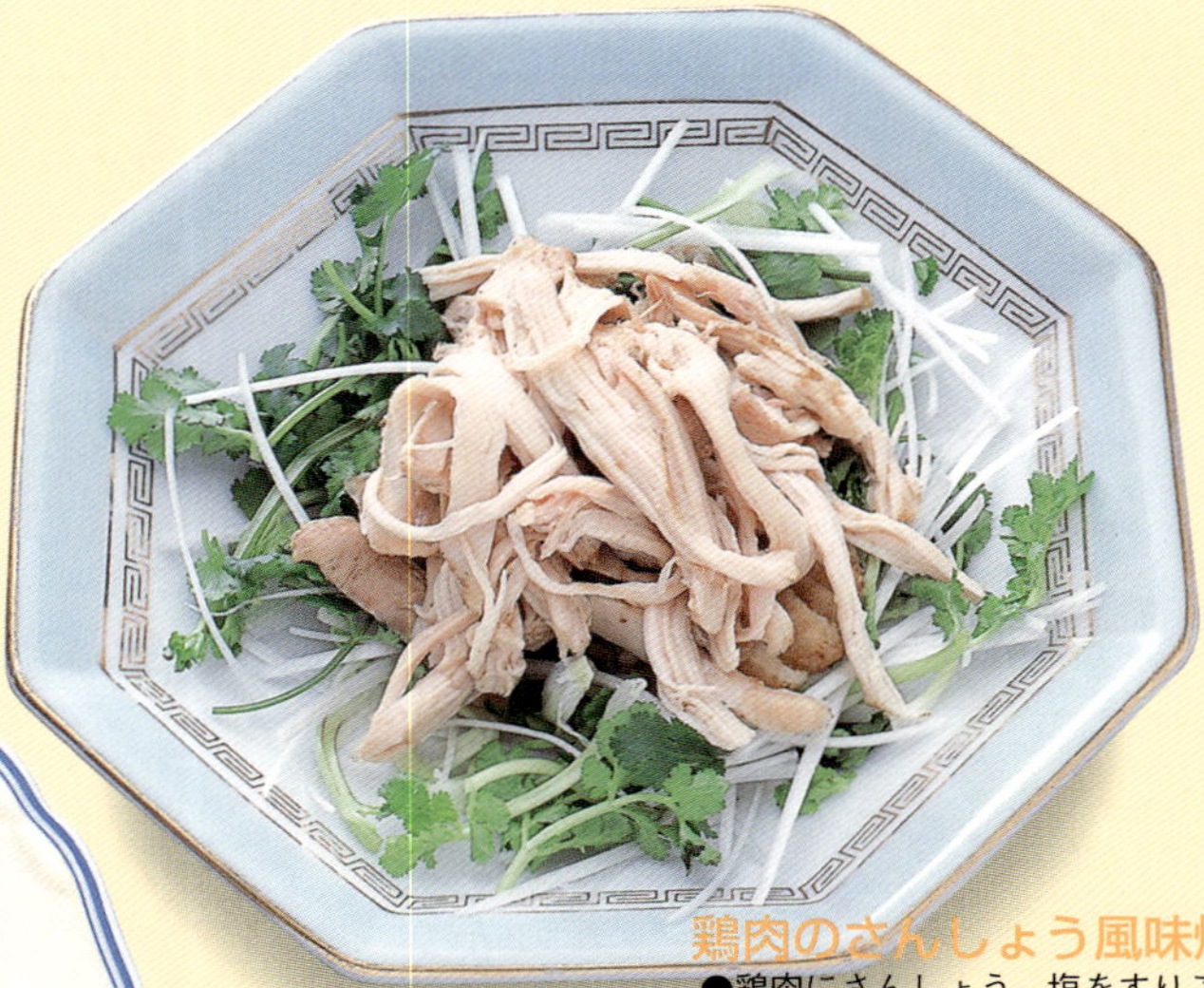

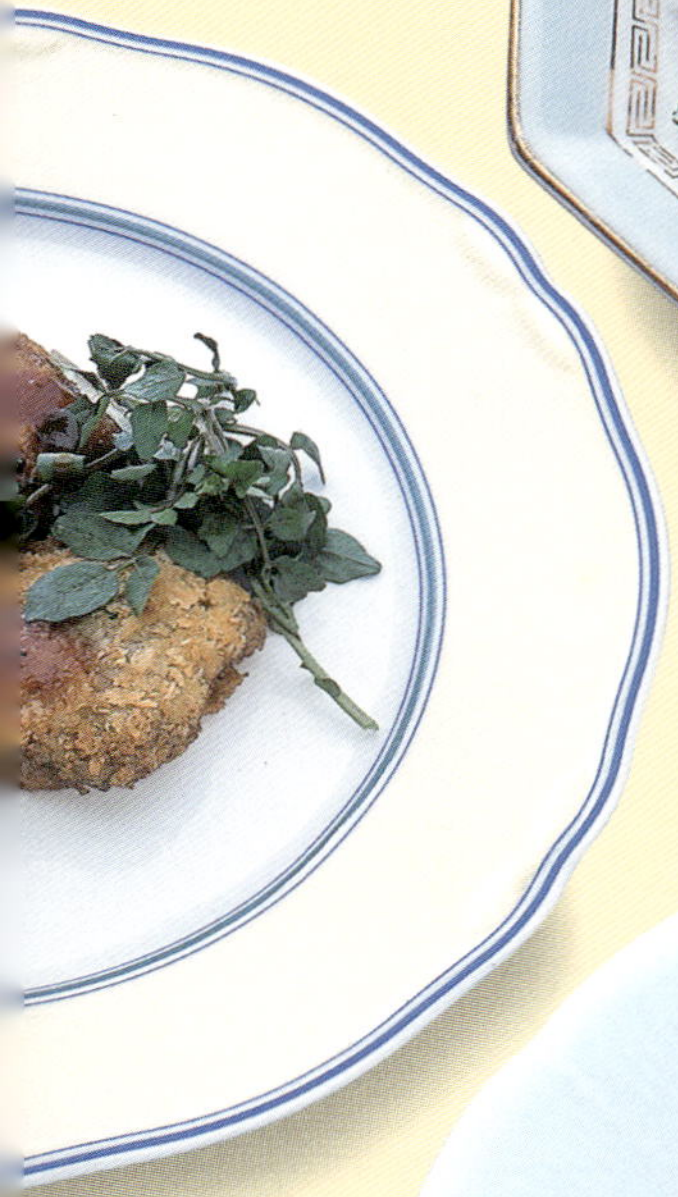

鶏肉のさんしょう風味焼き

●鶏肉にさんしょう、塩をすりこんでオーブンへ。皮をパリッと焼いて香菜とともに香りを楽しみながら食べます。香菜が苦手な人は、サラダ用のほうれん草でどうぞ。

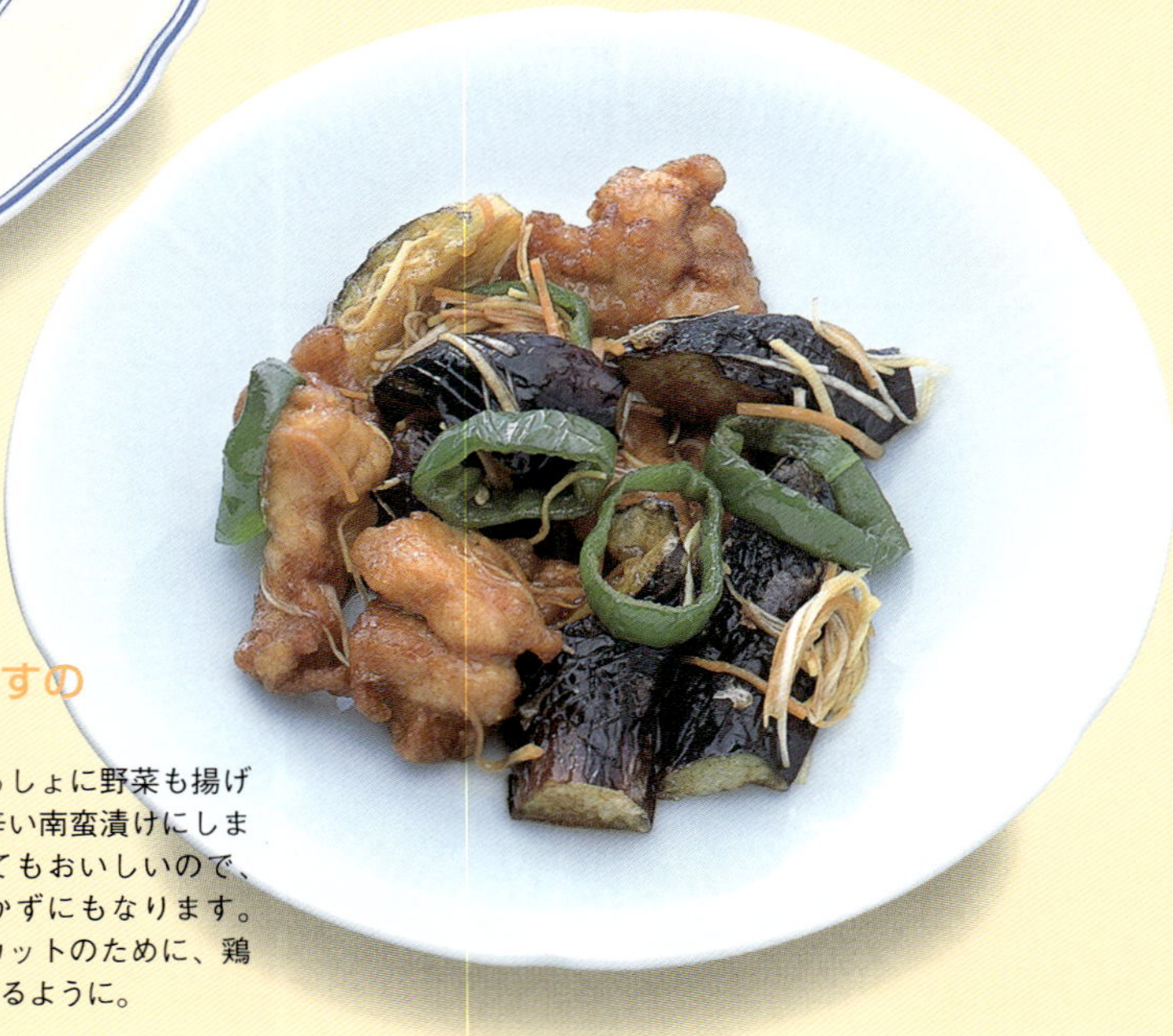

鶏肉となすの南蛮漬け

●鶏肉といっしょに野菜も揚げてピリッと辛い南蛮漬けにしました。冷めてもおいしいので、お弁当のおかずにもなります。エネルギーカットのために、鶏肉の皮は避けるように。

●作り方は120ページ

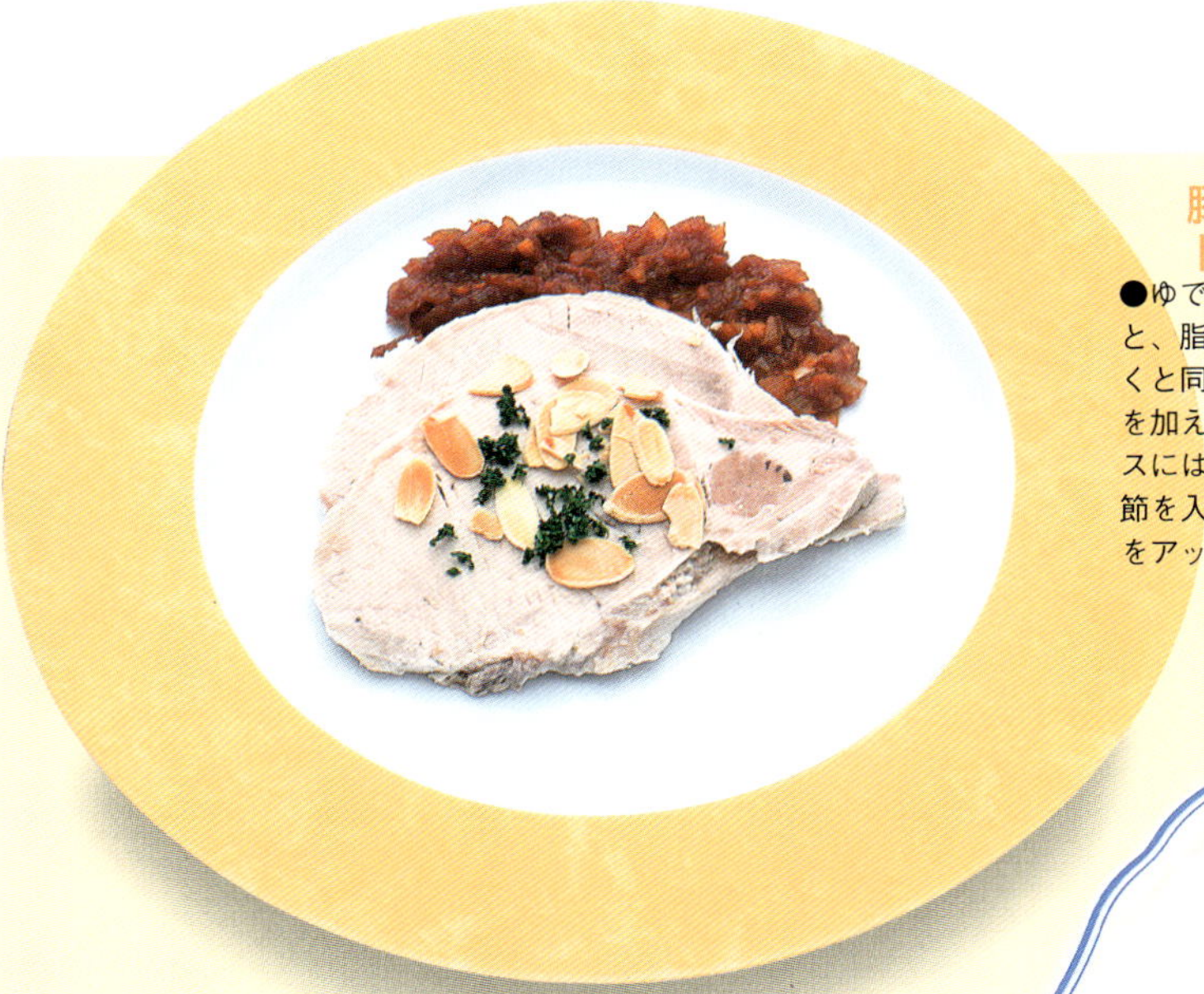

豚肉の酒粕《さけかす》煮 トマトソース

●ゆで汁に酒粕を入れると、脂やアクをうまく除くと同時に、豚肉に風味を加えます。トマトソースにはアーモンドと削り節を入れて、さらにこくをアップします。

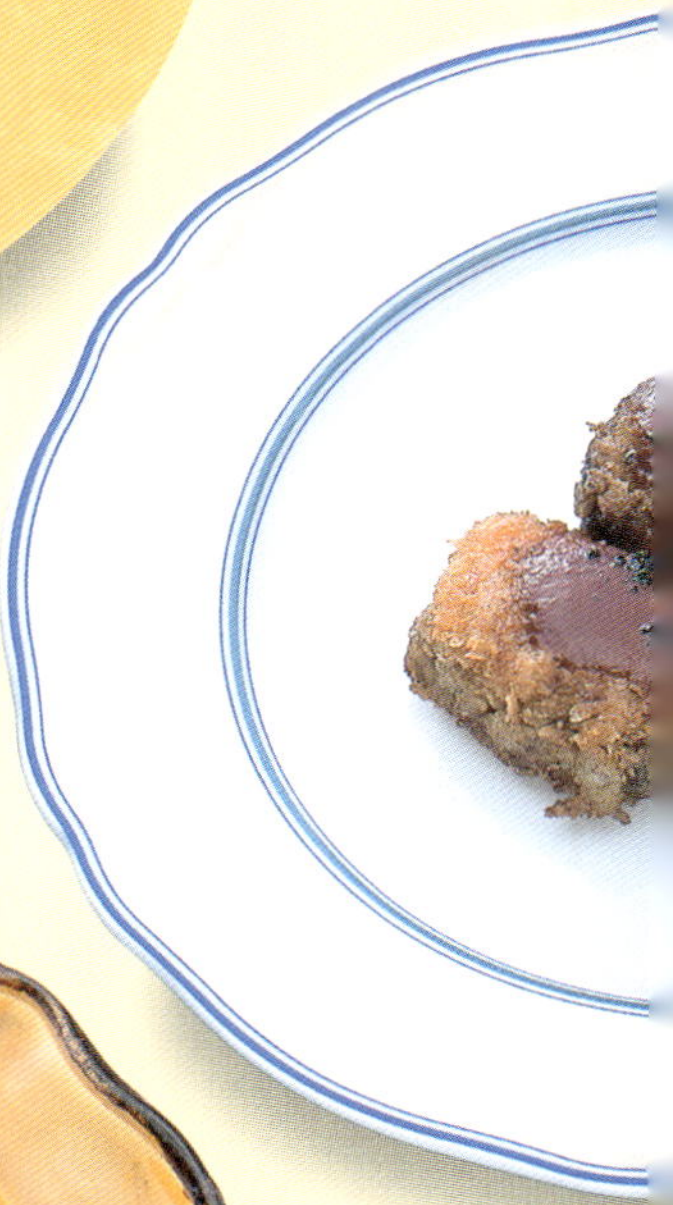

牛肉のミンチサンドカツ

●赤身肉にひき肉をはさんで、いため揚げにしました。赤身肉のもの足りなさをカバーできます。見た目は豪華、実は経済的というのも魅力です。

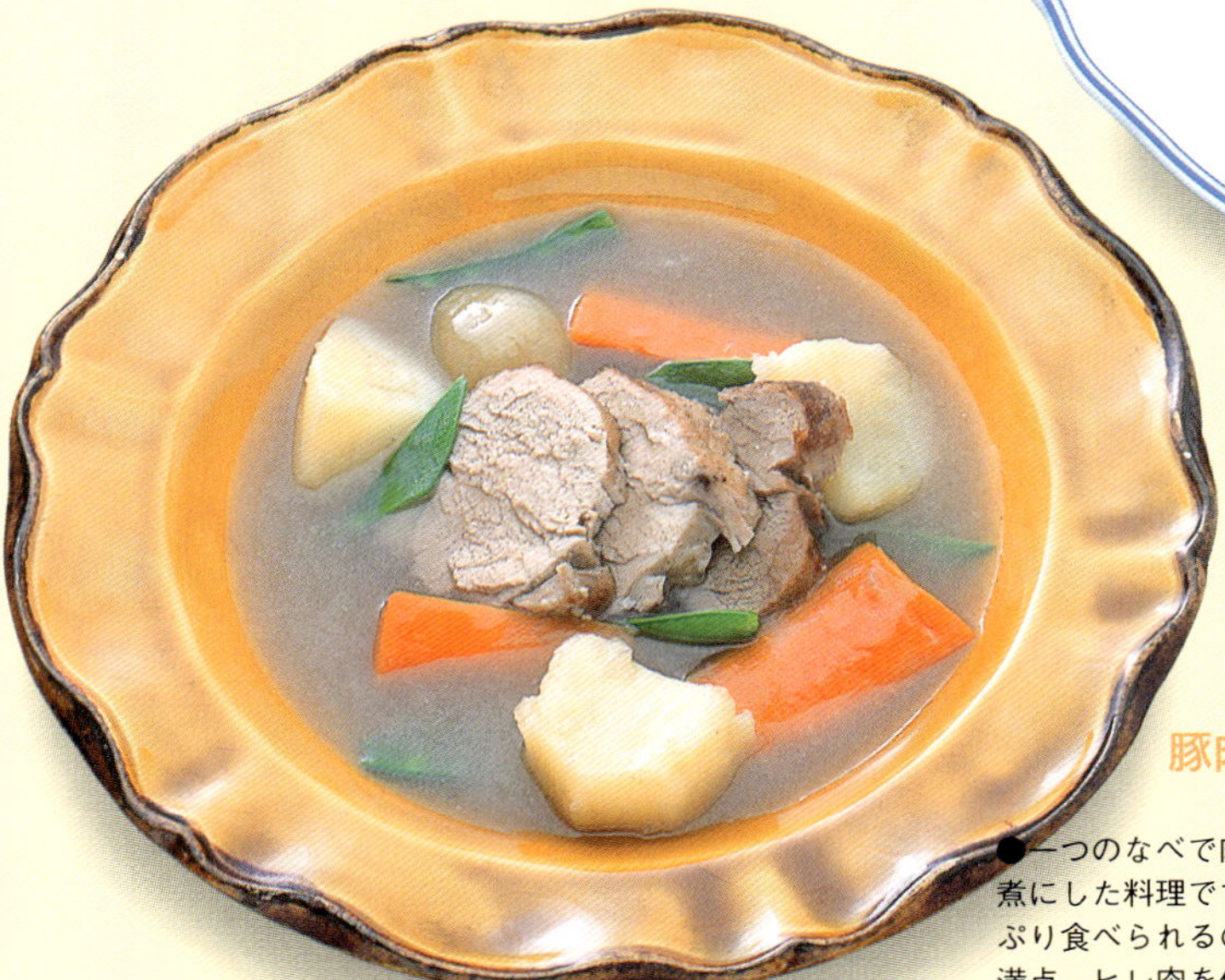

豚肉と野菜の蒸し煮

●一つのなべで肉と野菜を蒸し煮にした料理です。野菜もたっぷり食べられるのでボリューム満点。ヒレ肉を使うと、さらに低エネルギーになります。

肉を使った一品料理

●118ページ参照

鶏肉のさんしょう風味焼き

①鶏肉は a をまぶして20分ほどおく。

②200度のオーブンで10分焼き、温度を180度に下げてさらに5分焼く。

③あら熱がとれたら身を手で細く裂く。

④ねぎは水にさらし、香菜と混ぜ合わせて器に敷き、中央に鶏肉を盛る。

鶏肉となすの南蛮漬け

①鶏肉は一口大に切り、酒をふる。

②なすは縦半分にし、皮に斜めに数本の切り目を入れながら斜め半分に切る。ピーマンは１cm幅の輪切りにする。

③鶏肉の汁けをふいてかたくり粉をまぶし、170度の揚げ油できつね色にカリッと揚げ、油をきって漬け汁に浸す。

④なすとピーマンは素揚げにし、なすだけ漬け汁に加え、10分ほどおく。

⑤ピーマンを④に混ぜて器に盛る。

牛肉のミンチサンドカツ

①牛肉を広げ、混ぜ合わせた a を1/3量ずつ平らにのせ、半分に折って周囲をおさえて形を整え、小麦粉、とき卵、パン粉の順に衣をつける。

②フライパンに油を厚さ１cmほど熱して①を並べ、油をすくいかけながら両面を色よく揚げ焼きにし、器に盛る。

③フライパンの油をあけ、bを入れて温め、レモン汁を混ぜ、カツにかける。パセリをふり、クレソンを添える。

豚肉の酒粕《さけかす》煮トマトソース

①豚肉は塩、こしょうをすり込む。

②酒粕と水を混ぜて煮立て、肉を入れ、アクを除きながら（300ｇのかたまりで60分）煮て、そのままさます。

③油を熱して玉ねぎを弱火でねっとりとなるまでいため、aを加えて混ぜ、トマトソースを作る。

④肉の脂を除いて５mm厚さに切り、③のソースを敷いて盛り、アーモンドとパセリを散らす。

豚肉と野菜の蒸し煮

①豚肉は塩、こしょうをすり込み、クローブを刺す。

②じゃが芋は大きめの一口大に切る。にんじんは５cm長さで縦４～６つ割りにする。

③厚手なべに油を熱してaの野菜をうすく色づくまでいため、肉を加えて表面に焼き色をつける。赤ワインをふり、ふたをして２～３分蒸し煮にする。

④②と小玉ねぎを入れていため、bを加え、ふたをして30～40分蒸し煮にし、最後にさやえんどうを加える。

⑤肉と野菜をとり出して器に盛る。

⑥残った煮汁に水どきかたくり粉でとろみをつけ、⑤にかける。

●材料（1人分）

●鶏肉の さんしょう風味焼き

鶏もも肉……80g
a 塩……ミニ⅔（0.8g）
a 粉ざんしょう……ミニ1
a ごま油……小さじ½（2g）
香菜……20g
ねぎのせん切り……5g

●鶏肉となすの南蛮漬け

鶏もも肉……70g
酒……小さじ1（5g）
かたくり粉……小さじ1（3g）
なす……1個（80g）
ピーマン……½個（15g）
揚げ油…適量（吸油量約5g）
漬け汁 にんじんのせん切り……5g
漬け汁 ねぎのせん切り……5g
漬け汁 しょうがのせん切り……少量
漬け汁 酢……大さじ1⅕（18g）
漬け汁 しょうゆ…小さじ2（12g）
漬け汁 みりん……小さじ½（3g）
漬け汁 酒……小さじ½強（3g）
漬け汁 赤とうがらし……少量

●牛肉のミンチサンドカツ

牛もも薄切り肉（赤身）……小3枚（50g）
a 牛ひき肉……50g
a 玉ねぎのみじん切り……12g
a 牛乳……小さじ2（10mℓ）
a 塩……ミニ½（0.6g）
a こしょう……少量
a ナツメグ……少量
小麦粉……大さじ½強（5g）
卵……5g
パン粉……大さじ2弱（5g）
油……適量（吸油量約7g）
b ウスターソース……小さじ1弱（5g）
b トマトケチャップ……小さじ1（5g）
レモン汁……小さじ1（5mℓ）
パセリのみじん切り……少量
クレソン……1本（5g）

●豚肉の酒粕煮 トマトソース

豚ロースかたまり肉……70g
塩……ミニ½強（0.7g）
こしょう……少量
酒粕……大さじ½強
水……肉がかぶるくらい
玉ねぎのみじん切り……20g
油……小さじ½（2g）
a 削りガツオ……少量
a 粉末アーモンド……2g
a トマトピュレ……大さじ1（15g）
a しょうゆ…小さじ1（6g）
b スライスアーモンド……2g
b パセリのみじん切り……少量
※材料は4〜5倍用意する。

●豚肉と野菜の蒸し煮

豚ヒレかたまり肉……70g
塩……ミニ½強（0.7g）
こしょう……少量
クローブ……1本
じゃが芋……½個（70g）
にんじん……30g
小玉ねぎ……2個（50g）
さやえんどう（ゆでて半分に切る）……5g
油……小さじ½（2g）
a 玉ねぎの薄切り……5g
a にんじんの薄切り…5g
赤ワイン……小さじ2（10g）
b 水……¼カップ（50mℓ）
b 顆粒ブイヨン……ミニ½（0.3g）
b 塩……ミニ1（1.2g）
b ロリエ……½枚
かたくり粉…小さじ⅓（1g）
水…かたくり粉の2倍容量
※材料は4〜5倍用意する。その場合は、水の量を少なめにする。

「脂肪のあるなしでエネルギーがこれだけ違う！」

◆鶏肉の皮を除くと…

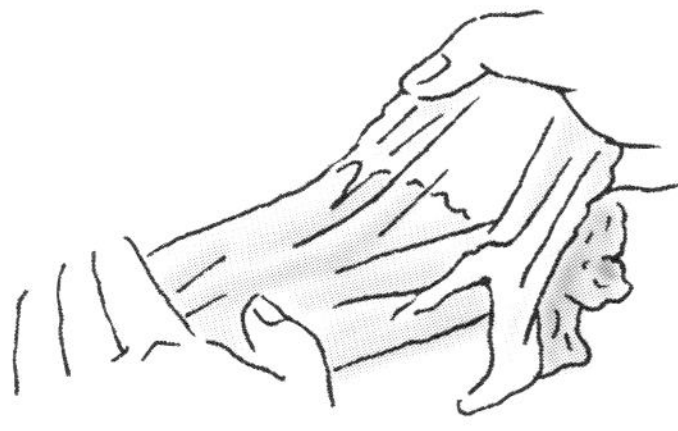

鶏もも肉（80g）の場合160kcal
皮と脂（17g）を除くと73kcal
87kcal減！

◆豚肉の脂を除くと…

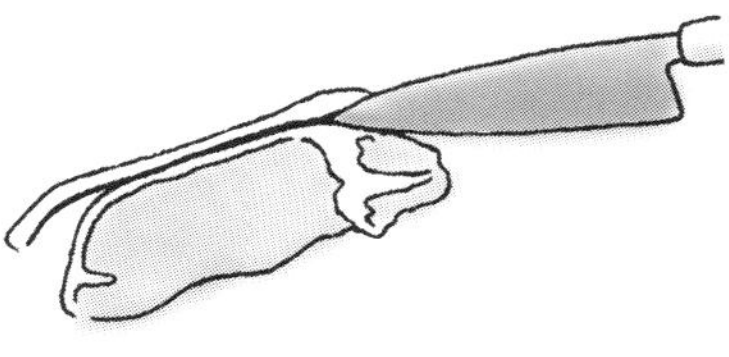

豚ロース肉（70g）の場合184kcal
外側の脂（8g）を除くと125kcal
59kcal減！

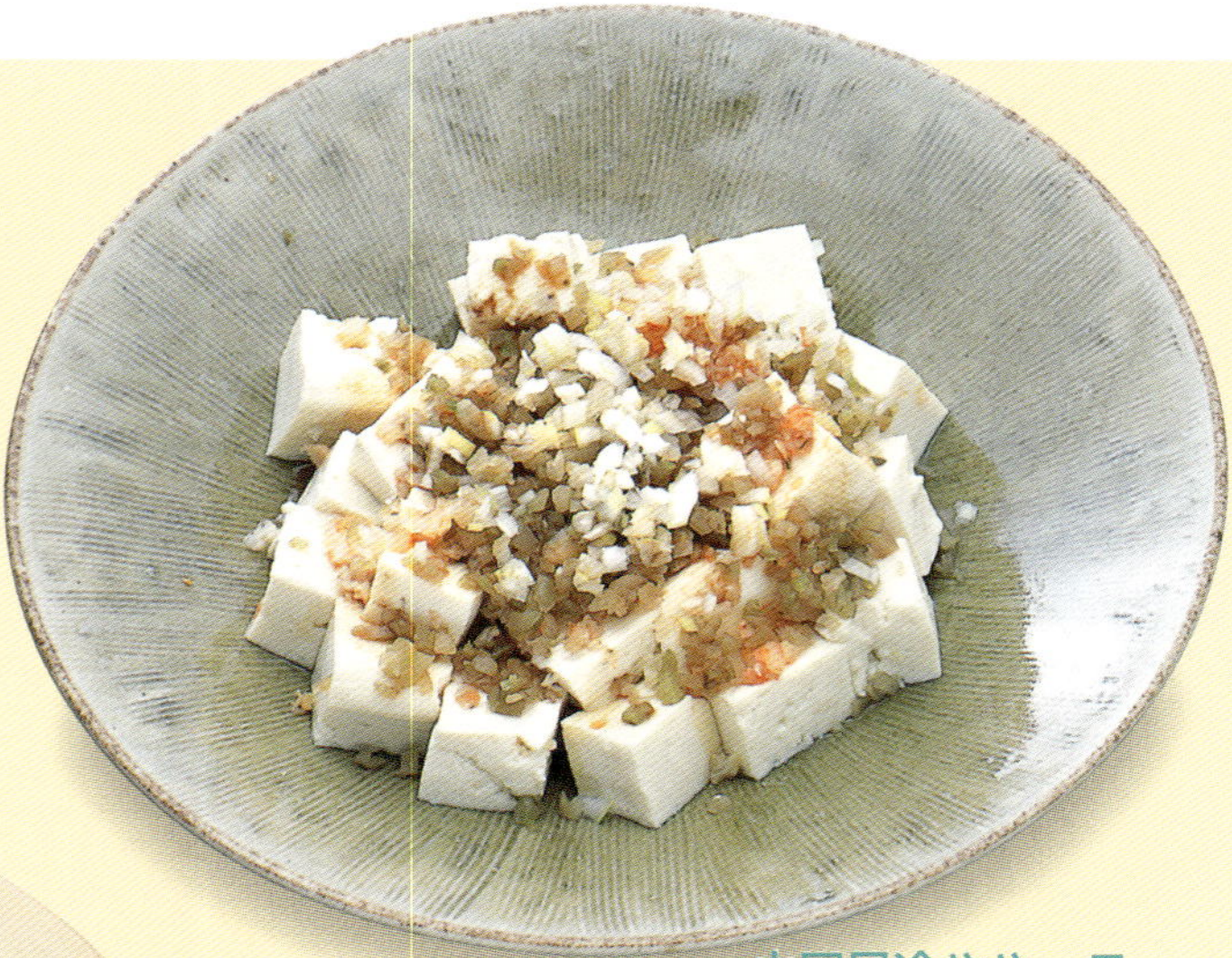

中国風冷ややっこ

●普通の冷ややっこに飽きたら薬味をザーサイ、干しエビに変え、しょうゆにごま油を加えて中国風にしてみましょう。ビールが進みすぎないよう、ご注意を。

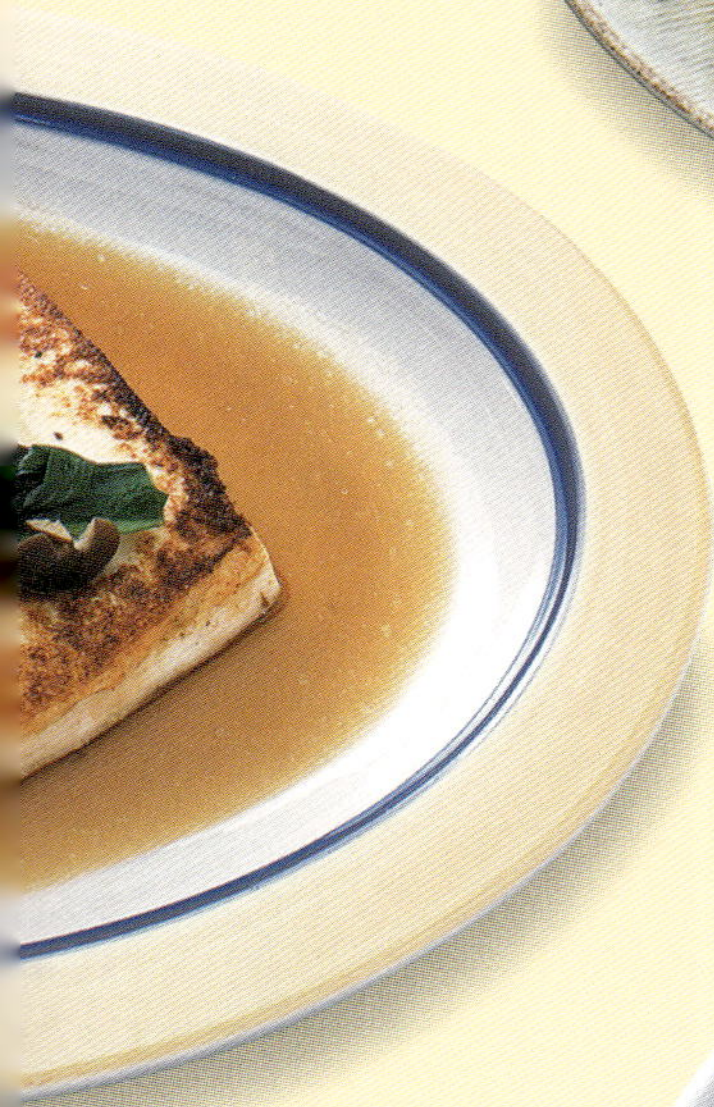

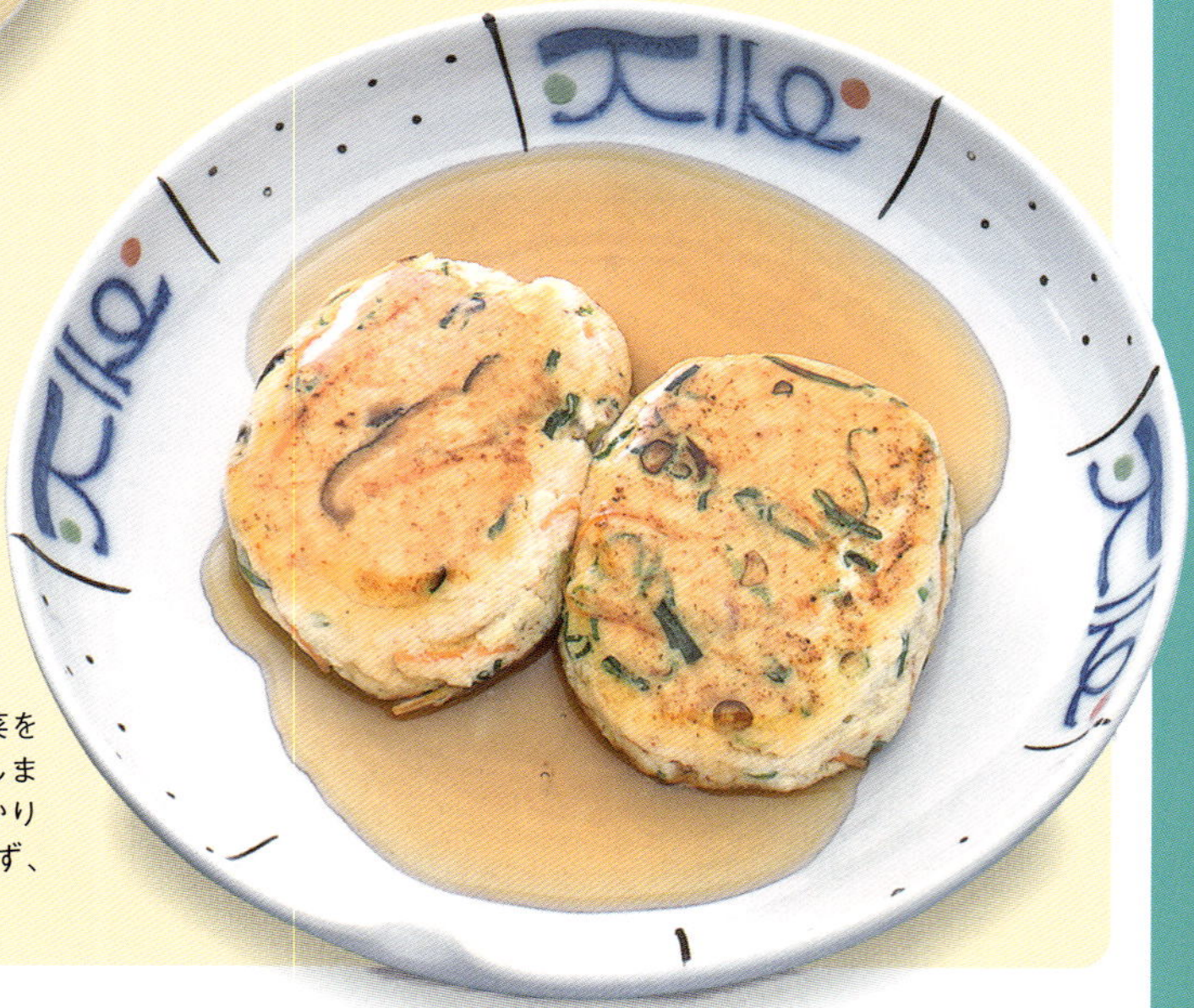

豆腐のハンバーグ

●淡泊な豆腐にカニと野菜を加えて、うま味をプラスしました。豆腐の水分をしっかりしぼるのがコツ。くずれず、きれいに仕上がります。

●作り方は124ページ

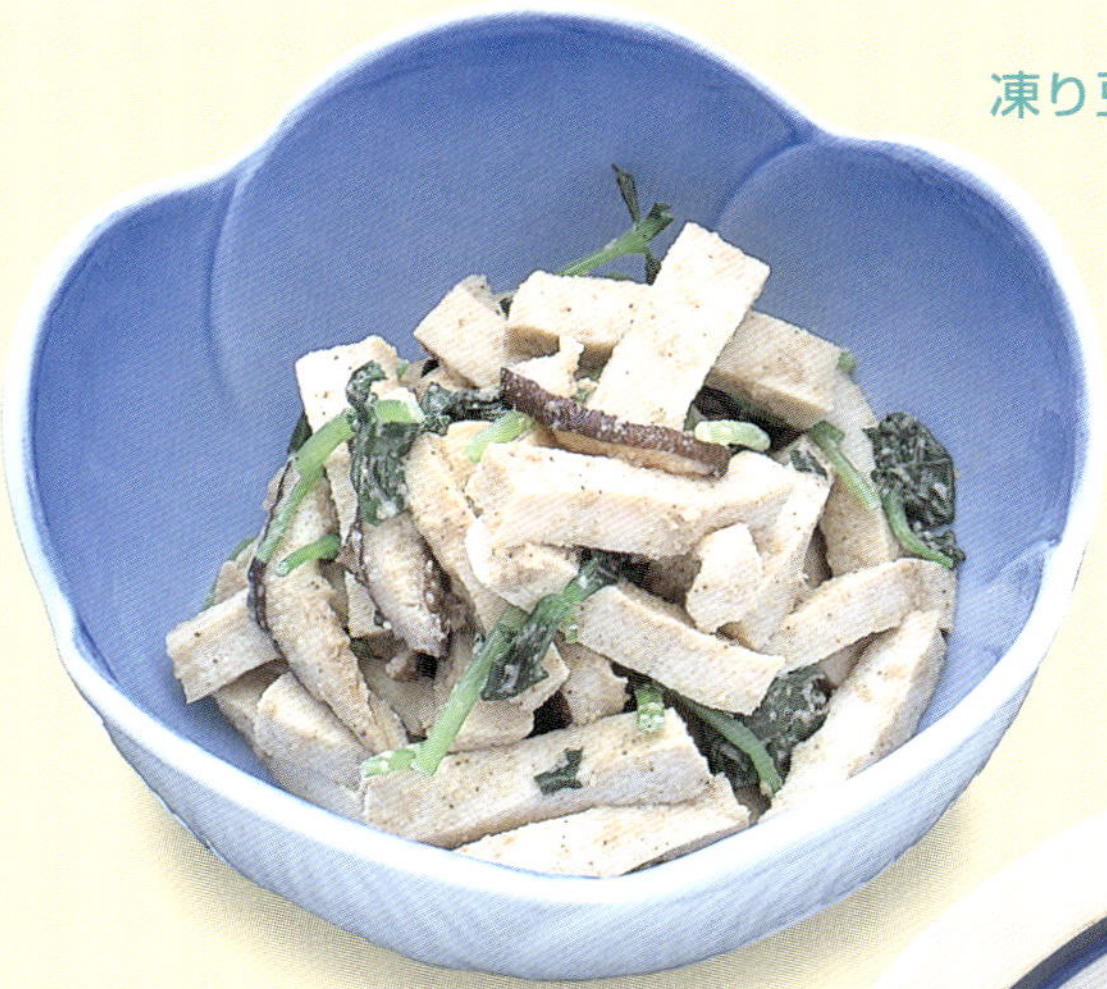

凍り豆腐のごまあえ

●うす味で煮た凍り豆腐をごまだれであえました。昨今は凍り豆腐をもどすのもだいぶ楽になりました。カルシウムも豊富なので、常備して気軽に使いましょう。

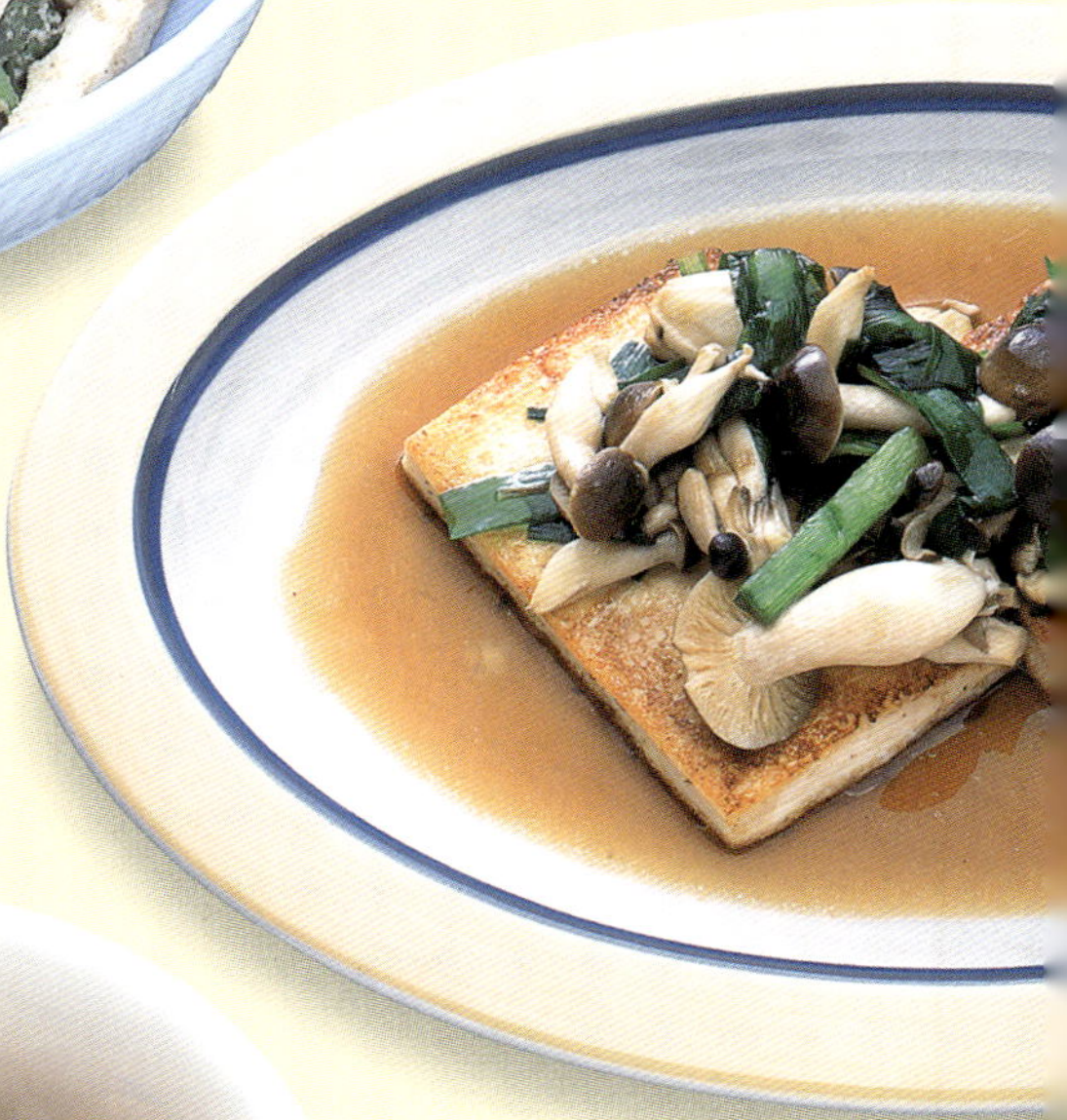

豆腐のステーキ

●豆腐のハンバーグより簡単にでき、ビタミンやミネラルは互角にとれます。豆腐をたっぷり使うので、主菜にもなります。時間がないときもおすすめです。

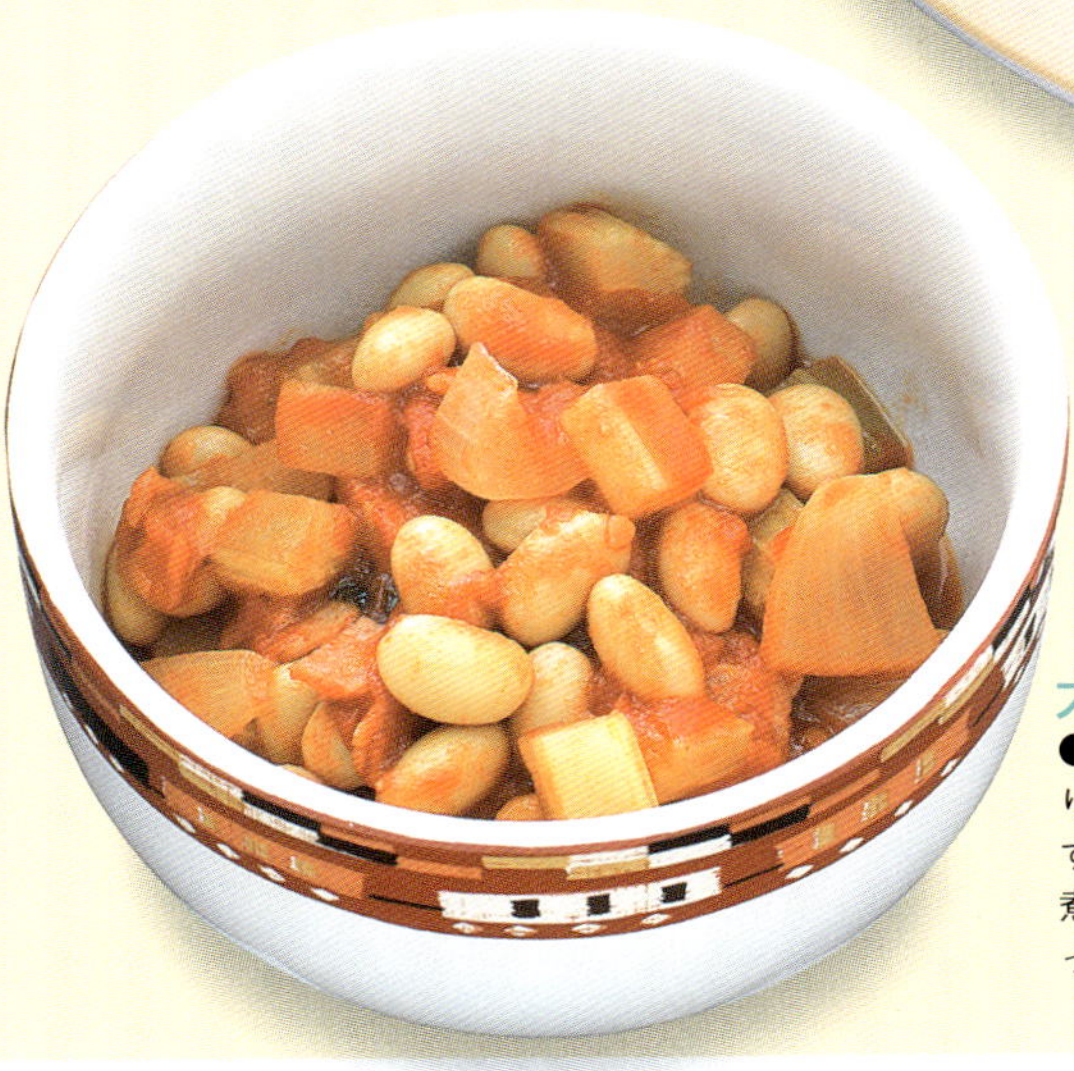

大豆と野菜のトマト煮

●大豆はゆでるのに時間がかかりますが、水煮を使えば手軽です。冷蔵庫の残り野菜とともに煮れば立派な１皿に。多めに作って朝食にもどうぞ。

豆腐・大豆を使った一品料理

●122ページ参照

中国風冷ややっこ

①豆腐は1.5㎝角に切り、さっと熱湯に通し、冷水でひやし、水けをきる。
②ザーサイとねぎと干しエビはみじん切りにする。
③豆腐に②をのせ、aをかける。

豆腐のハンバーグ

①豆腐はふきんに包み、まな板を重石にのせて30～40分おいて水きりする。
②しいたけ、にんじんはせん切り、小ねぎはあらい小口切りにする。
③豆腐はすり鉢ですりつぶし、ほぐしたカニと②とaを加えてよく混ぜる。
④油を薄くつけた手で2個の小判形にまとめ、油を熱したフライパンに並べ、両面を薄く色づくまで焼く。
⑤bを煮立て、水どきかたくり粉でとろみをつけ、ハンバーグにかける。

豆腐のステーキ

①豆腐はふきんに包み、重石をのせて20～30分おいて水きりをし、厚みを半分に切ってしょうゆをかけておく。
②しめじはほぐし、にらは3～4㎝長さに切る。
③フライパンに油の半量を熱して②をいため、aで調味し、汁ごととり出す。
④フライパンをさっと洗って残りの油を熱し、豆腐を並べ入れ、両面をきつね色に焼く。
⑤豆腐を器に盛り、③をかける。

凍り豆腐のごまあえ

①凍り豆腐は表示どおりの方法でもどし、水けを絞り、だしと調味料を煮立てた中に入れて10分煮る。さましてから短冊切りにし、汁けを軽く絞る。
②しいたけは網焼きにし、細切りにす

［お酒の適量を守るコツ］

「プリン体が多いビールさえ控えれば大丈夫」と、アルコールの量には無頓着な人がいます。ビールの代わりにウイスキーや日本酒だったらいくら飲んでも安心かというと、これらはアルコール濃度が高く、アルコール自体による血清尿酸値の上昇が起こりますので、やはり注意が必要です（18、29ページ参照）。

　結局、ほどほどに「適量を守る」ことが大切です。とはいってもお酒の席で適量を守るのは大変なこと。お酒の飲み方について、患者さんから聞いた「適量を守るコツ」を紹介します。

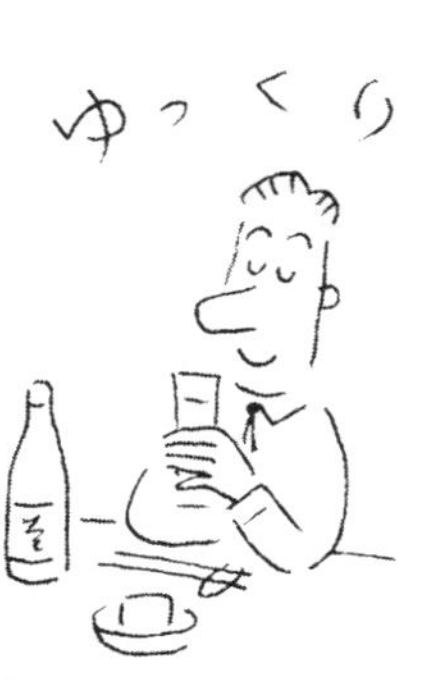

①うすめでゆっくり飲む。

る。三つ葉はさっとゆでて水にとり、水けを絞って３cm長さに切る。

③①②をごまだれであえる。

大豆と野菜のトマト煮

①水煮の大豆は熱湯にさっと通す。

②ベーコンは１cm幅に切る。玉ねぎとセロリは1.5cm角に切り、マッシュルームは薄切りにする。

③なべに油を熱して②をいため、トマトをくずして加え、a、大豆も加え、ときどき混ぜながら弱火で10～15分煮て、塩とこしょうで味をととのえる。

●材料（1人分）

●中国風冷ややっこ

もめん豆腐 ……½丁（150g）
ザーサイ ……………………5g
ねぎ ……………………………5g
干しエビ(もどす)………乾3g
a ┌干しエビのもどし汁……
　│……………小さじ1（5mℓ）
　│しょうゆ……小さじ1（6g）
　└ごま油………少量（0.6g）

●豆腐のハンバーグ

もめん豆腐 ……⅓丁（100g）
ズワイガニ（水煮缶詰め）…
……………………………30g
生しいたけ ………1枚（10g）
にんじん ……………………5g
小ねぎ ……………１本（6g）
a ┌卵……………⅓個（18g）
　│酒 ………小さじ½強（3g）
　└塩 ………ミニ⅓（0.4g）
油 ………………小さじ½（2g）
b ┌だし……大さじ１⅔（25mℓ）
　│みりん ……小さじ½（3g）
　│しょうゆ ……少量（1g）
　└塩 ………ミニ¼（0.3g）
┌かたくり粉 …小さじ⅓（1g）
└水…かたくり粉の２倍容量

●豆腐のステーキ

┌もめん豆腐 …½丁（150g）
└しょうゆ ……小さじ½（3g）
しめじ……40g　にら……20g
油 ………………大さじ½（6g）
a ┌しょうゆ …小さじ1⅓（8g）
　│みりん……小さじ1⅓（8g）
　└水 ………小さじ2弱（8mℓ）

●凍り豆腐のごまあえ

┌凍り豆腐 ……………乾8g
│だし ………大さじ1⅔（25g）
│砂糖 …………小さじ⅔（2g）
│塩 …………ミニ¼（0.3g）
└しょうゆ ………少量（1g）
生しいたけ ………1枚（10g）
三つ葉……………………10g
ごまだれ ┌すり白ごま…小さじ2（6g）
　│だし ……小さじ2強（12mℓ）
　│しょうゆ …小さじ⅔（4g）
　└みりん …小さじ¼（1.5g）

●大豆と野菜のトマト煮

大豆（水煮）……………35g
ベーコン …………⅓枚（5g）
玉ねぎ・セロリ………各20g
マッシュルーム（水煮缶詰め）…
……………………………5g
トマト(水煮缶詰め) ……50g
オリーブ油 …小さじ１強（5g）
a ┌バジルの葉のみじん切り ……
　│………………………少量
　│ロリエ ………………¼枚
　│白ワイン ………………
　└…………大さじ１弱（13g）
塩 ……………ミニ１弱（1g）
こしょう …………………少量

②はしごはしない。

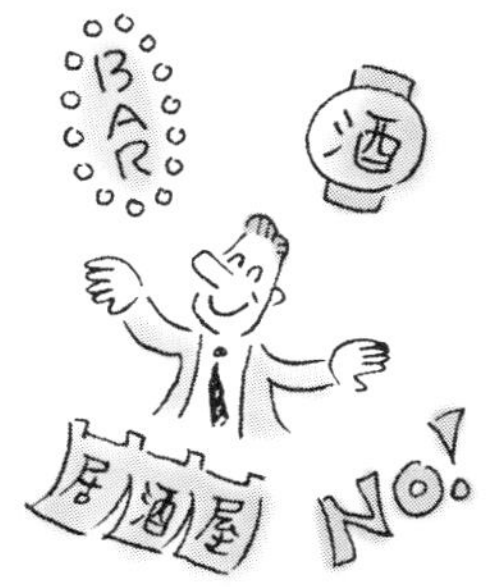

③注いだり、注がれたりしなくてよいものを選ぶ。

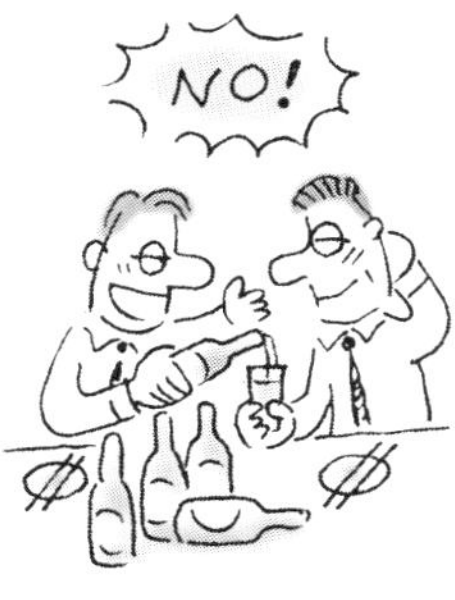

④ビールで乾杯したあとは、ウイスキーや焼酎でのらりくらりと飲む。

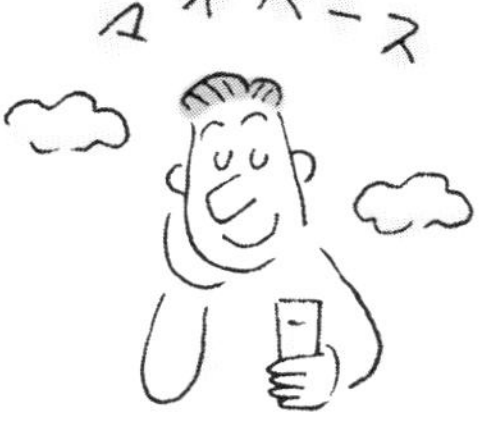

自分のスタイルをつくり、自分のペースで飲むことがコツのようです。

野菜の甘酢漬け

●塩をふって水けをしぼった野菜に、調味液をかけてなじませます。さっぱりした歯ざわりのよい料理で、油料理によく合います。作りおきがきくので、たっぷり作ってたっぷりどうぞ。

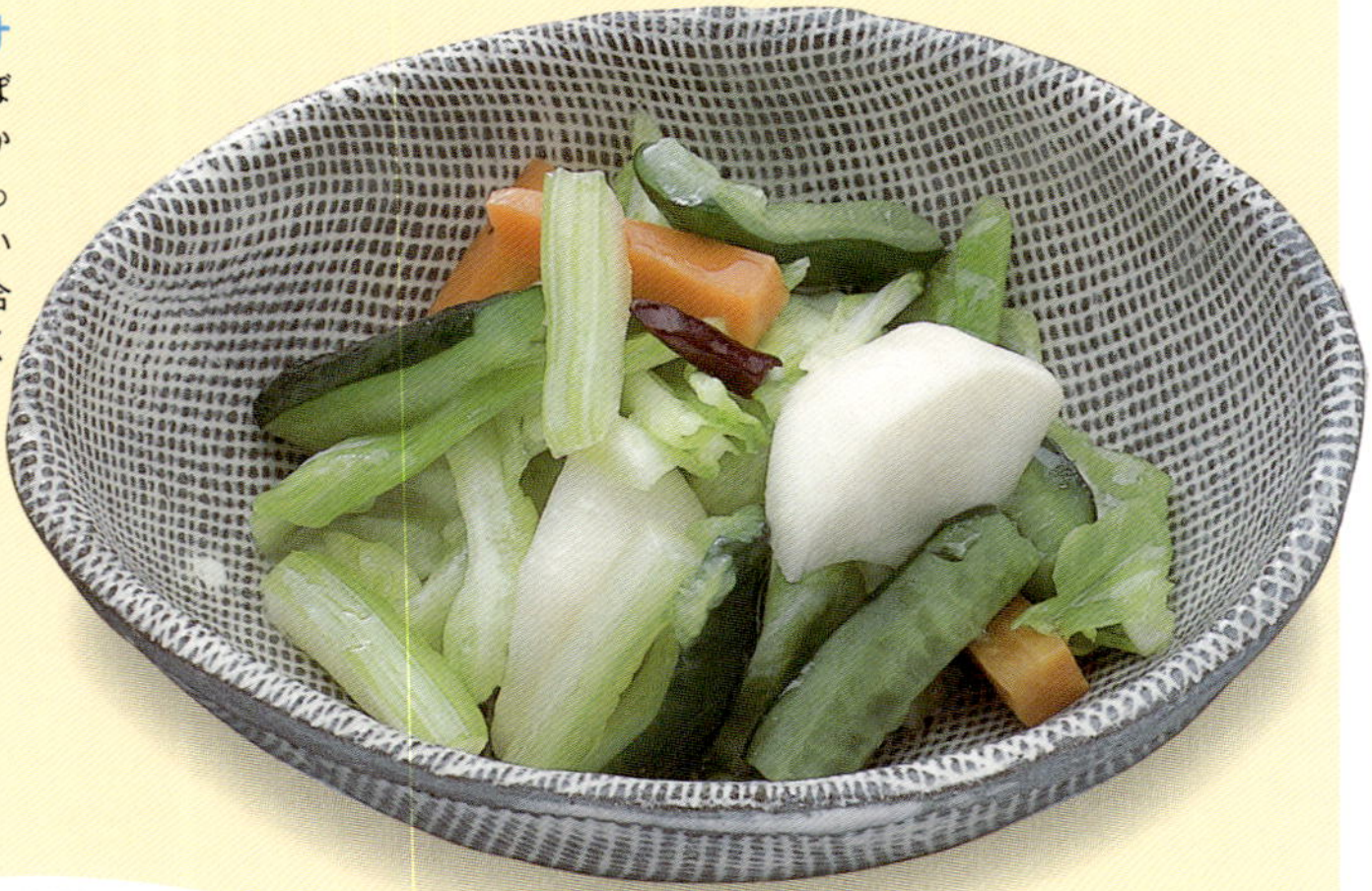

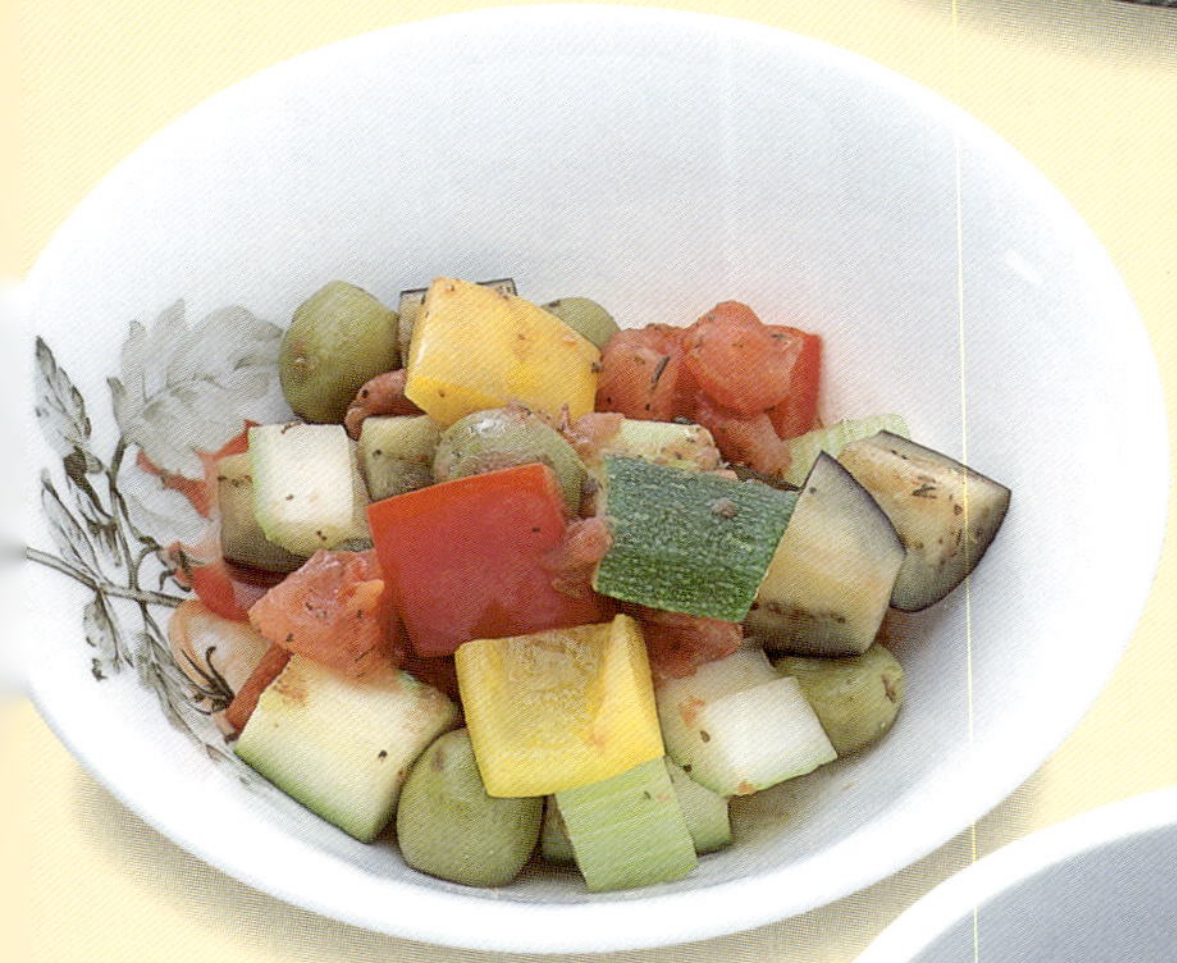

夏野菜のワインビネガー風味

●カラフルな野菜をオリーブ油とワインビネガーでしゃれた味に仕上げます。冷たくなってもおいしい料理。一品料理にも、つけ合わせにも向きます。

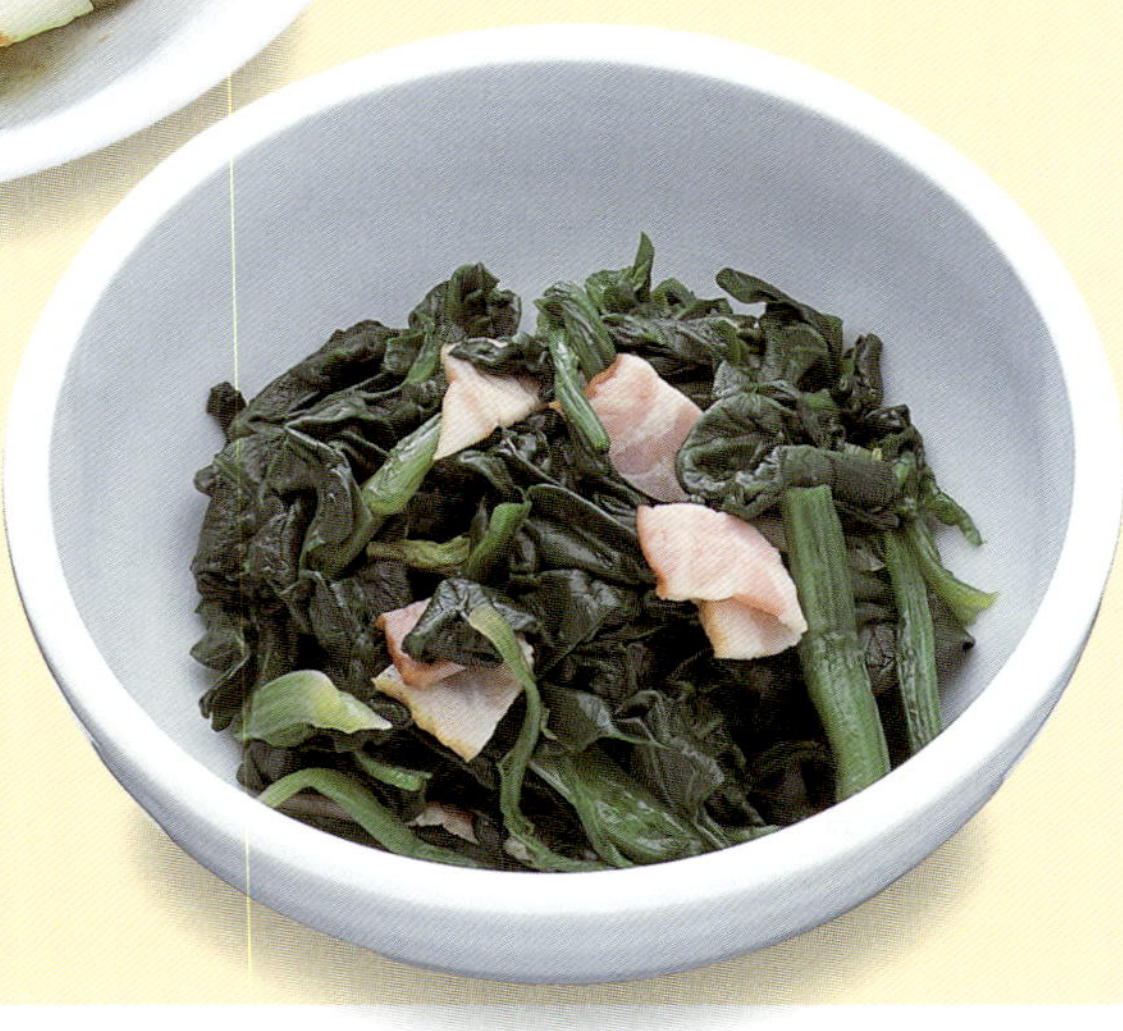

ほうれん草とベーコンの簡単お浸し

●ほうれん草をゆでる湯でベーコンもいっしょにゆでてしまいます。ベーコンの風味がおいしくて、しかも簡単、という一石二鳥の料理です。

●作り方は128ページ

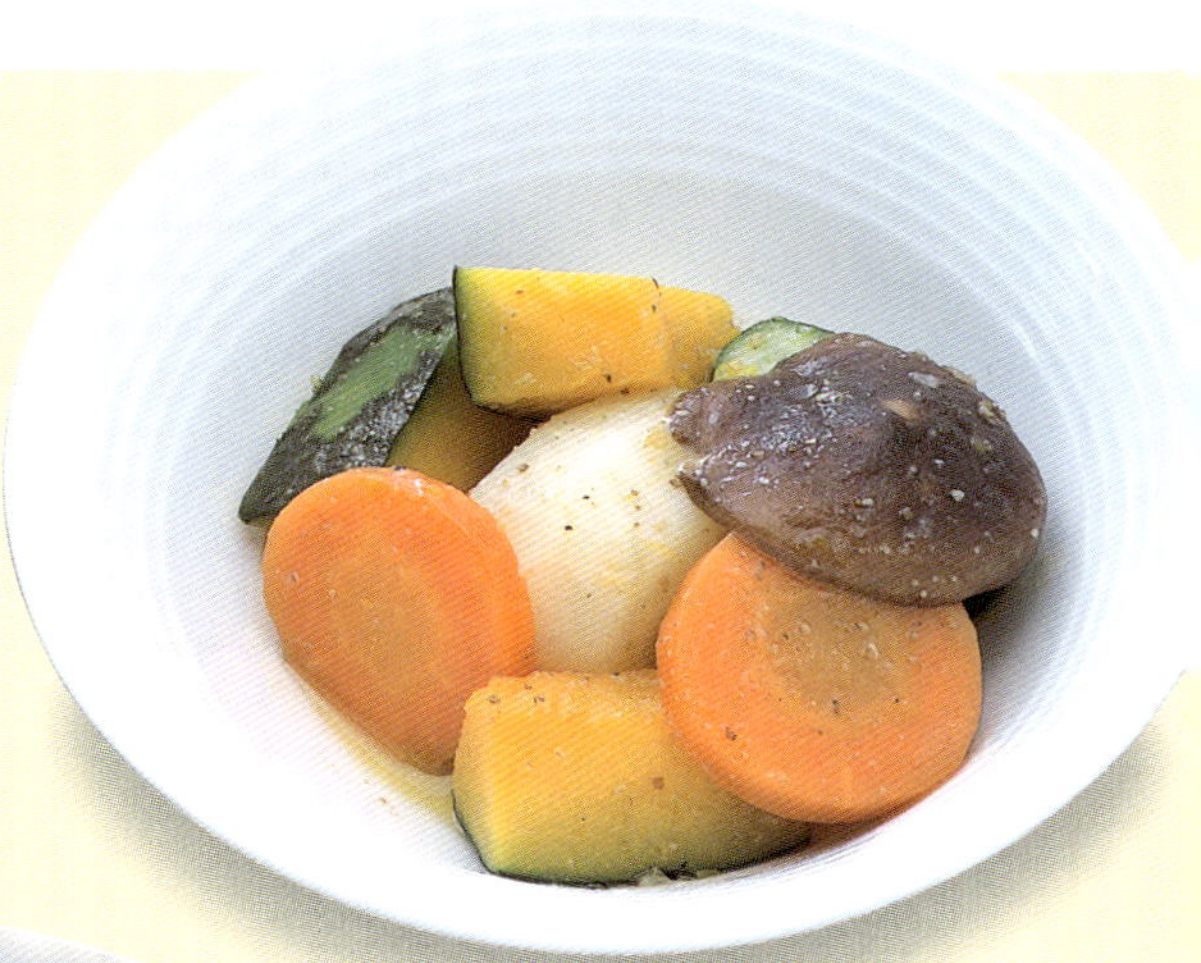

五色野菜のバター煮

●5種類の野菜をバターと砂糖入りのスープで煮ました。ほんのりと甘い、うす味の料理。β-カロテンもたっぷりです。和風煮物に飽きたときにおすすめです。

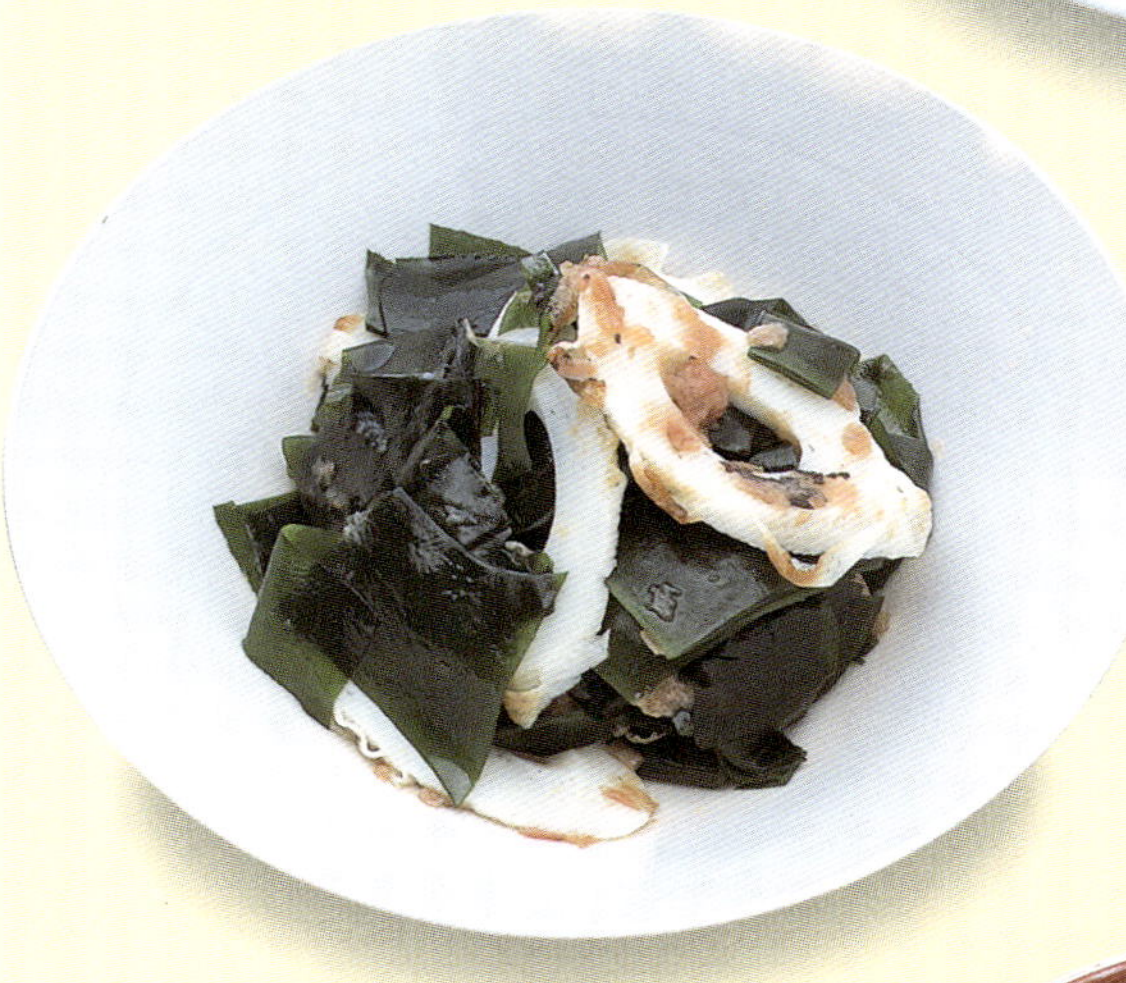

わかめとちくわの梅あえ

●“もう一品ほしい”というときに、冷蔵庫にあるもので作れます。海藻の料理があると献立に変化がつきます。梅干しは調味料代わりにします。

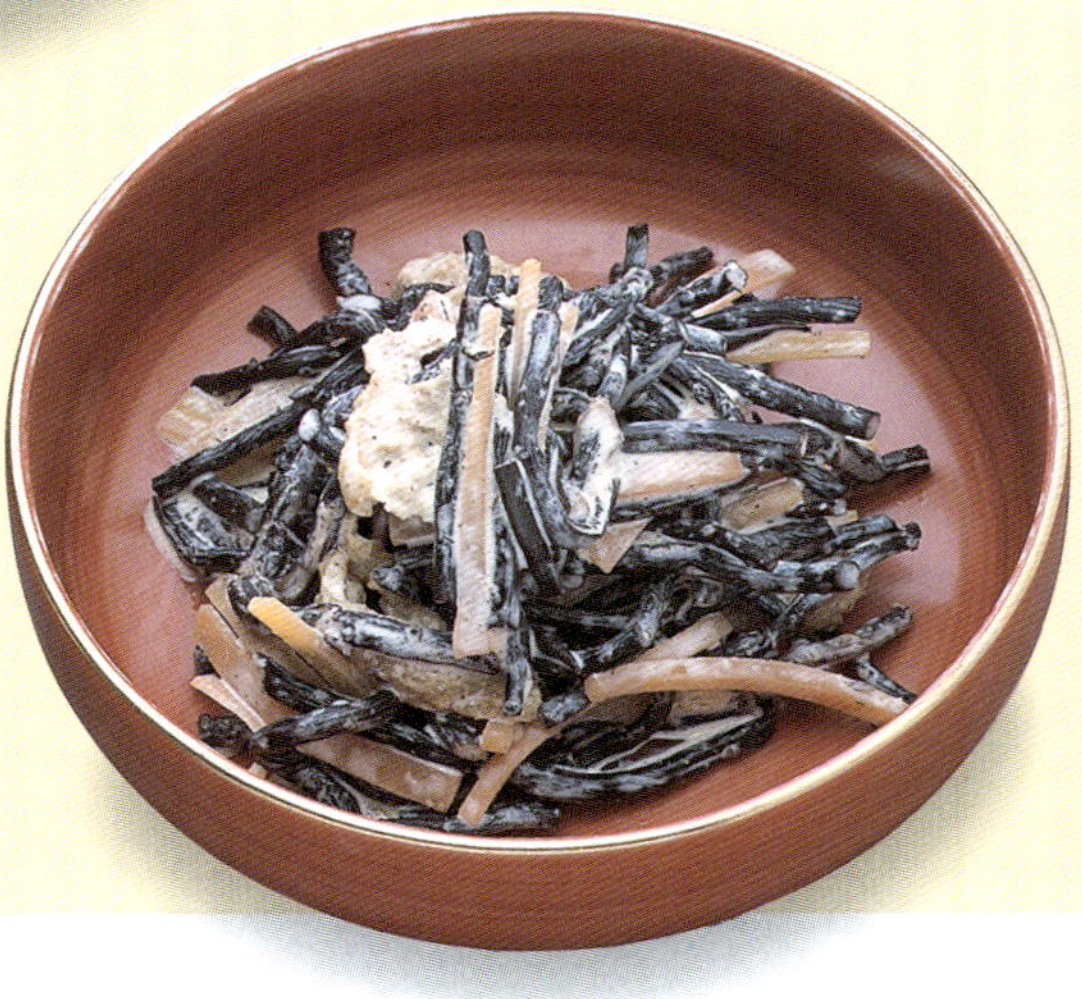

ひじきのごまマヨネーズあえ

●ひじきのちょっと変わった食べ方です。うす味で煮たひじきをマヨネーズやごまが入った衣であえます。こくがあり、しかも塩分は控えめです。

野菜・海藻を使った一品料理

●126ページ参照

野菜の甘酢漬け

①かぶは縦6つ割りにし、きゅうりは5cm長さで縦4つ割りにする。キャベツは5cm角に切る。セロリとにんじんは4cm長さで約5mm角の棒状に切る。
②①を合わせ、塩をまぶして20分ほどおき、しんなりしたら水けを絞る。
③油にとうがらしを入れて熱し、砂糖と酢を加えて煮立て、②にかける。ときどき混ぜ、さめたら冷蔵庫で冷やす。

夏野菜のワインビネガー風味

①野菜はすべて2～3cm角に切る。
②厚手の浅なべにオリーブ油を熱し、にんにく、なす、ズッキーニ、セロリ、ピーマンの順に加えていため合わせ、塩の半量とこしょうをふり、とり出す。
③同じなべにトマト、aと残りの塩を入れて強火でいため、②をもどす。

ほうれん草とベーコンの簡単お浸し

①ほうれん草は4～5cm長さに切る。
②ベーコンは1cm幅に切る。
③塩を適量（分量外）入れたたっぷりの沸騰湯で①②をゆで、湯をきる。
④③をしょうゆとこしょうで調味する。

五色野菜のバター煮

①かぶは縦半分に切り、かぼちゃは一口大に切る。きゅうりは2cm厚さ、にんじんは6mm厚さの輪切りにする。
②煮汁を温め、にんじん、かぼちゃ、かぶ、きゅうり、しいたけの順に加え、煮汁が少しになるまで20分ほど煮る。

わかめとちくわの梅あえ

①わかめはもどしてよく塩を抜き、熱

【アルカリ化食品と酸性化食品】

野菜、海藻類は、正確にはアルカリ化食品、肉や魚は酸性化食品といいます（アルカリ性といっても至適ＰＨは6.0～6.5の弱酸性。30～32ページ参照）。

尿のＰＨの管理は、血液中の尿酸値の改善を目的とするよりは、もっと広く、高尿酸血症、痛風で合併しやすい腎（尿路）結石や腎機能障害の予防を目的としたものです。

尿酸排泄促進剤を使用したときは、特にアルカリ化食品をしっかりとって、尿のＰＨを管理することが重要です。

アルカリ化食品である野菜をとる目安は、一日に350g以上、1食に100g以上です。このうち1/3は緑黄色野菜にします。生野菜なら両手に山盛り1杯、加熱した野菜なら片手に山盛り1杯が目安と覚えておくと、外食のときのチェックにも役立ちます。

●1食に食べる野菜の目安量

湯に通し一口大に、ちくわは斜めに切る。
②梅肉は包丁でたたき、だし、しょうゆ、削りガツオを混ぜ、①をあえる。

ひじきのごまマヨネーズあえ

①ひじきはもどしてからさっとゆで、長ければ4～5cm長さに切る。
②にんじんは4～5cm長さのせん切りに、油揚げは熱湯を通し、油抜きをしてからせん切りにする。
③なべにaと①②を入れて沸騰後5～6分煮、煮汁をよくきる。
④bを合わせて、③をあえる。

●材料（1人分）

●野菜の甘酢漬け

かぶ……………………………40g
きゅうり・キャベツ　…各30g
セロリ・にんじん……各10g
塩　…………小さじ¼強（1.6g）
油　……………小さじ1（4g）
赤とうがらし…………⅓本
酢　……………小さじ1（5g）
砂糖　………小さじ2強（7g）

●夏野菜のワインビネガー風味

トマト(皮と種を除く)…60g
なす・ズッキーニ……各20g
セロリ……………………20g
ピーマン（赤・黄）…各10g
にんにくの薄切り　………2枚
オリーブ油　…小さじ1強（5g）
塩　……………ミニ1弱（1g）
こしょう…………………少量
a
グリーンオリーブピクルス　……………3～4個（10g）
ケッパー・オレガノ　…各少量
ワインビネガー　小さじ1（5g）

●ほうれん草とベーコンの簡単お浸し

ほうれん草　……………100g
ベーコン　………⅔枚（10g）
しょうゆ　……小さじ1弱（5g）
あらびきこしょう………少量

●五色野菜のバター煮

かぶ・かぼちゃ………各40g
きゅうり…………………25g
にんじん…………………15g
生しいたけ　………1枚（10g）
湯…………………½カップ（100mℓ）
煮汁
顆粒ブイヨン…………………小さじ¼（0.7g）
バター　…小さじ2弱（7g）
塩　………ミニ1弱（1g）
砂糖　………小さじ⅓（1g）
こしょう・ロリエ　…各少量

●わかめとちくわの梅あえ

生わかめ…………………50g
ちくわ……20g　梅肉……2g
だし　……………小さじ1（5mℓ）
しょうゆ　……小さじ¼（1.5g）
削りガツオ　……………1g

●ひじきのごまマヨネーズあえ

ひじき…………………………乾5g（もどして20～25g）
にんじん…10g　油揚げ…5g
a
だし　………¼カップ（50mℓ）
しょうゆ　…小さじ½（3g）
酒　………小さじ½強（3g）
b
マヨネーズ　…小さじ2弱（7g）
練りごま　小さじ½弱（2g）
しょうゆ　……少量（1g）
牛乳　…小さじ½強（3mℓ）

◆加熱した野菜なら…

◆生野菜なら…

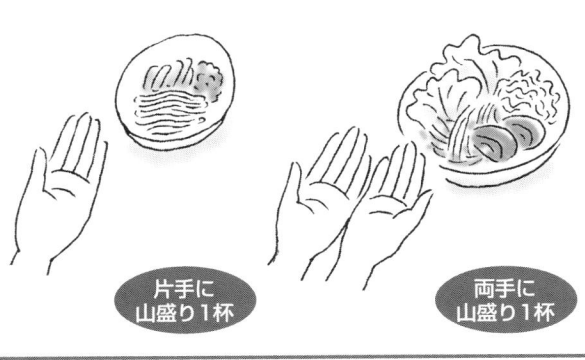

また、野菜や海藻類には、LDL（悪玉コレステロール）の酸化をおさえる抗酸化物質（ビタミンE・C、β-カロテンなど）が多く含まれます（38ページ参照）。動脈硬化防止のためにも野菜をたくさん食べることが望ましいといえるでしょう。

冷凍野菜を使った一品料理

ミックスベジタブルのミルクスープ

●ミックスベジタブルにベーコンとロリエを加えて煮ればおいしいスープに早変わり。さらにアサリやハマグリを加えると高級感も栄養もアップします。

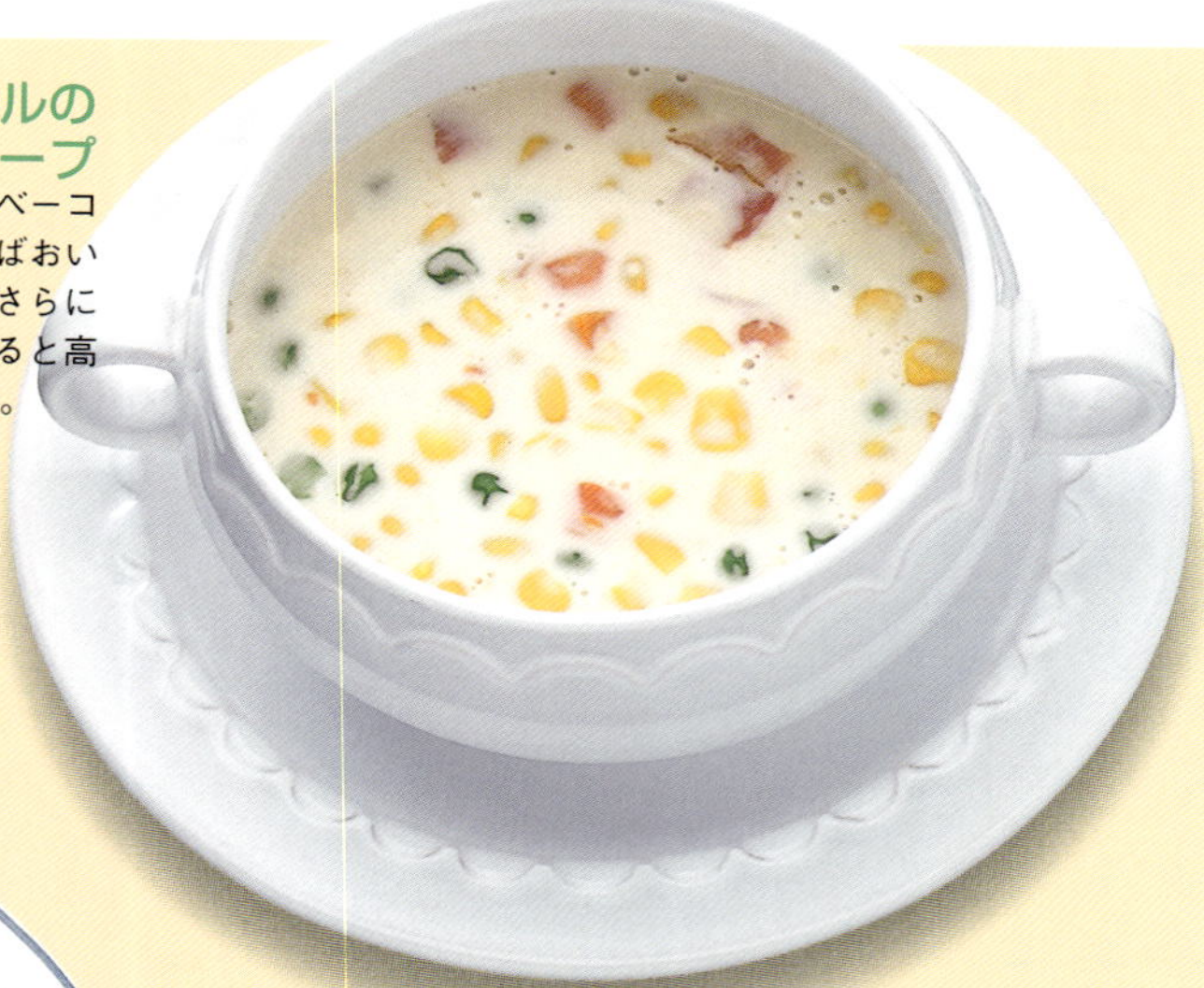

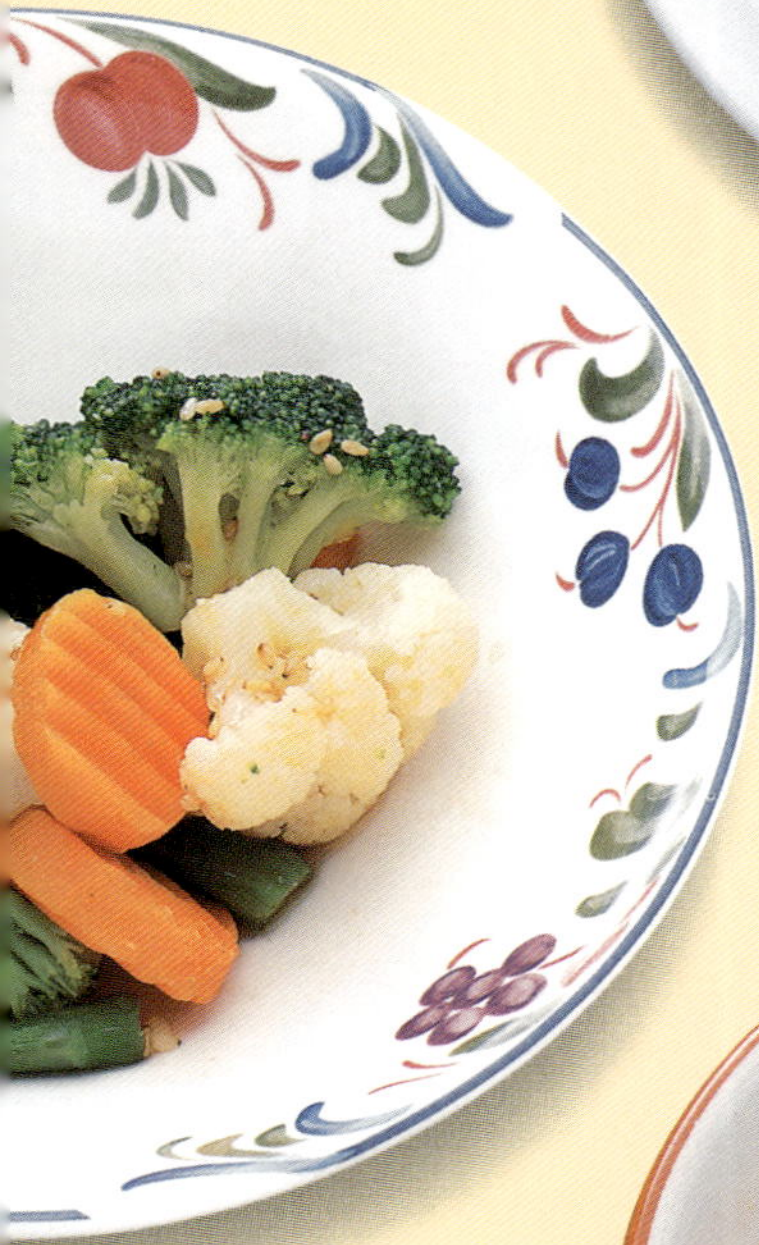

洋風野菜のホットサラダ

●冷凍野菜をゆでてドレッシングをかければ立派なサラダ。にんじん、ブロッコリー、アスパラガスなど緑黄色野菜もたっぷりとれます。

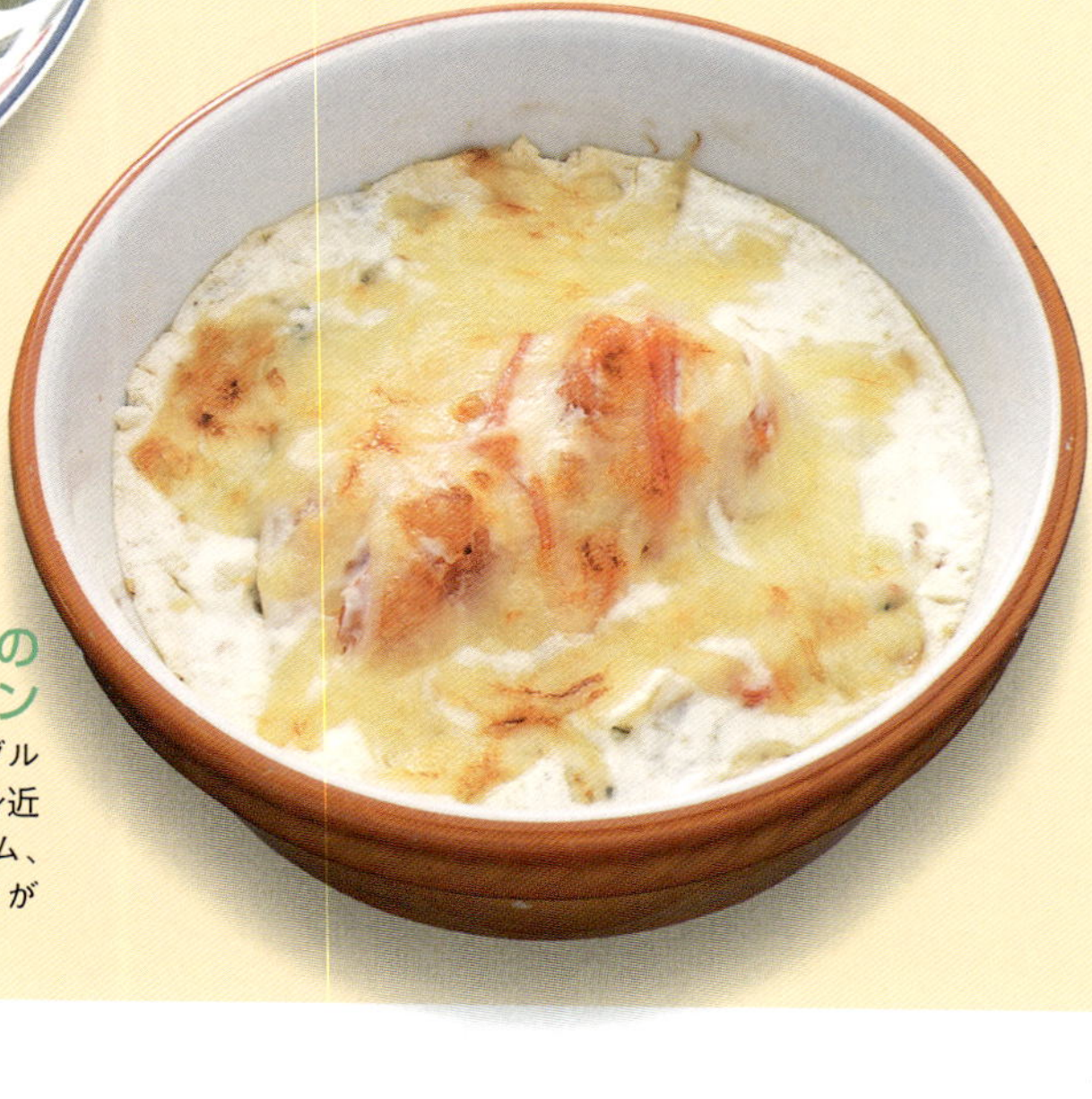

ほうれん草のヨーグルトグラタン

●白ソースの代わりにヨーグルトを使ったグラタンです。身近な材料を使って、カルシウム、鉄、β-カロテン、ビタミンEがしっかりとれる料理です。

●作り方は132ページ

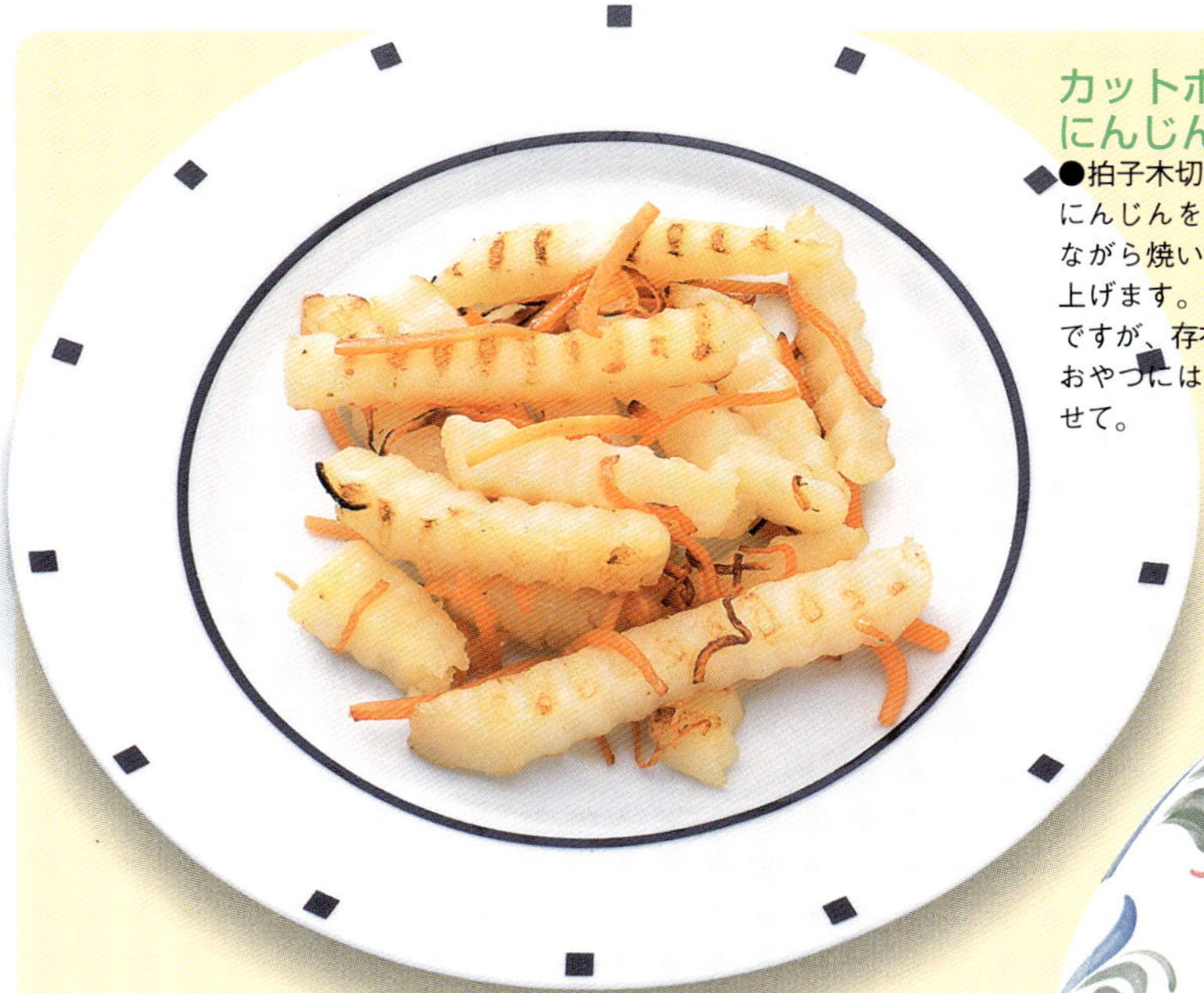

カットポテトとにんじんのソテー

●拍子木切りのじゃが芋とにんじんを、ふたでおさえながら焼いて、カリッと仕上げます。シンプルな料理ですが、存在感があります。おやつには牛乳と組み合わせて。

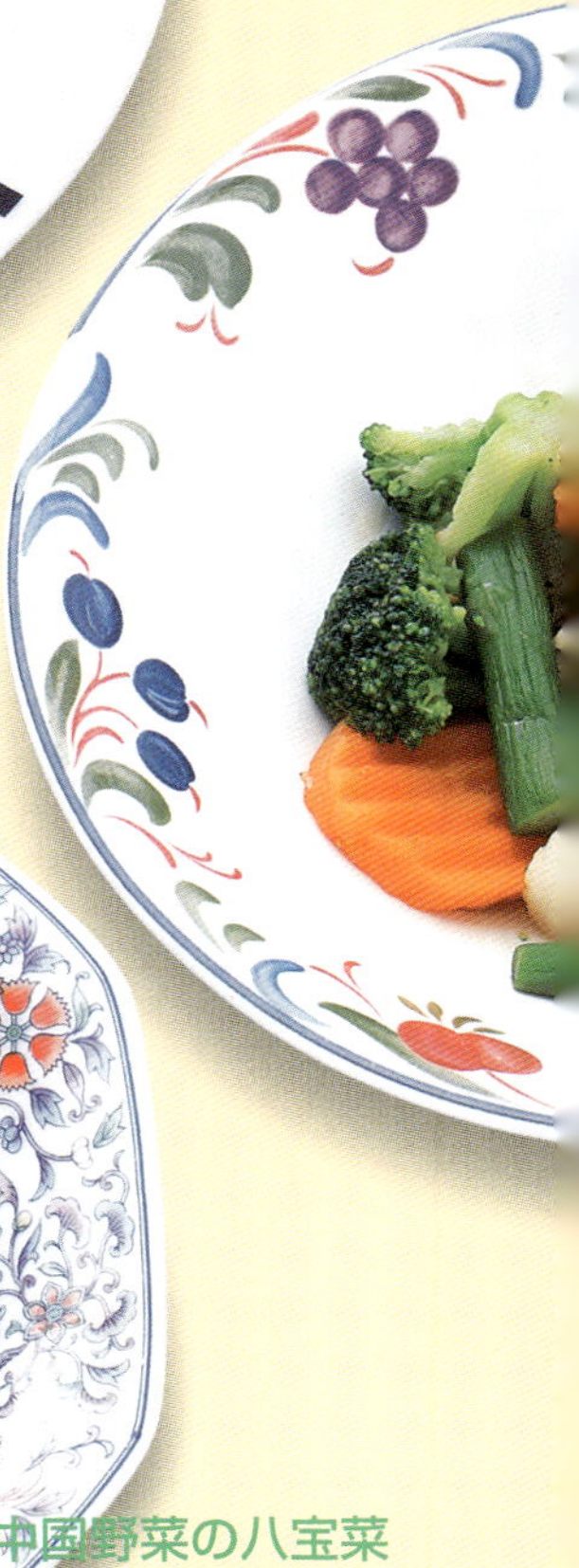

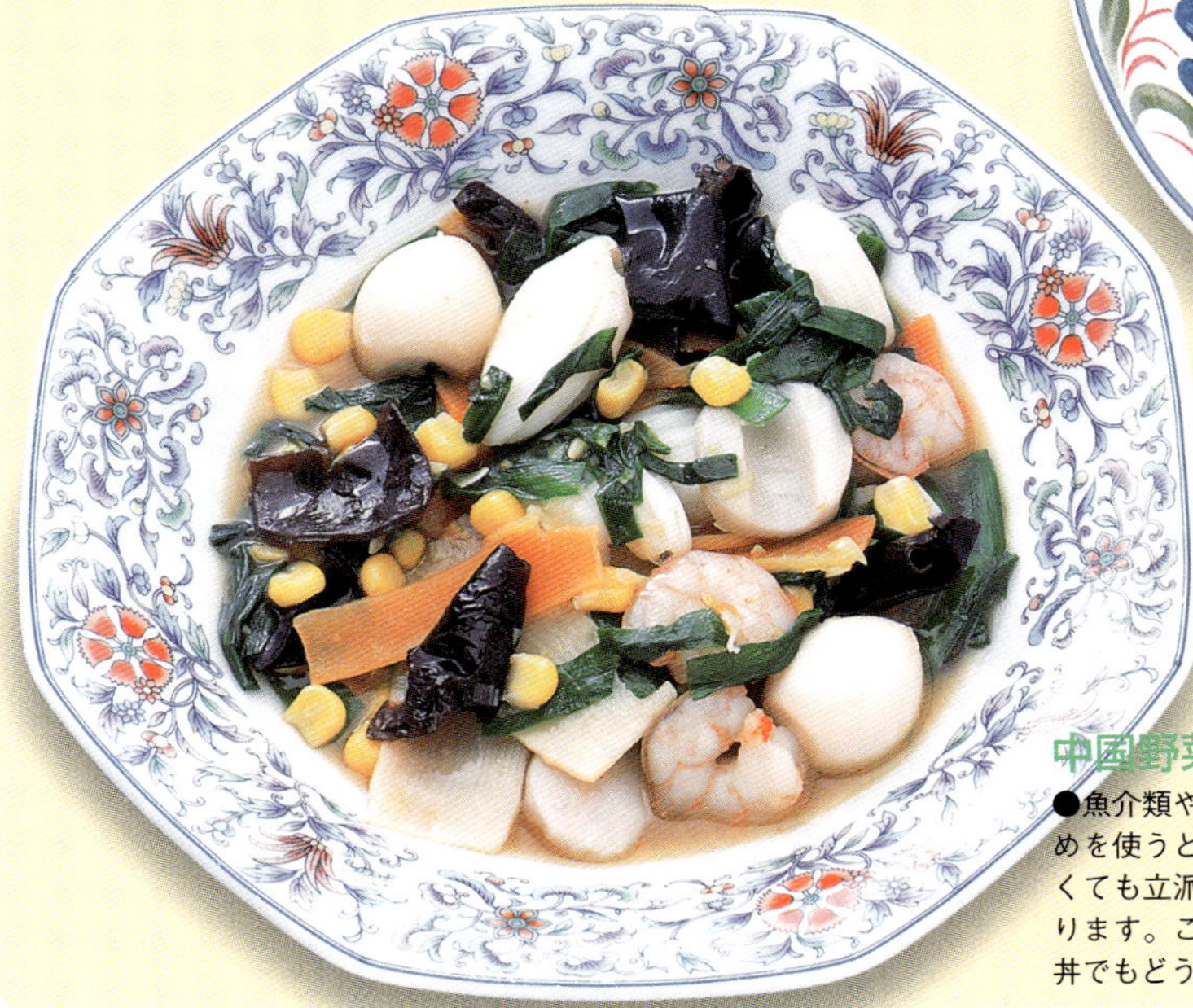

中国野菜の八宝菜

●魚介類や卵も冷凍品や缶詰めを使うと、買い物に行かなくても立派な主菜ができ上がります。ごはんにかけて中華丼でもどうぞ。

冷凍野菜を使った一品料理

●130ページ参照

ミックスベジタブルのミルクスープ

①ベーコンは1cm角に切る。
②なべにバターをとかしてベーコンをいため、脂が出たら、ミックスベジタブルを凍ったまま加えていためる。
③野菜に油がなじんだら小麦粉をふり入れていため、湯と顆粒ブイヨンを加えて木じゃくしで手早く底から混ぜながら加熱する。
④煮立ったら牛乳とロリエを加え、ふたをずらしてかけ、ときどき混ぜながら弱火で10分くらい煮、塩で調味する。

洋風野菜のホットサラダ

①野菜ミックスは耐熱皿にのせ、ラップをかけて電子レンジで2分加熱する。
②器に盛り、ドレッシングの材料を混ぜ合わせてかける。

ほうれん草のヨーグルトグラタン

①ほうれん草は、ラップなしで電子レンジで2分ほど加熱し、水けを絞る。
②玉ねぎは薄切りにし、トマトは種を除いて2cm角に切る。
③バターをとかして玉ねぎをしんなりするまでいため、①②の順に加えて軽くいため、塩、こしょうで調味する。
④グラタン皿にバター（分量外）を薄く塗って③を入れ、カニかまを散らす。
⑤ヨーグルトに塩とこしょうを混ぜて④にかけ、チーズをのせて、200度のオーブンで7～8分ほど焼きつける。

カットポテトとにんじんのソテー

①にんじんはせん切りにする。
②バターと油を熱し、凍ったままのカットポテトとにんじんをいためる。
③ポテトがしんなりしたら塩、こしょ

［ご注意！ コンビニ弁当の調味料］

誰が食べても不足しないようにというサービスからでしょうか、コンビニの弁当には調味料が多めに入っています。

しょうゆ、ソース、めんつゆ、ドレッシングなどは、1袋ぜんぶをかけないようにし、味をみながら使うのが、塩分をとりすぎないコツです。

漬物や梅干しも、弁当に入っているのは、なんとなく食べてしまいがちですが、減塩するには、意識して残すことも必要です。

◆コンビニ弁当の調味料・漬物の塩分

	容量	塩分
しょうゆ	1袋　6g	0.9g
ソース	1本　3g	0.3g
めんつゆ	1袋 80g	2.6g
和風ドレッシング	1袋 20ml	0.9～1g
マヨネーズ	1袋 15g	0.3g
柴漬け	10g	0.7g
たくあん	7g	0.5g
梅干し	1個　2g	0.3g

132・133ページの表＝「栄養と料理」『塩分早わかり』『新外食・テイクアウトのカロリーガイドブック』（いずれも女子栄養大学出版部）より

うをふって平らにならし、ふたでおさえつけながら7～8分焼き、裏返して同様にしてカリッとするまで焼く。

中国野菜の八宝菜

①エビとイカは熱湯でさっとゆでてざるにあげて湯をきり、aをふりかける。

②油を熱してねぎとしょうがのみじん切りをいため、香りが出たら中国野菜ミックスを入れていためる。

③火が通ったら①とうずらの卵を加えていため、bを加えて煮立たせ、水どきかたくり粉でとろみをつける。

●材料（1人分）

●ミックスベジタブルのミルクスープ

冷凍ミックスベジタブル（にんじん・コーン・グリーンピース）……………………80g
ベーコン ………………5g
バター ………小さじ½（2g）
小麦粉 ………小さじ⅔（2g）
湯 ……………¼カップ（50mℓ）
顆粒ブイヨン …小さじ⅓（1g）
牛乳 …………½カップ強（120mℓ）
ロリエ…少量　塩…ミニ½（0.5g）

●洋風野菜のホットサラダ

冷凍洋風野菜ミックス（にんじん・ブロッコリー・カリフラワー・グリーンアスパラガス）………………………80g
ドレッシング
- しょうゆ …小さじ1（6g）
- 酢 ………小さじ½強（3g）
- ごま油 ……小さじ¼（1g）
- いり白ごま 小さじ¼（1g）
- ねぎのみじん切り …5g
- しょうが汁…………少量

●ほうれん草のヨーグルトグラタン

冷凍ほうれん草…………80g
玉ねぎ…25g　トマト…30g
カニ風味かまぼこ………10g
バター …………小さじ½（2g）
塩…ミニ½（0.6g）　こしょう…少量
- プレーンヨーグルト …70g
- 塩 …………ミニ⅓（0.4g）
- こしょう………………少量

ピザ用細切りチーズ……10g

●カットポテトとにんじんのソテー

冷凍カットポテト………80g
にんじん…………………20g
バター ………小さじ1¼（5g）
油 ………………小さじ¾（3g）
塩…ミニ⅔（0.8g）　こしょう…少量

●中国野菜の八宝菜

冷凍むきエビ・カットイカ ……………………………各30g
a
- 塩 ………ミニ¼（0.3g）
- 酒 ………小さじ½強（3g）
- ごま油 ……小さじ¼（1g）

うずらの卵（水煮）…2個（20g）
冷凍中国野菜ミックス（竹の子・にんじん・にら・きくらげ・くわい・コーン）…90g
- ねぎのみじん切り ……5g
- しょうがのみじん切り …少量

油 ………………大さじ¾（9g）
b
- 湯 …………¼カップ（50mℓ）
- 中国風顆粒だし …0.3g
- 塩 ………ミニ1弱（1g）
- しょうゆ 小さじ¼（1.5g）
- 酒 ………小さじ½強（3g）

- かたくり粉 …小さじ⅓（1g）
- 水…かたくり粉の2倍容量

【外食・テイクアウトの野菜量】

「お昼は外食」という人のために、外食・テイクアウトの野菜量を調べてみました。一日の必要量350gをとるには、1食あたり100g以上をとることが必要ですが、外食で充分な量がとれるメニューは限られています。朝、夕の食事で補うか、弁当持参との併用をおすすめします。

◆外食・テイクアウトの野菜量

メニュー	野菜量	メニュー	野菜量
にぎりずし	5g	レバにらいため	60g
牛丼	15g	ギョーザ	60g
サケ弁当	15g	ビーフシチュー	100g
ハム野菜サンド	15g	ビビンバ	100g
カツ丼	30g	タンメン	150g
とんかつ	30g	酢豚	160g
冷やし中華	30g	ロールキャベツ	210g
牛肉とピーマンのいため物	40g	野菜いため	115g
五目焼きそば	55g	野菜サラダ	125g

＊分量はあくまで目安です。
＊外食は総じて塩分、脂肪、エネルギーが家庭のものより多めです。ごはんやスープを残すなどして調整してください。

簡単に作れる朝ごはん

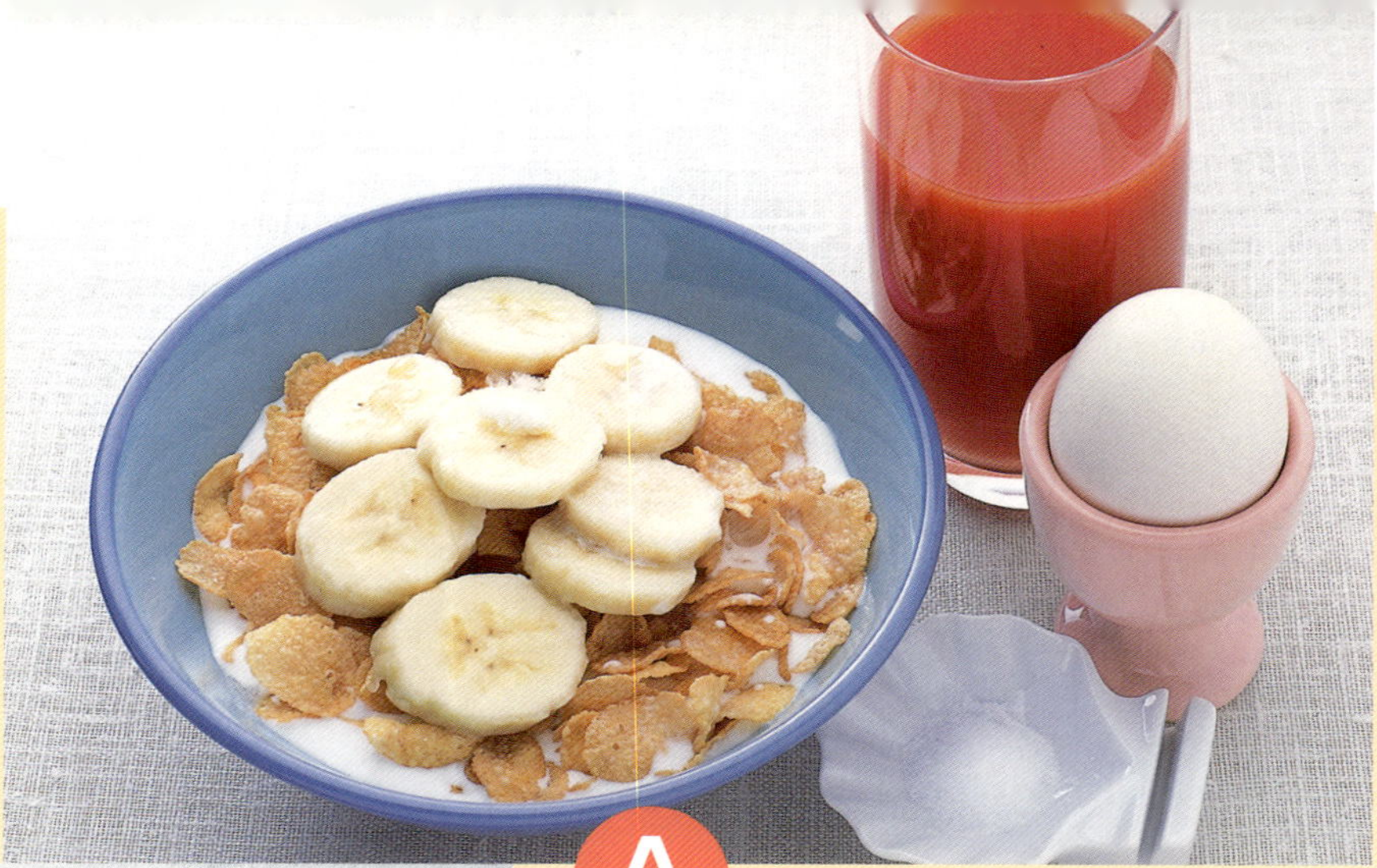

A バナナ入りコーンフレーク　ゆで卵　野菜ジュース

●卵をゆでている間に準備できるメニューです。野菜ジュースは缶でもパックでも、安いときにまとめて買っておきましょう。

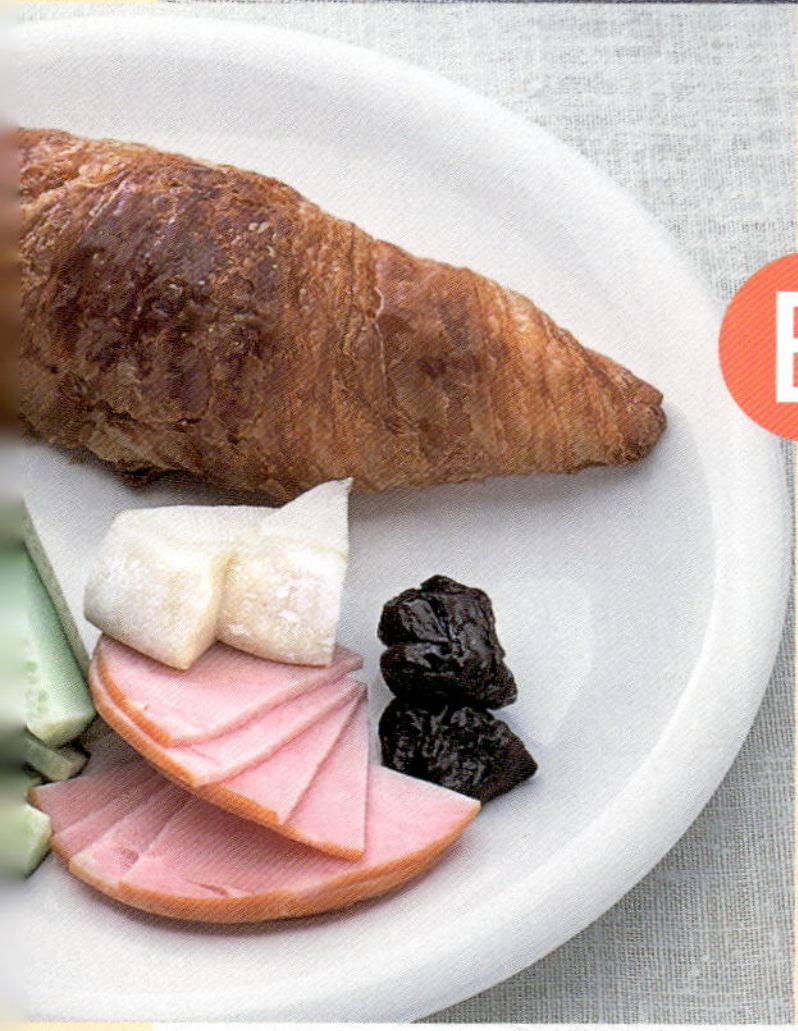

B 火いらずのワンディッシュ　缶入り紅茶(ノンシュガー)

●火を使わない日のメニュー。大きめの皿やチーズのカッティングボードに盛りつけると気分はリッチ。もちろん栄養もリッチです。前日にセットしておくと朝が楽です。

●ピラフを解凍している間にスクランブルエッグを作ります。ピラフにのせて、くずしながらオムライスの気分で食べます。休日の遅い朝食にいかがでしょう。

C 冷凍ピラフのスクランブルエッグのせ　グレープフルーツ

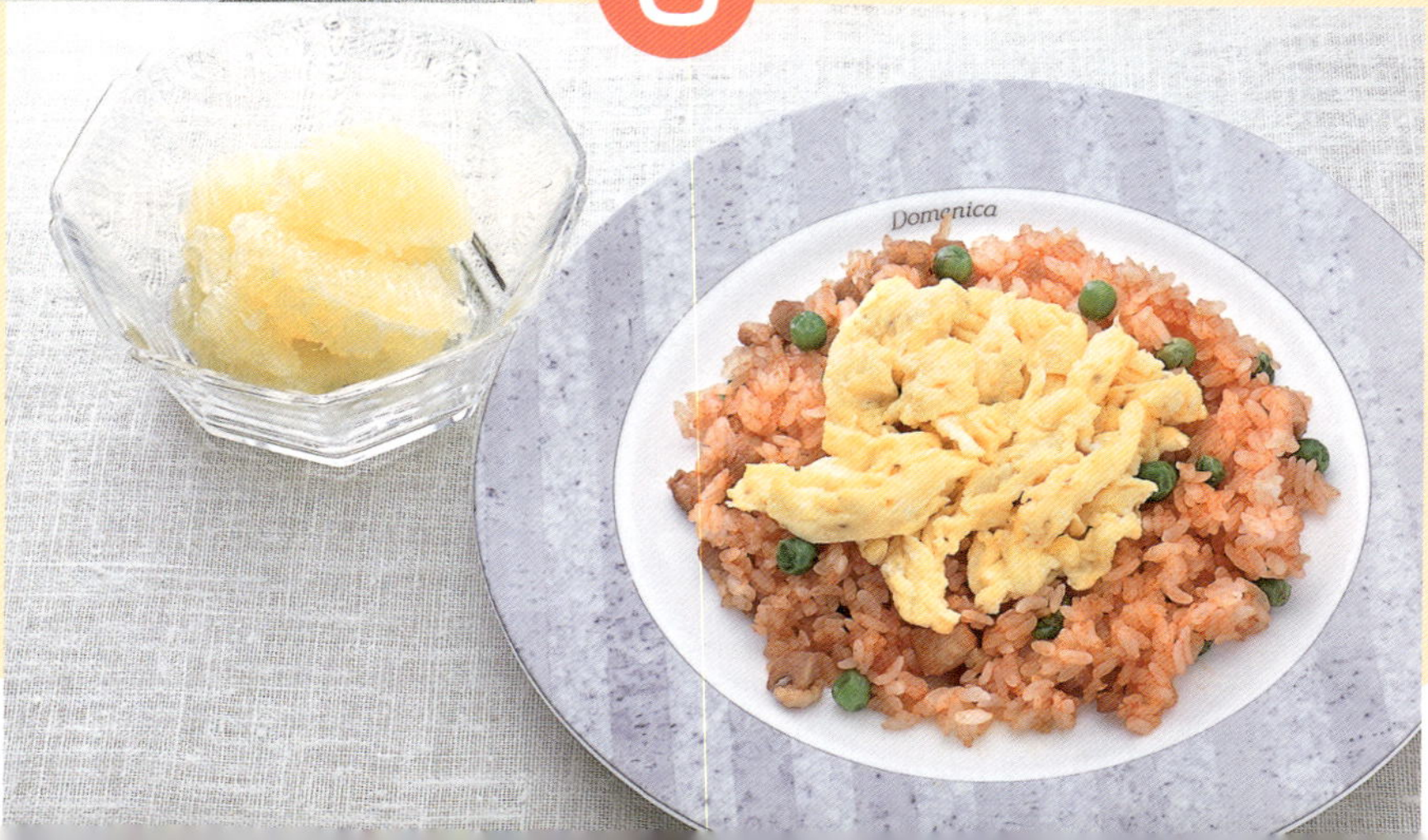

●作り方は136ページ

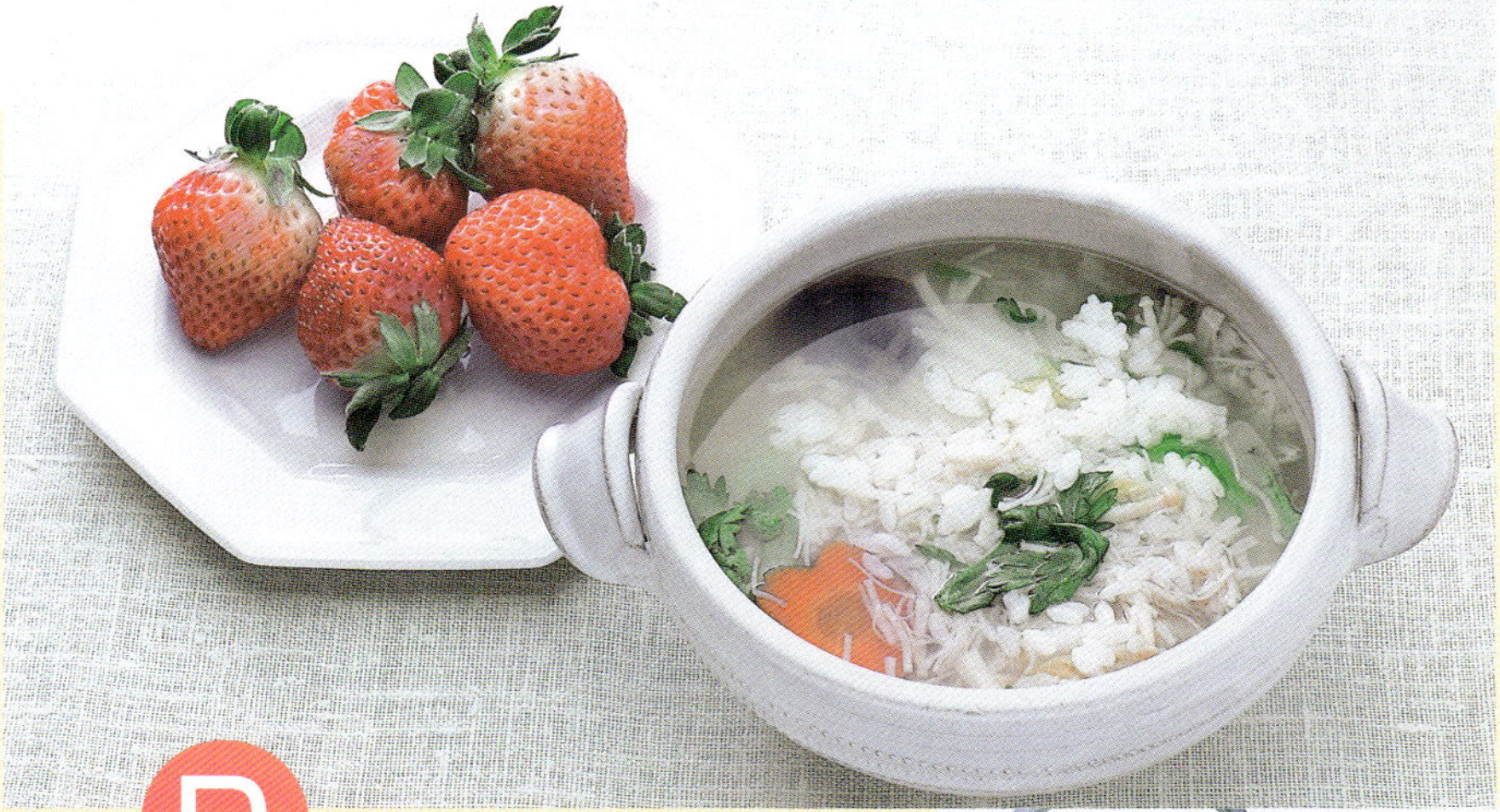

D　ホタテ雑炊　いちご

●ホタテガイの缶詰めを１缶、汁ごとぜいたくに使います。うま味があるので、だしをとる必要はありません。野菜はなべ物用のカット野菜を利用すると手間が省けます。

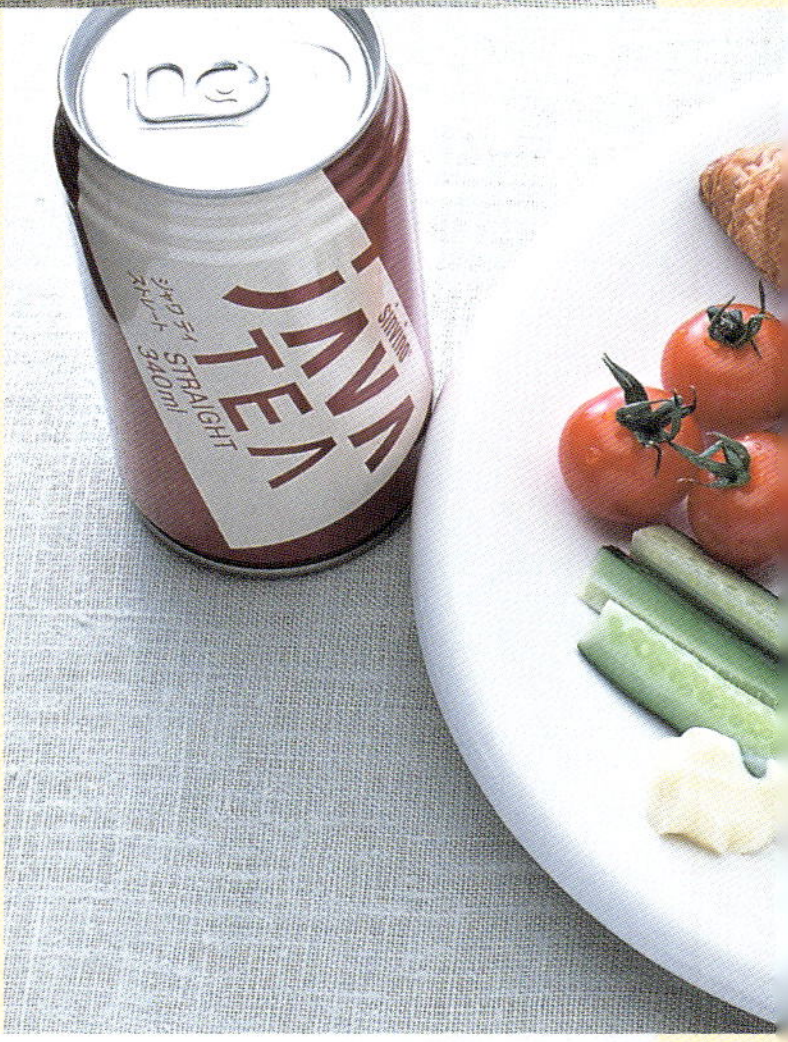

●納豆、オクラ、ちりめんじゃこをドンとごはんの上にのせました。カルシウム、鉄がたっぷりとれるパワフルな朝食です。

E　オクラ納豆どんぶり　ヨーグルト　ほうじ茶

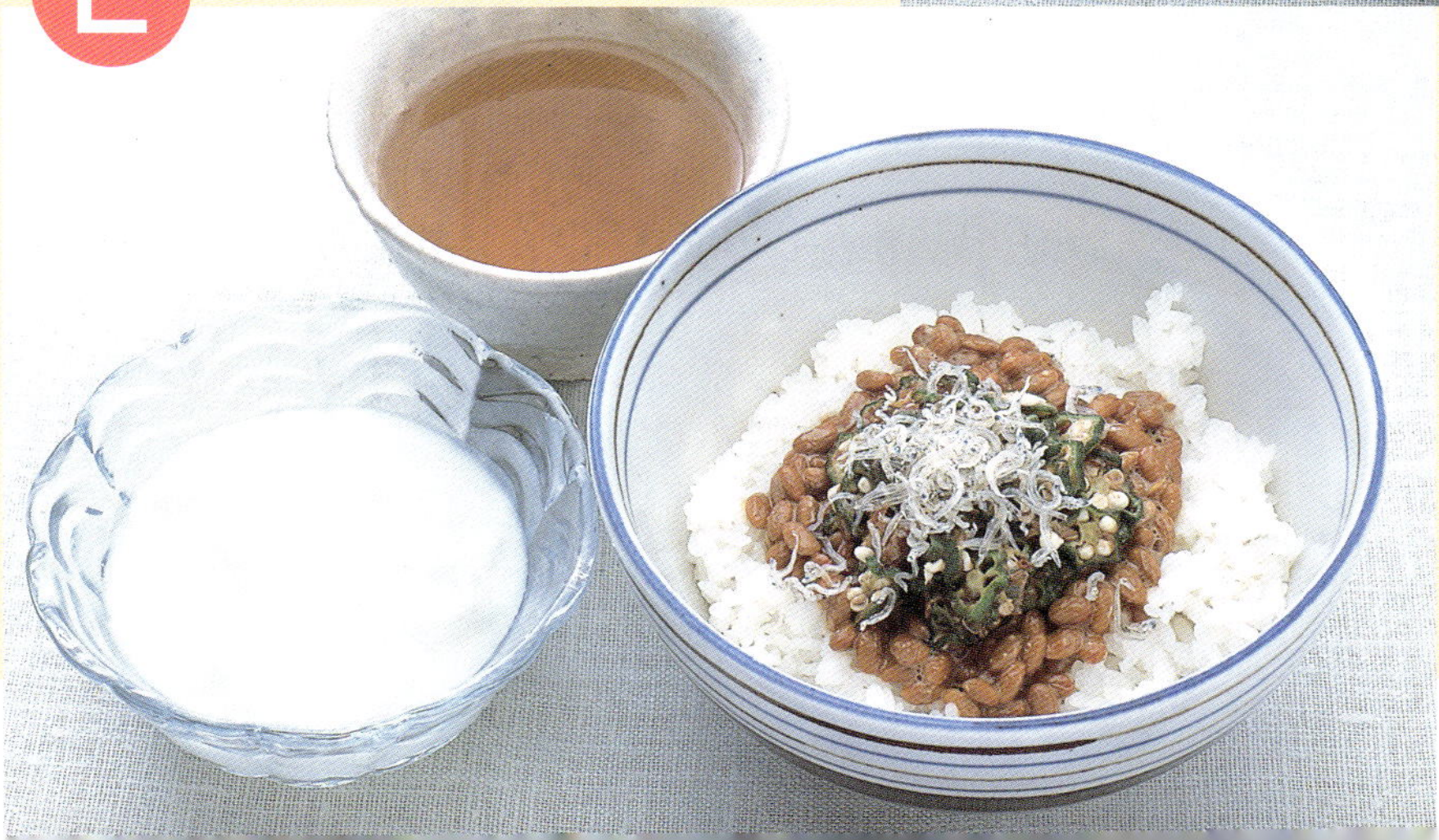

簡単に作れる朝ごはん

●134ページ参照

A
バナナ入りコーンフレーク
ゆで卵
野菜ジュース

バナナ入りコーンフレーク

コーンフレークに牛乳と砂糖をかけ、バナナを薄い輪切りにしてのせる。

ゆで卵

卵は湯に塩少量（分量外）を加えてゆでる。沸騰後4分半で半熟に、12分でかたゆでになる。塩を添える。

B
火いらずのワンディッシュ
缶入り紅茶（ノンシュガー）

火いらずのワンディッシュ

①ハムとチーズは一口大に切る。きゅうりはスティック状に切る。
②①とプチトマト、プラム、クロワッサンを皿に盛り、マヨネーズを添える。

C
冷凍ピラフの
スクランブルエッグのせ
グレープフルーツ

冷凍ピラフのスクランブルエッグのせ

①冷凍ピラフは皿に入れて電子レンジで袋の表示どおりに温める。
②卵はときほぐして塩とこしょうを混ぜ、油を熱したフライパンに流して大きく混ぜ、ふんわりかたまってきたら①にのせる。

D
ホタテ雑炊
いちご

ホタテ雑炊

①分量の水を煮立て、カット野菜を入れて、しんなりするまで煮る。
②ごはんとホタテをほぐし入れ、ホタテの缶汁も加え、煮立ったら塩としょうゆで調味して火を止める。

E
オクラ納豆どんぶり
ヨーグルト
ほうじ茶

オクラ納豆どんぶり

①オクラはへたを除いて薄い小口切りにし、ラップに包んで電子レンジで30秒ほど加熱し、削りガツオを混ぜる。
②納豆にしょうゆを入れてかき混ぜる。
③ごはんを丼に盛り、納豆、オクラ、ちりめんじゃこをのせる。

●材料（1人分）

A

●バナナ入りコーンフレーク

コーンフレークス………40 g
バナナ……………½本（50 g）
牛乳 ……………1カップ（200mℓ）
砂糖 ……………小さじ1（3 g）

●ゆで卵

卵…………………1個（55 g）
塩 ……………ミニ¼（0.3 g）

●野菜ジュース ………200mℓ

B

●火いらずのワンディッシュ

ボンレスハム ……2枚（30 g）
カマンベールチーズ……25 g
きゅうり…………½本（50 g）
プチトマト ………3個（30 g）
マヨネーズ …小さじ1強（5 g）
干しプラム（種抜き） ………
……………………2個（16 g）
クロワッサン ……1個（40 g）

●缶入り紅茶（ノンシュガー）
………………1缶

C

●冷凍ピラフのスクランブルエッグのせ

冷凍ピラフ ……………200 g
卵 ………………1個（55 g）
塩 ……………ミニ¼（0.3 g）
こしょう ………………少量
油 ……………小さじ¾（3 g）

●グレープフルーツ …………
………………½個（100 g）

D

●ホタテ雑炊

ごはん …………………100 g
ホタテ貝柱（水煮缶詰め）…
……………1缶（固形量45 g）
なべ用カット野菜（白菜、ねぎ、にんじん、春菊、しいたけ、えのきたけ） …………
……………………½パック（100 g）
水 …………1½カップ（300mℓ）
ホタテ缶の缶汁 ………1缶分
塩 …………小さじ⅓弱（1.8 g）
しょうゆ …………少量（1 g）

●いちご ………………100 g

E

●オクラ納豆どんぶり

ごはん ……………………150 g
納豆 ……………小1パック（40 g）
しょうゆ ……小さじ1弱（5 g）
オクラ…………… 2本（15 g）
しょうゆ …………少量（1 g）
削りガツオ ………少量（1 g）
ちりめんじゃこ …………5 g

●プレーンヨーグルト ………
…………………………100 g

●ほうじ茶

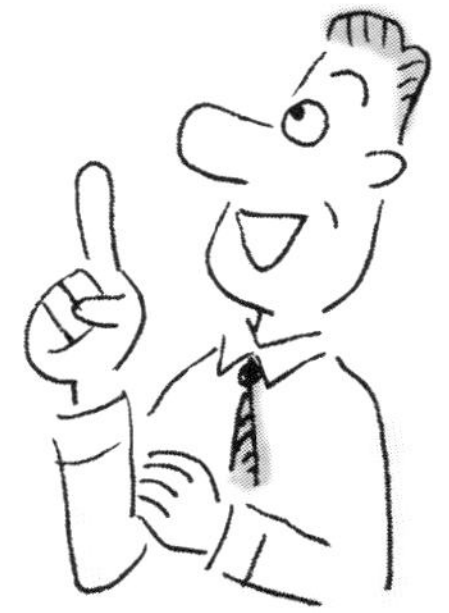

【朝食抜きは肥満を招く】

朝食の大切さが見直されつつあるとはいえ、働き盛りのサラリーマンには、まだまだ朝食抜きの人が多いようです。朝食をきちんととらないと昼や夜の食事量が多くなり、体が脂肪をため込みやすくなります。

「朝は食欲がないし、時間もない」

そんな人ほど、食べやすいものを用意し、朝食を食べる習慣を身につけましょう。卵や大豆製品と野菜を組み合わせて調理すると、作るのも食べるのも楽。

「朝はしっかり、夜は軽めに」がダイエットの基本です。

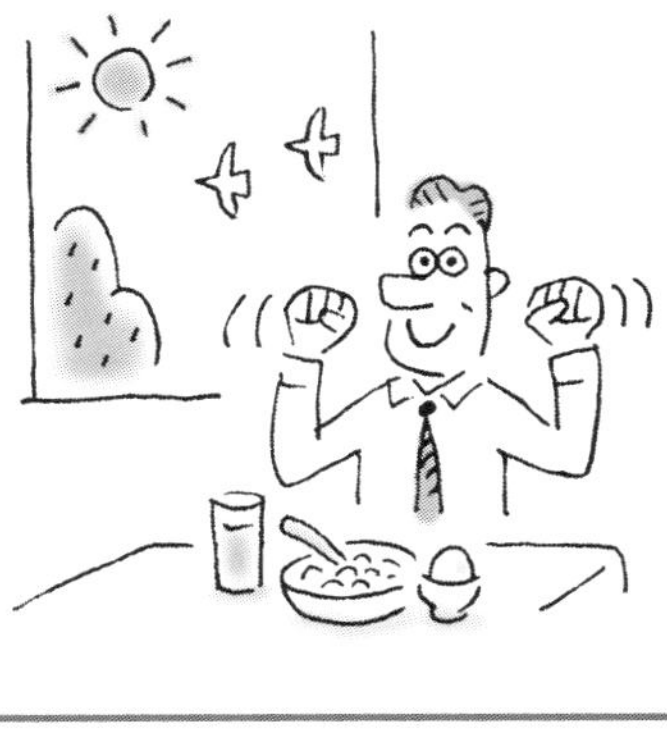

病気を予防する四群点数法の基本

家族の中に食事療法中の人がいる場合でも、家族みんなが同じ食卓を囲んで食べられることがたいせつです。痛風・高尿酸血症の人のための食事療法とは、基本的には「栄養バランスのとれた食事」なので、それは家族がそろって食べられる食事でもあります。ただ、家庭は年齢も仕事も違う男女の集まりですから、同じ料理であっても一人一人の必要量に見合った食事量を決めなければなりません。

これから紹介する「四群点数法」は、だれもが簡単に、栄養バランスのとれた食事ができるようにと考え出されたものです。

四群点数法の基本を覚えると「栄養バランスのよい献立を自分で立てること」「献立を個人にふさわしくアレンジすること」が簡単にできます。

四群点数法とは

●食品を四つのグループに分ける

私たちの身のまわりにある食品は、栄養的に似た者同士で分けると、四つのグループに分けられます。

この四つのグループには、それぞれ第一群、第二群、第三群、第四群と名前がつけられています。この四つの食品群から、必要な分を組み合わせて食事を組み立てると、むずかしい栄養素のバランスを考えなくても、自然に栄養のバランスがよい献立になります。

患者さんや家族一人一人に合わせるには、必要な栄養素の多く含まれる食品群からとる食品を増やしたり、制限しなければいけない栄養素が多く含まれる食品群の食品を控えたりして調節します。このとき、栄養の過不足は一日に食べる食品全体で考えるものですから、3回の食事だけでなく間食も含めて考えることがたいせつです。

次に、四つの食品群のそれぞれの栄養的な特徴をまとめました。

♠第一群

乳・乳製品／卵

このグループの食品の特徴は、日本人の食生活で不足しやすい栄養素を比較的バランスよく含んでいることです。

含有するたんぱく質は、アミノ酸バランスのよい良質たんぱく質です。米や小麦のたんぱく質は体内での利用効率があまりよいとはいえませんが、このグループの食品と食べ合わせると、不足するアミノ酸を補って利用効率がよくなります。

また、ビタミン、ミネラルも豊富で、ビタミンA、B_2、鉄、カルシウムなどのよい供給源です。牛乳のカルシウムは、リンとバランスがよいために吸収利用がされやすく、日本人の食生活で不足しがちなカルシウムのよい供給源となります。

このグループは、このように毎日の栄養を完全にする食品のグループで、まず優先的にとることを心がけなければならないグループです。

シンボルマークとして、トランプの♠をつけています。

♥第二群

魚介／肉／豆・豆製品

毎日の献立の中で、主菜となるのがこのグループの食品です。良質のたんぱく質を豊富に含み、体や筋肉、血液をつくる食品です。

献立を考えるにあたって、主菜を肉にするか、魚にするか、そしてその調理法を和・洋・中のどれにするかによっても食事の展開が変わってきます。個々人の嗜好《しこう》をたいせつにしながら、毎日の食事をできるだけ偏らないようにしたいものです。

良質たんぱく質という面から見れば、肉や魚などの動物性食品が優れていますが、「畑の肉」といわれている大豆もまた、見逃しがたいたんぱく質源です。特に、肉食に偏りがちな現代の食生活では、肉に含まれる飽和脂肪酸のとりすぎによる成人病が心配されます。豆・豆製品も主菜に加えて、変化に富んだ食卓を演出するようにしましょう。

このグループのシンボルマークは、血や肉の象徴である♥です。

♣第三群

野菜／芋／くだもの

野菜はビタミンA、B、C、カリウム、鉄などのミネラル、それに繊維な

♠第一群

（図中の重量は、80kcal＝1点あたりの正味量。カッコ内は目安量）

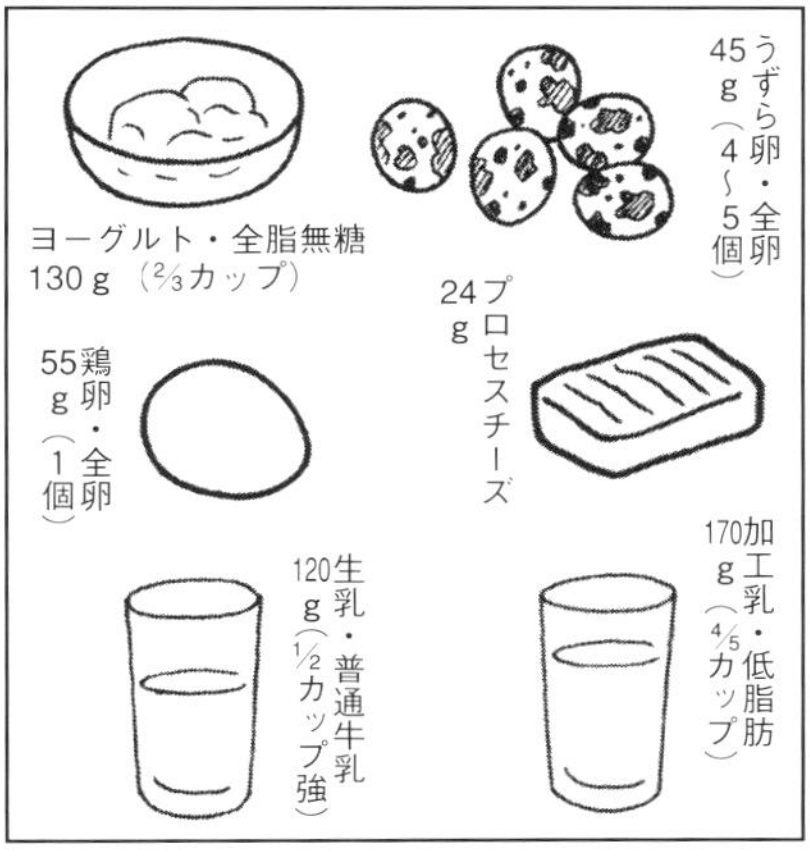

♥第二群

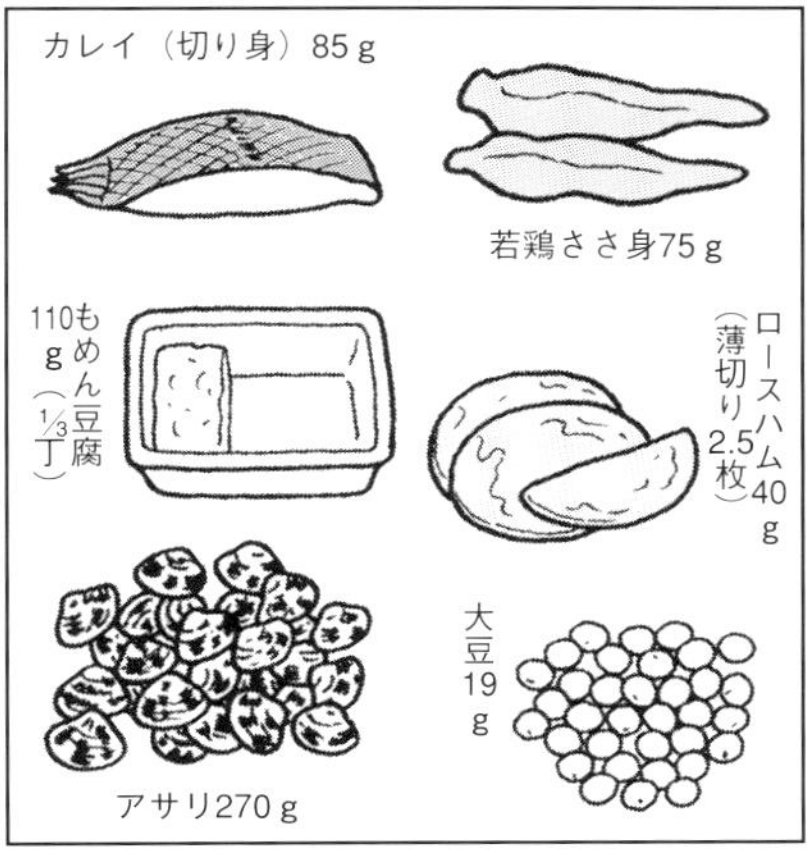

どを含んでいます。これらの栄養素は、体のリズムを整え、皮膚や血管を強くするばかりでなく、最近ではがんや成人病を予防する効果もあると報告されています。野菜の中でも特に、緑黄色野菜は、ビタミンAばかりでなく、ビタミンCや各種ミネラルを多く含みますので、意識して積極的にとりたい食品です。

芋は糖質が多いために、穀物の同類と考えられがちです。しかし、芋に含まれるビタミンCはくだものにも負けないほど豊富ですし、加熱してもそこなわれない、水にとけ出しにくいなど、調理によって損失が少ないという特徴を持っています。また、繊維やカリウムも多いので、栄養的には穀物よりも野菜に近い食品と考えましょう。

くだものは、ビタミンCの最も手軽な供給源です。生のまま食べられるので調理による損耗を考える必要もありません。ただ、くだものには糖質が多く、しかも吸収の早い果糖やブドウ糖が多いので、食べすぎると肥満の原因となりますから、とりすぎには注意したい食品です。

このグループは献立の中では、副菜、デザートになるグループです。野菜やくだものの色はまた、食卓に華やかさを添えてくれます。シンボルマークは♣です。

◆第四群

穀物／砂糖／油脂／その他

毎日の活動を支えるエネルギーとなる食品のグループです。毎日一定の量を確保しなければならないとともに、食べすぎると肥満につながりますから、注意が必要な食品群でもあります。

ごはん・パン・めんなどの穀物は、献立の中では主食になります。穀物は、エネルギー源となる糖質を多く含み、また比較的たくさん食べるので、たんぱく質も期待できます。

調理に使う砂糖や油脂は、日常どうしても必要で、一定程度はとるように考えておきます。野菜のビタミンAな

♣第三群

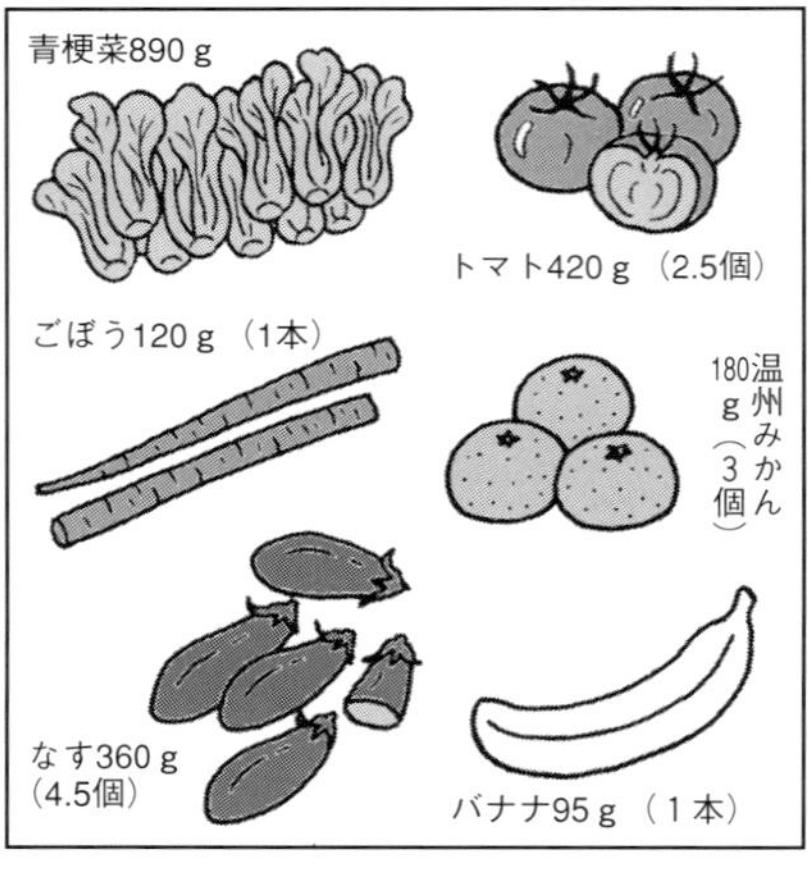

◆第四群

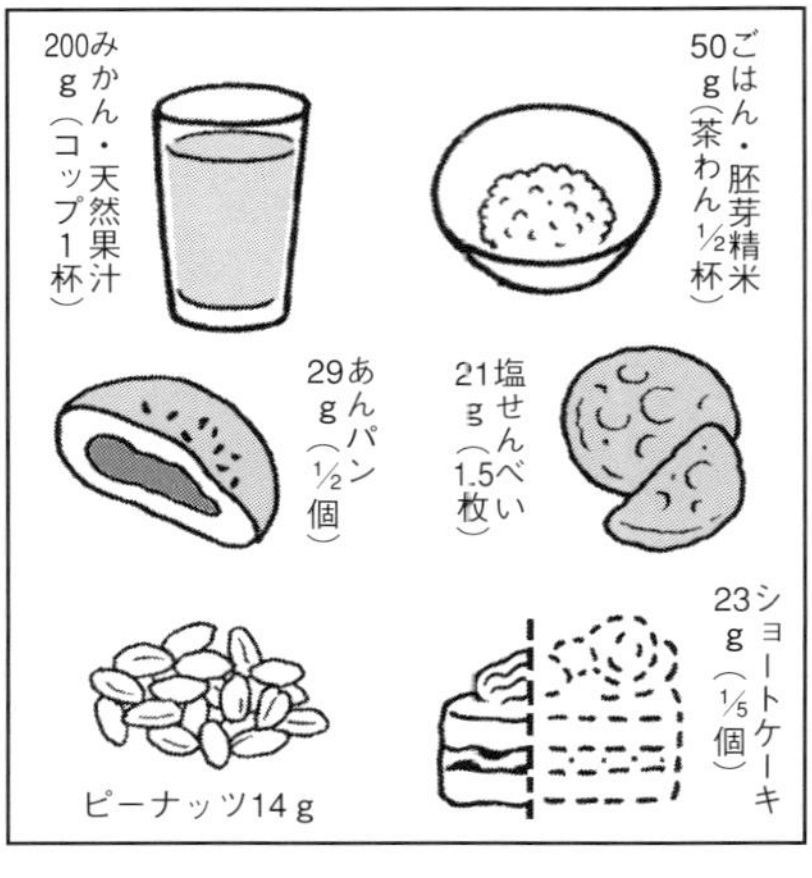
ごはん・胚芽精米50ｇ（茶わん½杯）
みかん・天然果汁200ｇ（コップ1杯）
塩せんべい21ｇ（1.5枚）
あんパン29ｇ（½個）
ショートケーキ23ｇ（⅕個）
ピーナッツ14ｇ

どは油にとけるビタミンですから、油を使って調理した野菜は、ビタミンAの利用効率がよくなります。

嗜好品には、お菓子や清涼飲料、お酒などが含まれます。これらの食品は、一日の総摂取エネルギーの中で、余裕があればとってよいと考えます。お菓子が食べたいばかりに、主食を減らしたりすることのないようにします。シンボルマークは◆です。

●80kcal＝1点
自分にふさわしい量を点数で決める

私たちは日ごろ、なにげなく食品を選び、食事をしています。しかし、それでは特定の食品に偏ってしまいがちになったり、ある食品についてはまったく食べなくなってしまったりというように、バランスを欠いた食生活になってしまいます。

四つの食品群の役割をしっかり覚えたら、各群からそれぞれ食品を選び、食卓にまんべんなくとりそろえるだけでも食生活のバランスはよくなります。しかし、これだけでは各個人に合ったバランスのよい食事にはなりません。どれだけ食べたらよいかがわからないからです。

この量の問題を簡単に解決する方法が点数法です。食品の持つエネルギー80kcalを1点として数える方法です。各食品のエネルギーは100gあたりで覚えるのではなく、1点＝80kcalの重さで覚えてしまうのです。

たとえば、卵は1個65g程度ですが、殻を除くと55g程度でこれが80kcal＝1点に相当します。同様に肉の赤身は40～60g、魚の切り身は小1切れ、豆腐は1/3丁、じゃが芋は中1個というように、私たちの生活の中で1回に使用する量に比較的一致しています。

●第一・二・三群
3・3・3点が基本

食品の概量を覚えるには、最初はは

●第一～三群から3・3・3点をとる基本パターン

♠第一群	♥第二群	♣第三群
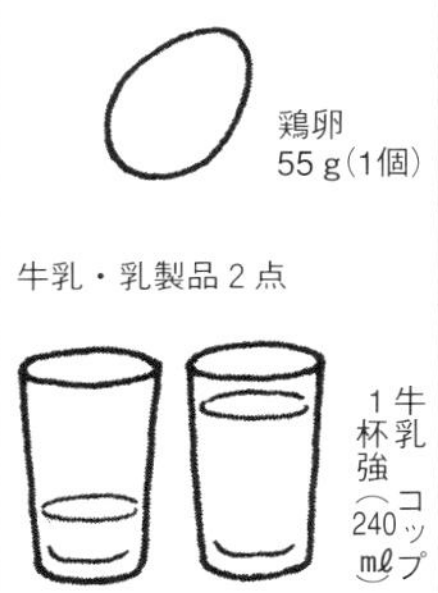 卵1点 鶏卵 55g（1個） 牛乳・乳製品2点 牛乳 コップ1杯強（240mℓ）	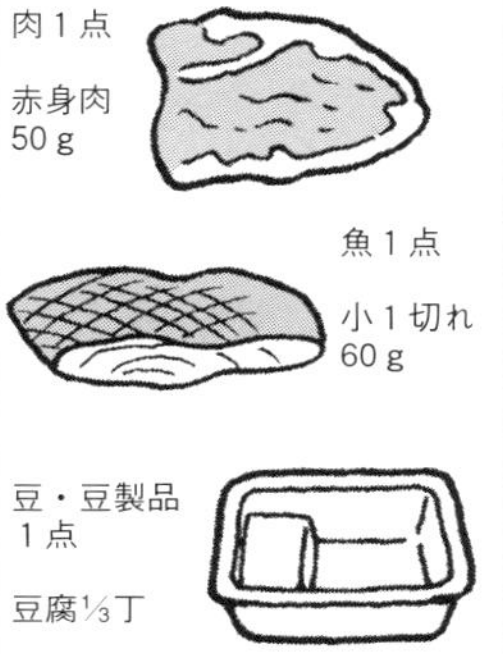 肉1点 赤身肉 50g 魚1点 小1切れ 60g 豆・豆製品 1点 豆腐1/3丁	 野菜1点 緑黄色野菜 2皿 120g 淡色野菜 3皿 230g くだもの1点 くだもの200g（りんご中3/4個） 芋1点 芋100g（じゃが芋中1個）
3点	3点	3点

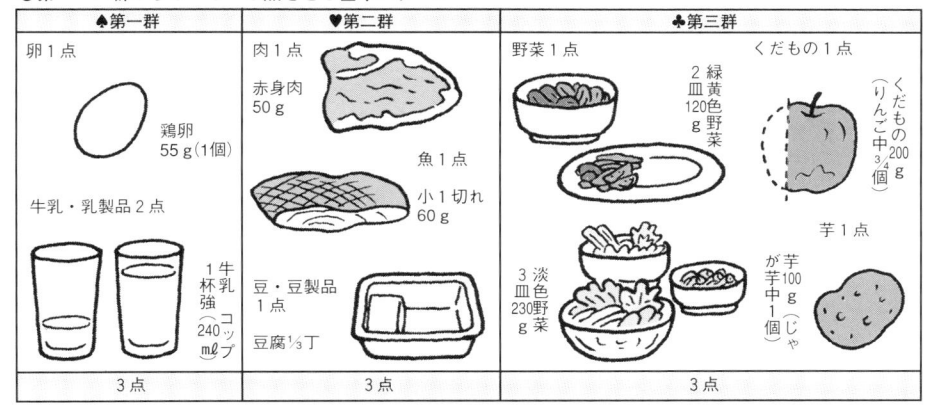

かりで計ってみることです。日常よく食べる食品はそんなに多くはありませんから、やがて自然に1点あたりの概量が頭に入ってきます。食品1点あたりの重さを覚えてしまえば、あとは簡単になります。

まずは、四つの食品群のうちの第一群から第三群までの食品を3点ずつ、計9点を毎日の食生活で優先的にとるようにします（前ページの表）。これはほんの一例で、それぞれの家庭で家族の嗜好、家計、季節の旬などを勘案しながら、この三つのグループから15〜20品目くらいを毎日とるように心がけます。

これらの食品の材料をそろえ、朝、昼、夕の主菜、副菜、汁物、デザートなどにじょうずに配分して献立を立てるようにします。こうすれば、一日に必要なたんぱく質、ビタミン、ミネラルのほとんどを確保できます。

この第一群から第三群までの3点ずつのとり方は、子供から成人まで男女の区別なく、だれもが確実にとるべき量です。この原則を中心にすれば、核家族でも、三世代同居の家族でも、家族が同じ献立で楽しく食事をしながら健康を維持できるというわけです。

●第四群
性、年齢によって調節

第一群から第三群の計9点だけでは、一日に必要なエネルギーに足りません。次に、各個人に合わせて第四群の点数を決めます。

第四群は、主食であるごはん、パン、めんなどの量で調節します。ごはんは家族の中でおかわりをする人やしない人がいてよいのです。若い世代と同居のお年寄りが、おかずは家族と同じでも、ごはんの量を控えぎみにするというように、個々人にふさわしい量に調節します。その一つの目安を左ページの表に示しました。

もちろん、成長期の青少年や、働き盛りの人は、より多くのエネルギーが必要です。多く必要とする分をすべて第四群からまかなおうとすると、どうしても食事全体のバランスがくずれます。それに、成長期では、身体を維持するだけでなく、骨や筋肉といった身体の成長に必要な栄養を含む第一群、第二群を多くとることが必要ですから、3.5〜4.5点まで増やしてあります。

逆に、太りすぎていて、成人病の心配がある人では、エネルギー量を控えることが必要ですが、この場合には第四群は控えても、第一群から第三群の計9点はかならずとるようにします。

●四群点数法
家族に病気の人がいても応用できる

痛風になった人にとっては、なにより痛風の発作をくり返さないことがたいせつです。そのためには血液中の尿酸値を適正にコントロールし、腎障害や高脂血症などの合併症も予防します。このコントロールや予防のポイントになるのが食事療法です。

食事療法は、この場合、生涯にわたって根気強く実行していくことになります。これまでの偏った食生活を改め、適正なエネルギーの範囲内で、食事全体の栄養バランスを保つことが必要です。

痛風の発作を防ぎ、高尿酸血症を治療するための食事療法に特別な方法があるわけではありません。ですから、この本で紹介した献立や料理は、家族といっしょに食べることのできる健康食といえます。痛風をきっかけに家族みんなが健康になるのだと、積極的に考えてほしいものです

下図には、健康な人のための性別・年齢別点数配分を示しました。これを参考にして家族みんなの健康食作りを進めることができるでしょう。

四群点数法をもっと詳しく知るためには、次のような本があります。

『なにをどれだけ食べたらいいの?』

『五訂増補食品80キロカロリーガイドブック』

(いずれも、女子栄養大学出版部刊)

●四つの食品群の年齢別・性別・身体活動レベル別点数構成(1人一日あたりの点数、1点=80kcal　香川芳子案)

		第一群		第二群		第三群		第四群		合　計	
		男	女	男	女	男	女	男	女	男	女
身体活動レベル 低い(Ⅰ)	12~14歳	4.0	4.0	4.0	3.5	3.0	3.0	15.0	13.0	26.0	23.5
	15~17歳	4.0	3.5	4.0	3.5	3.0	3.0	16.5	13.5	27.5	23.5
	18~29歳	3.5	3.0	4.0	3.0	3.0	3.0	16.5	11.0	27.0	20.0
	30~49歳	3.0	3.0	4.0	3.0	3.0	3.0	16.0	11.0	26.0	20.0
	50~69歳	3.0	3.0	3.5	3.0	3.0	3.0	14.0	10.2	23.5	19.2
	70歳以上	3.0	3.0	3.0	2.5	3.0	3.0	12.0	8.7	21.0	17.2
	妊婦末期		3.0		5.0		3.0		14.0		25.0
	授乳婦		3.0		5.0		3.0		13.0		24.0
身体活動レベル ふつう(Ⅱ)	1~2歳	2.5	2.5	1.5	1.5	1.5	1.5	6.1	5.1	11.6	10.6
	3~5歳	2.5	2.5	2.0	2.0	2.5	2.5	8.2	7.7	15.2	14.7
	6~7歳	3.5	3.0	2.5	2.5	2.5	2.5	10.0	9.0	18.5	17.0
	8~9歳	3.5	3.5	3.5	2.5	2.5	2.5	12.5	11.5	22.0	20.0
	10~11歳	4.0	4.0	4.0	3.0	3.0	3.0	15.5	13.5	26.5	23.5
	12~14歳	4.0	4.0	4.5	3.5	3.0	3.0	19.0	16.0	30.5	26.5
	15~17歳	4.0	3.5	4.5	3.5	3.0	3.0	20.5	16.0	32.0	26.0
	18~29歳	3.5	3.0	4.0	3.0	3.0	3.0	20.5	14.0	31.0	23.0
	30~49歳	3.0	3.0	4.0	3.0	3.0	3.0	20.5	14.0	30.5	23.0
	50~69歳	3.0	3.0	3.5	3.0	3.0	3.0	18.0	13.0	27.5	22.0
	70歳以上	3.0	3.0	3.0	3.0	3.0	3.0	16.5	11.0	25.5	20.0
	妊婦末期		3.0		5.0		3.0		17.5		28.5
	授乳婦		3.0		5.0		3.0		16.0		27.0
身体活動レベル 高い(Ⅲ)	15~17歳	4.0	3.5	5.0	4.0	3.0	3.0	24.5	18.5	36.5	29.0
	18~29歳	3.5	3.0	4.5	4.0	3.0	3.0	24.0	17.0	35.0	27.0
	30~49歳	3.5	3.0	4.5	3.5	3.0	3.0	24.0	16.5	35.0	26.0
	50~69歳	3.5	3.0	4.5	3.5	3.0	3.0	21.5	16.0	32.5	25.5
	70歳以上	3.0	3.0	3.5	3.5	3.0	3.0	19.0	14.5	28.5	24.0
	授乳婦		3.0		5.0		3.0		19.0		30.0

◆この表は、「日本人の食事摂取基準(2010年度版)」(厚生労働省)にもとづき作表しました。

(注1) 野菜はきのこ類、海藻類を含みます。また、野菜の3分の1以上は緑黄色野菜でとることとします。

(注2) 妊婦においては、妊娠末期の食事摂取基準に合うように構成しました。

(注3) エネルギー量は、「日本人の食事摂取基準(2010年度版)」の推定エネルギー必要量の約95%の割合で構成しました。各人の必要量に応じて適宜調整してください。

(注4) 身体活動レベルが「低い(Ⅰ)」とは、生活の大部分が座位で、静的な活動が中心の場合。「ふつう(Ⅱ)」とは、座位中心の仕事だが、職場内での移動や立位での作業・接客等、あるいは通勤・買物・家事、軽いスポーツ等のいずれかを含む場合。「高い(Ⅲ)」とは、移動や立位の多い仕事への従事者。あるいは、スポーツなど余暇における活発な運動習慣をもっている場合。

❶

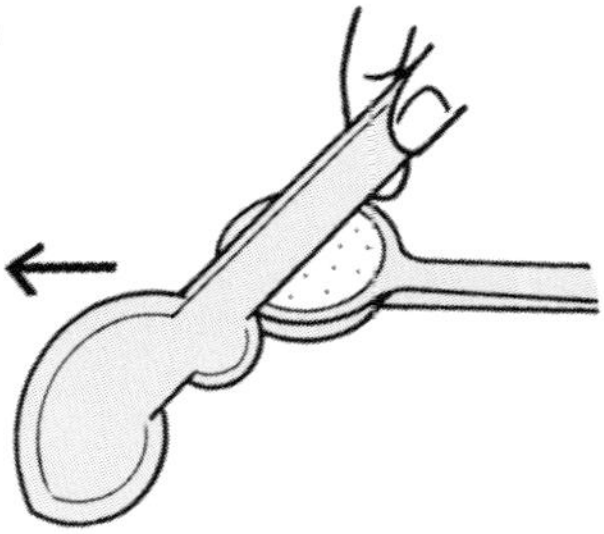

❷

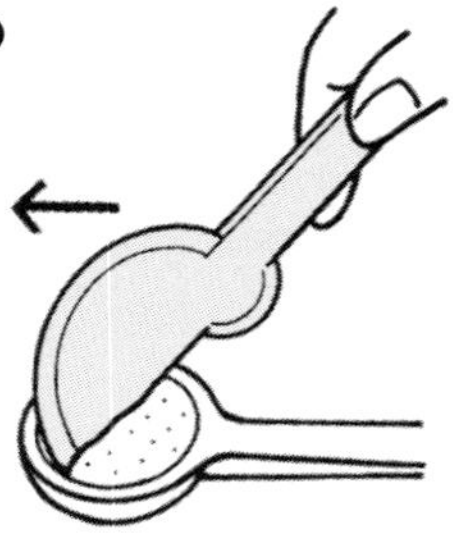

❸

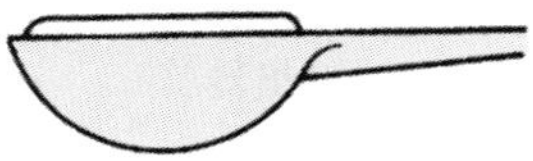

❶材料表の小さじ１、２カップなどの表示はすべてすり切りで計ったものです。計り方は粉類にかたまりのない状態で自然に山盛りにすくい、付属のへらで縁に沿ってすり切ります。みそやバターも空間ができないようにきっちりと詰め込み、同様にすり切ります。

❷大さじや小さじで½、¼などを計りたいときには、まず上の要領でスプーン１を計り、へらのカーブをまっすぐに差し込んで余分を払います。

❸液体は表面張力で縁からわずかに盛り上がっている状態がスプーン1です。

はかりの使い方

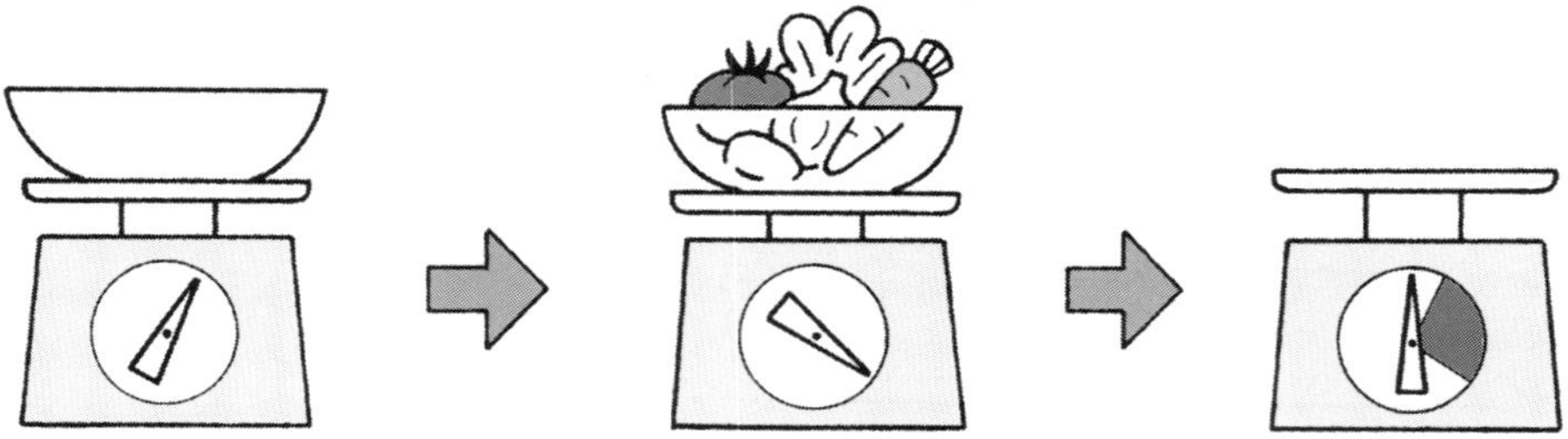

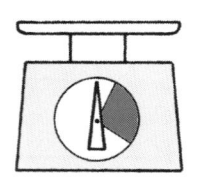

材料表に出ている食品の重量は、特に断りがある場合を除いては、実際に口に入る量（正味重量）です。したがって、計量は調理するばかりの状態で行ないます。よく使うボールやなべに油性のペンなどで、その重量を書いておき、それに入れて計ると便利です。

●基本調味料の概量（塩分・糖分の含有量）

食品名／計量器	小さじ1（5mℓ）	大さじ1（15mℓ）	1カップ（200mℓ）
食塩	6g　塩分6g	18g　塩分18g	240g　塩分240g
上白糖	3g　糖分3g	9g　糖分9g	130g　糖分130g
濃い口しょうゆ（塩分15%）	6g　塩分0.9g	18g　塩分2.6g	230g　塩分33g
淡色辛みそ（塩分12%）	6g　塩分0.7g	18g　塩分2.2g	230g　塩分28g
ウスターソース（塩分8%）	6g　塩分0.5g	18g　塩分1.5g	240g　塩分20g
トマトケチャップ（塩分3%）	5g　塩分0.2g	15g　塩分0.5g	230g　塩分8g
マヨネーズ（塩分2%）	4g　塩分0.1g	12g　塩分0.2g	190g　塩分4g
みりん（糖分33%）	6g　糖分2g	18g　糖分6g	230g　糖分76g

標準計量カップ・スプーンの使い方

本書で使用している標準計量カップ・スプーンは、カップが200mℓ、大さじが15mℓ、小さじが5mℓ、ミニスプーンが1mℓ、これにすり切り用のへらがついたものです。それぞれの計量器具による各調味料の重量は下表のとおりです。

（カップ・スプーンは女子栄養大学代理部扱い☎03-3949-9371）

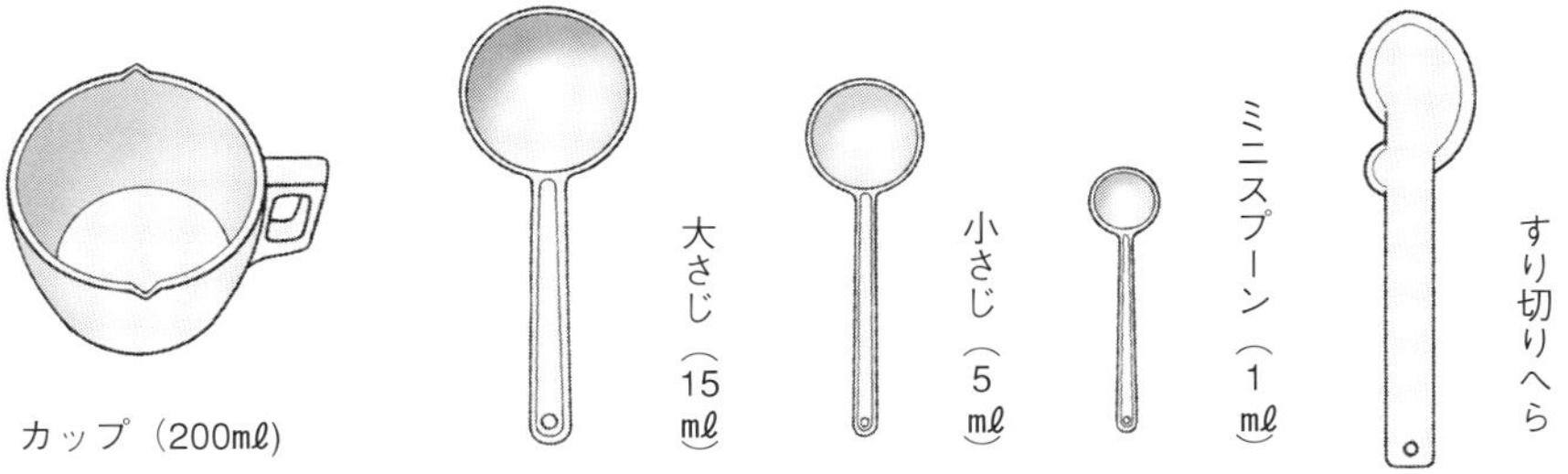

★ミニスプーンは食塩1.2ｇまで計ることができるので便利です。

◎標準計量カップ、スプーンによる重量表（単位ｇ）

食品名	小さじ（5mℓ）	大さじ（15mℓ）	カップ（200mℓ）
水			
酒	5	15	200
酢			
しょうゆ			
みりん	6	18	230
みそ			
あら塩（並塩）	5	15	180
食塩	6	18	240
精製塩			
上白糖	3	9	130
グラニュー糖	4	12	180
ざらめ	5	15	200
油			180
バター	4	12	
ラード			170
ショートニング			160
コーンスターチ	2	6	100
小麦粉(薄力粉)			110
小麦粉(強力粉)	3	9	
かたくり粉			130
上新粉			
ベーキングパウダー	4	12	150
じゅうそう			190
水あめ			280
はちみつ	7	21	
ジャム			250
マーマレード			270

食品名	小さじ（5mℓ）	大さじ（15mℓ）	カップ（200mℓ）
マヨネーズ	4	12	190
牛乳			210
生クリーム			200
ねりごま	5	15	210
トマトピュレ			
トマトケチャップ			230
ウスターソース	6	18	240
生パン粉	1	3	40
パン粉			
オートミール	2	6	80
粉チーズ			90
ごま	3	9	120
道明寺粉	4	12	160
わさび粉			70
カレー粉			80
からし粉	2	6	90
こしょう			100
脱脂粉乳			90
粉ゼラチン	3	9	130
うま味調味料	4	12	160
番茶（茶葉）			
紅茶（茶葉）			60
レギュラーコーヒー	2	6	
煎茶（茶葉）			90
ココア			
抹茶			110

●ここに掲載した数値は文部科学省『日本食品標準成分表2010』の数値に基づき計算したものです。成分表に記載のない食品は、それに近い食品の数値、または女子栄養大学出版部刊『改訂第7版　会社別・製品別市販加工食品成分表』などの数値をもとにしています。
●栄養計算値は原則として1人分で算出。微量の成分は＋で示しました。また、食品群別熱量点数の合計値は各群の点数値を合計して算出。表左のエネルギーkcal数と若干の誤差が生じる場合があります。あくまで目安と考え、ご家庭の食事作りの参考にしてください。
●外食・テイクアウトの場合、実際には、塩分等が掲載の数値より高めの場合がありますので、ご注意ください。

1人分あたりの成分値

ビタミン											脂肪酸			コレステロール	食物繊維量	食塩相当量	食品群別熱量点数				
D µg	E mg	K µg	B_1 mg	B_2 mg	ナイアシン mg	B_6 mg	B_{12} µg	葉酸 µg	パントテン酸 mg	C mg	飽和 g	一価不飽和 g	多価不飽和 g	mg	g	g	第一群 ♠	第二群 ♥	第三群 ♣	第四群 ◆	計
2	2.8	94	0.23	0.64	2.2	0.29	1.1	207	2.79	88	9.97	7.78	4.41	266	4.8	2.4	2.7	0.0	0.6	4.2	7.5
0	1.9	42	0.29	0.30	6.6	0.51	0.8	99	2.82	67	1.42	2.82	2.37	63	6.0	2.8	0.0	1.1	1.6	4.4	7.1
0	0.2	0	0.02	0.01	0.1	0.03	0.0	5	0.09	4	0.01	0.00	0.02	0	1.5	0.0	0.0	0.0	0.7	0.0	0.7
5	4.9	289	0.48	0.33	5.0	0.59	2.6	244	1.68	50	1.87	3.91	4.71	83	5.9	3.7	0.0	1.6	0.7	5.4	7.7
7	9.8	425	1.02	1.28	13.9	1.42	4.5	555	7.38	209	13.27	14.51	11.51	412	18.2	8.9	2.7	2.7	3.6	14.0	23.0
2	2.8	67	0.24	0.39	4.0	0.24	1.3	147	1.75	27	2.33	4.72	4.10	252	6.9	3.1	1.0	0.5	0.8	3.3	5.6
19	2.9	199	0.29	0.36	6.2	0.69	3.9	213	1.95	69	1.01	2.28	2.09	48	4.9	1.9	0.1	1.0	0.8	4.6	6.5
0	0.5	4	0.18	0.33	0.6	0.13	0.6	42	1.46	42	4.66	1.74	0.24	24	0.8	0.2	1.7	0.0	0.5	0.0	2.2
14	1.8	75	0.37	0.44	8.9	0.49	0.4	136	3.26	20	4.16	6.89	4.98	112	8.3	3.9	0.2	2.3	1.4	4.3	8.2
35	8.0	345	1.08	1.52	19.7	1.55	6.2	538	8.42	158	12.16	15.63	11.41	436	20.9	9.1	3.0	3.8	3.5	12.2	22.5
1	2.7	57	0.33	0.66	2.5	0.31	1.2	193	2.68	82	8.94	6.02	1.90	155	5.2	2.2	2.9	0.0	1.0	2.3	6.2
0	2.0	107	0.77	0.31	9.6	0.52	0.8	102	1.77	32	4.56	6.44	4.14	50	4.5	3.5	0.0	2.3	0.5	5.4	8.2
0	0.2	0	0.02	0.05	1.4	0.01	0.0	2	0.09	0	0.60	0.51	0.17	2	0.3	0.1	0.0	0.0	0.0	0.9	0.9
1	3.9	124	0.42	0.38	6.2	0.51	1.6	158	2.06	77	1.93	4.63	6.41	34	6.5	3.8	0.0	1.2	1.9	4.5	7.6
2	8.8	288	1.54	1.40	19.7	1.35	3.6	455	6.60	191	16.03	17.60	12.62	241	16.5	9.6	2.9	3.5	3.4	13.1	22.9
0	1.7	66	0.21	0.35	4.1	0.40	0.9	100	1.62	26	1.90	2.08	4.96	5	3.7	2.9	0.8	1.4	0.8	2.5	5.5
1	3.2	40	0.27	0.35	3.7	0.24	42.2	79	1.57	10	3.27	11.86	4.22	152	3.9	4.3	0.5	0.3	0.3	6.6	7.7
0	0.3	4	0.12	0.33	0.5	0.15	0.6	14	1.39	15	4.66	1.74	0.24	24	0.4	0.2	1.7	0.0	0.6	0.0	2.3
0	2.4	196	0.70	0.35	7.3	0.58	0.2	225	1.93	37	5.53	6.10	2.25	44	7.1	3.2	0.0	2.3	1.1	3.8	7.2
1	7.6	306	1.30	1.38	15.6	1.37	43.9	418	6.51	88	15.36	21.78	11.67	225	15.1	10.6	3.0	4.0	2.8	12.9	22.7
7	2.2	18	0.20	0.20	5.9	0.47	1.9	78	1.30	95	2.30	3.63	4.58	35	3.4	3.1	0.0	1.5	1.2	2.9	5.6
0	2.1	180	0.53	0.74	3.9	0.55	0.9	262	2.96	96	8.83	5.45	1.28	102	6.4	3.4	1.9	1.1	0.8	3.2	7.0
0	0.3	0	0.04	0.16	0.7	0.07	0.3	4	0.52	0	0.12	0.06	0.01	4	1.7	0.2	0.8	0.0	0.7	0.0	1.5
2	6.9	59	0.24	0.48	8.7	0.67	0.9	104	3.90	40	2.83	6.30	5.50	296	5.4	3.3	1.0	1.0	1.7	4.9	8.6
9	11.5	257	1.01	1.58	19.2	1.76	4.0	448	8.68	231	14.08	15.44	11.37	437	16.9	10.0	3.7	3.6	4.4	11.0	22.7
0	2.9	27	0.22	0.29	2.9	0.16	6.0	87	1.72	47	2.82	4.07	2.42	92	2.6	1.7	0.8	0.4	0.7	3.4	5.3
5	3.3	194	0.32	0.60	6.3	0.41	2.0	224	2.27	29	4.27	6.09	7.96	251	6.6	5.7	1.1	2.2	0.4	5.2	8.9
0	0.0	0	0.03	0.15	0.1	0.02	0.3	3	0.44	0	0.12	0.06	0.01	4	0.0	0.2	0.8	0.0	0.0	0.0	0.8
0	2.9	57	0.26	0.31	5.5	0.68	0.8	127	2.29	98	3.84	5.63	3.21	49	5.6	2.5	0.0	1.6	1.7	4.5	7.8
5	9.1	278	0.83	1.35	14.8	1.27	9.1	441	6.72	174	11.05	15.85	13.60	396	14.8	10.1	2.7	4.2	2.8	13.1	22.8
2	3.3	15	0.33	0.52	3.6	0.45	0.7	115	2.21	47	3.45	3.38	1.48	243	5.1	2.6	1.7	0.1	1.6	2.2	5.6
0	2.1	167	0.28	0.29	3.5	0.38	0.9	176	1.45	56	5.17	6.87	2.23	32	4.1	2.1	0.0	1.8	0.9	5.7	8.4
0	2.6	5	0.12	0.37	1.4	0.15	0.6	19	1.29	2	5.63	6.23	2.45	24	1.4	0.2	1.7	0.0	0.0	1.1	2.8
1	2.5	72	0.22	0.61	10.4	0.62	8.6	182	3.05	32	1.76	5.64	2.30	70	5.0	3.9	0.0	1.4	0.6	4.2	6.2
3	10.5	259	0.95	1.79	18.9	1.60	10.8	492	8.00	137	16.01	22.12	8.46	369	15.6	8.8	3.4	3.3	3.1	13.2	23.0

「痛風の人の食事」栄養価一覧

●一日献立編 (50ページより)

掲載ページ	献立名	成分値	エネルギー kcal	たんぱく質 g	脂質 g	炭水化物 g	無機質 ナトリウム mg	カリウム mg	カルシウム mg	マグネシウム mg	リン mg	鉄 mg	亜鉛 mg	銅 mg	A レチノール当量 μg
50	昼を弁当にした場合の一日献立①	朝食	598	23.8	25.7	68.4	967	818	327	69	417	1.9	2.6	0.25	213
		昼食	559	21.8	7.6	97.0	1115	1172	137	87	314	3.2	3.0	0.4	122
		間食	54	0.2	0.1	14.6	0	110	3	3	10	0.0	0.0	0.04	3
		夕食	611	29.4	11.9	93.7	1444	1261	310	137	407	3.4	2.9	0.59	849
		合計	1822	75.2	45.3	273.7	3526	3361	777	296	1148	8.5	8.5	1.28	1187
54	昼を弁当にした場合の一日献立②	朝食	445	16.8	13.2	65.1	1230	689	148	60	296	2.6	2.0	0.43	102
		昼食	521	22.6	6.3	90.5	809	1132	93	99	306	2.7	2.1	0.41	537
		間食	173	7.6	7.7	19.4	83	440	241	31	210	0.3	1.0	0.08	99
		夕食	650	26.4	18.9	94.5	1582	1292	147	107	434	4.3	3.8	0.56	86
		合計	1789	73.4	46.1	269.5	3704	3553	629	297	1246	9.9	8.9	1.48	824
58	昼を外食にした場合の一日献立①	朝食	489	22.8	19.8	56.9	858	943	404	70	443	1.8	2.6	0.28	266
		昼食	645	29.0	17.0	89.3	1395	902	103	96	366	2.1	3.2	0.41	100
		間食	71	1.4	1.5	12.8	50	119	53	12	25	0.1	0.1	0.02	3
		夕食	603	19.1	14.6	100.4	1523	1356	189	135	344	2.8	2.9	0.63	360
		合計	1808	72.3	52.9	259.4	3826	3320	749	313	1178	6.8	8.8	1.34	729
62	昼を外食にした場合の一日献立②	朝食	441	19.9	9.8	68.4	1140	885	377	119	355	4.1	2.4	0.46	113
		昼食	617	22.4	21.6	77.8	1655	512	101	147	276	5.3	2.9	0.39	97
		間食	182	7.4	7.7	22.0	83	456	225	34	196	0.3	0.9	0.06	260
		夕食	575	23.9	15.7	81.0	1308	1490	113	121	326	3.1	3.2	0.49	555
		合計	1815	73.6	54.8	249.2	4186	3343	816	421	1153	12.8	9.4	1.40	1025
66	昼はコンビニを利用した場合の一日献立①	朝食	448	20.1	11.8	64.3	1222	879	122	78	243	1.8	1.4	0.34	43
		昼食	555	26.1	23.1	61.9	1408	1126	352	85	432	2.0	3.1	0.26	177
		間食	120	5.5	0.2	25.1	62	328	131	31	117	0.4	0.6	0.08	104
		夕食	684	32.3	17.1	97.3	1310	1101	240	97	424	2.8	4.0	0.58	720
		合計	1807	84.0	52.2	248.6	4002	3434	845	291	1216	7.0	9.1	1.26	1044
70	昼はコンビニを利用した場合の一日献立②	朝食	423	18.4	15.8	52.5	711	661	189	71	291	1.2	1.7	0.32	67
		昼食	705	31.6	21.3	95.3	2259	1300	402	178	493	6.2	4.1	0.71	505
		間食	67	4.3	0.2	11.9	60	150	120	22	100	0.1	0.4	0.01	0
		夕食	618	22.4	14.7	98.6	1014	1339	97	79	319	2.4	4.9	0.39	217
		合計	1813	76.7	52.0	258.3	4044	3450	808	350	1203	9.9	11.1	1.43	789
74	昼はテイクアウト、夜は飲み会がある日の一日献立①	朝食	441	18.2	12.4	66.2	1053	1270	164	66	319	2.5	1.9	0.37	304
		昼食	662	17.5	16.2	107.9	845	889	136	109	251	2.9	4.5	0.47	603
		間食	224	9.7	15.6	12.6	96	427	241	52	253	0.5	1.3	0.18	79
		夕食	494	24.9	11.1	46.9	1548	1174	82	124	415	3.0	3.7	0.36	425
		合計	1821	70.3	55.3	233.6	3542	3760	623	351	1238	8.9	11.4	1.38	1411

1人分あたりの成分値

ビタミン											脂肪酸			コレステロール	食物繊維量	食塩相当量	食品群別熱量点数				
D µg	E mg	K µg	B_1 mg	B_2 mg	ナイアシン mg	B_6 mg	B_{12} µg	葉酸 µg	パントテン酸 mg	C mg	飽和 g	一価不飽和 g	多価不飽和 g	mg	g	g	第一群 ♠	第二群 ♥	第三群 ♣	第四群 ◆	計
2	3.7	244	0.22	0.50	3.4	0.39	1.2	246	1.72	85	3.58	3.35	2.68	237	6.4	3.6	1.0	0.5	1.0	2.9	5.4
0	1.8	46	0.28	0.30	4.1	0.40	0.5	77	2.31	47	7.14	4.72	1.40	64	2.9	2.7	0.8	1.0	0.8	5.6	8.2
3	3.5	56	0.25	0.38	11.0	1.04	2.9	165	2.11	57	3.60	6.85	4.42	54	5.9	3.7	0.0	2.2	1.2	5.4	8.8
5	9.0	346	0.75	1.18	18.5	1.83	4.6	488	6.14	189	14.32	14.92	8.50	355	15.2	10.0	1.8	3.7	3.0	13.9	22.4
2	3.0	83	0.26	0.54	2.1	0.25	13.6	137	2.31	63	5.79	4.48	2.34	267	4.2	3.2	1.9	0.3	0.7	2.6	5.5
4	3.7	50	0.18	0.19	8.6	0.53	0.2	81	2.38	29	1.20	2.07	2.12	44	4.9	1.7	0.1	0.8	0.9	4.0	5.8
0	0.0	0	0.03	0.15	0.1	0.02	0.3	3	0.44	0	0.12	0.06	0.01	4	0.0	0.2	0.8	0.0	0.0	0.0	0.8
6	5.9	219	0.53	0.37	8.8	0.72	1.8	284	2.85	111	3.42	5.13	6.95	50	8.3	3.4	0.0	2.6	1.4	4.0	8.0
12	12.6	352	1.00	1.25	19.6	1.52	15.9	505	7.98	203	10.53	11.74	11.42	365	17.4	8.5	2.8	3.7	3.0	10.6	20.1
2	2.1	136	0.25	0.57	6.2	0.37	6.8	179	2.81	58	3.05	2.70	1.09	245	4.1	2.7	1.7	0.0	1.1	2.4	5.2
2	1.3	16	0.35	0.38	8.2	0.59	1.2	123	2.10	111	1.03	0.97	1.61	58	6.3	4.3	0.0	1.3	1.5	3.8	6.6
0	0.2	4	0.08	0.30	1.1	0.06	0.6	10	1.10	2	4.66	1.74	0.24	24	0.0	0.2	1.7	0.0	0.0	0.1	1.8
2	3.9	115	0.36	0.57	10.1	0.60	1.6	196	2.64	66	4.01	8.89	4.15	64	8.3	3.0	0.0	2.2	0.6	3.2	6.0
6	7.5	271	1.04	1.82	25.6	1.62	10.2	508	8.65	237	12.75	14.30	7.09	391	18.7	10.2	3.4	3.5	3.2	9.5	19.6
0	2.2	72	0.23	0.28	2.1	0.22	0.1	99	1.11	17	2.74	2.18	2.68	12	3.1	1.7	0.8	0.7	0.7	3.0	5.2
4	4.0	149	0.29	0.52	8.3	0.71	3.6	250	2.55	86	2.69	4.40	4.90	79	7.2	2.8	0.2	1.9	1.5	3.8	7.4
0	0.7	4	0.13	0.34	0.9	0.44	0.6	36	1.54	18	4.66	1.74	0.24	24	1.1	0.2	1.7	0.0	1.1	0.0	2.8
0	2.4	166	0.25	0.36	5.4	0.42	0.5	152	2.20	54	4.05	7.82	5.97	69	8.9	3.3	0.0	2.0	0.8	4.4	7.2
4	9.3	391	0.90	1.50	17.2	1.79	4.8	537	7.40	175	14.14	16.14	13.79	184	20.3	8.0	2.7	4.6	4.1	11.2	22.6
1	2.2	136	0.34	0.63	2.3	0.27	1.2	117	2.59	78	9.84	8.03	2.84	148	4.4	2.1	2.5	1.0	0.9	2.7	7.1
0	0.7	61	0.22	0.22	3.5	0.37	1.0	92	1.17	29	4.70	5.69	2.33	29	4.1	3.7	0.0	2.3	0.4	4.2	6.9
0	1.0	0	0.07	0.02	0.5	0.17	0.0	29	0.58	17	0.02	0.00	0.04	0	1.4	0.0	0.0	0.0	1.0	0.0	1.0
23	3.7	48	0.54	0.61	14.4	1.07	20.2	219	3.91	98	3.80	7.02	1.92	65	10.8	4.2	0.5	1.3	2.3	3.2	7.3
24	7.6	245	1.17	1.48	20.7	1.88	22.4	457	8.25	222	18.36	20.74	7.13	242	20.7	10.0	3.0	4.6	4.6	10.1	22.3
1	2.7	16	0.21	0.37	1.8	0.24	11.0	142	1.79	62	6.01	5.27	4.49	107	5.6	2.4	1.4	0.6	0.6	3.2	5.8
0	2.4	47	0.75	0.32	5.8	0.46	0.7	77	1.97	103	4.35	5.24	3.51	52	4.5	2.4	0.6	1.1	1.4	4.2	7.3
1	0.4	4	0.05	0.20	0.1	0.04	0.4	14	0.71	1	2.13	1.48	0.44	113	0.0	0.2	1.0	0.0	0.0	0.8	1.8
9	3.3	43	0.20	0.40	4.4	0.42	2.3	149	1.70	55	1.35	3.55	4.43	50	4.1	2.3	0.0	1.1	0.9	4.2	6.3
11	8.8	110	1.21	1.29	12.1	1.16	14.4	382	6.17	221	13.84	15.54	12.87	322	14.2	7.3	3.0	2.8	2.9	12.4	21.2
2	3.4	23	0.18	0.56	2.0	0.34	0.9	102	2.07	83	2.52	3.71	2.35	237	6.2	1.6	2.7	0.0	0.9	2.0	5.6
8	3.5	99	0.27	0.41	4.2	0.43	2.2	120	1.84	84	1.41	3.92	4.10	85	4.0	2.6	0.2	0.7	1.4	4.5	6.8
0	0.2	1	0.07	0.02	0.5	0.14	0.0	6	0.37	3	0.03	0.05	0.07	0	3.2	0.0	0.0	0.4	0.4	1.1	1.9
1	2.2	34	0.94	0.50	11.7	0.50	0.4	78	2.47	11	4.49	7.10	5.65	58	5.1	2.6	0.0	2.5	0.7	4.8	8.0
11	9.3	157	1.46	1.49	18.4	1.41	3.5	306	6.75	181	8.45	14.78	12.17	380	18.5	6.8	2.9	3.6	3.4	12.4	22.3

0	1.7	67	0.20	0.46	4.9	0.41	2.5	113	2.22	53	1.99	2.07	0.90	118	3.3	1.8	0.8	1.4	0.8	0.2	3.2
0	1.4	83	0.14	0.22	1.3	0.16	0.4	78	0.93	27	3.14	3.43	2.85	16	1.6	0.8	0.9	0.1	0.2	0.8	2.0
0	1.4	19	0.06	0.03	0.8	0.10	0.0	28	0.21	19	0.44	2.13	0.32	0	1.3	0.4	0.9	0.0	0.3	0.4	1.6

掲載ページ	献立名	成分値	エネルギー kcal	たんぱく質 g	脂質 g	炭水化物 g	無機質 ナトリウム mg	カリウム mg	カルシウム mg	マグネシウム mg	リン mg	鉄 mg	亜鉛 mg	銅 mg	A レチノール当量 µg
78	昼はテイクアウト、夜は飲み会がある日の一日献立②	朝食	432	18.8	11.8	62.4	1426	1219	171	126	334	4.1	2.7	0.44	752
		昼食	662	19.5	14.9	109.5	1085	777	168	83	318	1.7	2.8	0.38	307
		夕食	699	27.1	17.1	74.2	1549	1196	78	90	400	2.5	3.0	0.36	124
		合計	1793	65.4	43.8	246.1	4060	3192	417	299	1052	8.3	8.5	1.18	1183
82	肥満を合併している人の一日献立①	朝食	440	21.9	15.4	54.3	1264	754	236	64	347	9.9	2.5	0.30	273
		昼食	466	22.0	6.2	77.0	635	694	81	68	265	1.6	2.0	0.30	500
		間食	67	4.3	0.2	11.9	60	150	120	22	100	0.1	0.4	0.01	0
		夕食	639	31.0	18.1	88.2	1392	1740	345	135	484	4.2	2.5	0.48	555
		合計	1612	79.2	39.9	231.4	3351	3338	782	289	1196	15.8	7.4	1.09	1328
86	肥満を合併している人の一日献立②	朝食	417	16.7	8.7	67.4	1082	1170	276	79	358	4.0	2.2	0.34	429
		昼食	524	27.0	4.7	95.0	1731	1256	128	104	389	2.4	2.3	0.47	350
		間食	140	6.9	7.6	10.7	83	372	223	28	193	0.1	0.8	0.02	78
		夕食	473	31.0	19.6	42.6	1203	1075	61	83	423	3.2	5.8	0.38	329
		合計	1554	81.6	40.6	215.7	4099	3873	688	294	1363	9.7	11.1	1.21	1186
90	高脂血症を合併している人の一日献立①	朝食	382	17.0	14.0	47.9	699	656	294	74	299	2.1	1.8	0.29	211
		昼食	595	25.6	14.1	89.0	1137	1113	226	111	377	4.2	2.8	0.47	521
		間食	220	7.7	7.8	32.1	82	660	226	52	213	0.3	1.0	0.11	87
		夕食	574	21.0	20.7	77.3	1343	1116	239	125	265	6.9	2.8	0.29	425
		合計	1771	71.3	56.6	246.3	3261	3545	985	362	1154	13.5	8.4	1.16	1244
94	高脂血症を合併している人の一日献立②	朝食	574	20.0	23.4	70.1	874	1033	427	56	434	3.0	2.1	0.19	550
		昼食	549	19.6	14.6	80.0	1447	704	128	99	279	2.7	3.8	0.41	17
		間食	79	0.7	0.1	18.9	2	282	24	15	28	0.4	0.1	0.11	2
		夕食	588	35.0	15.0	85.0	1683	1549	98	122	482	3.6	2.6	0.52	311
		合計	1790	75.3	53.1	254.0	4006	3568	677	292	1223	9.7	8.6	1.23	880
98	高血圧を合併している人の一日献立①	朝食	468	19.2	17.8	58.2	929	776	237	96	328	2.4	2.2	0.24	128
		昼食	587	23.8	14.6	87.8	949	1021	222	81	391	2.7	3.2	0.41	215
		間食	141	5.2	5.0	19.0	61	128	82	9	104	0.5	0.6	0.03	63
		夕食	501	24.1	10.5	75.2	949	969	139	87	345	2.1	2.5	0.39	61
		合計	1697	72.3	47.9	240.2	2888	2894	680	273	1168	7.7	8.5	1.07	467
102	高血圧を合併している人の一日献立②	朝食	438	18.5	10.5	68.9	605	890	298	70	380	2.4	1.6	0.27	192
		昼食	547	20.8	10.9	90.1	1032	1101	146	70	291	2.3	1.9	0.31	557
		間食	145	2.8	0.2	34.2	9	320	63	18	28	1.5	0.4	0.10	57
		夕食	633	28.5	19.7	82.5	1070	839	108	74	394	2.5	3.3	0.50	110
		合計	1763	70.6	41.3	275.7	2716	3150	615	232	1093	8.7	7.2	1.18	916

●一品料理編 （106ページより）

106	牛乳・チーズを使った一品料理	飛鳥なべ	258	24.2	6.0	26.8	671	1005	241	79	415	1.3	2.5	0.28	61
		白菜のクリーム煮	157	5.8	10.4	10.5	322	442	169	24	163	0.4	0.7	0.05	60
		トマトとモツァレラチーズのサラダ	126	5.4	8.6	6.1	161	268	15	13	32	0.2	0.1	0.06	139

1人分あたりの成分値

ビタミン											脂肪酸			コレステロール	食物繊維量	食塩相当量	食品群別熱量点数				
D µg	E mg	K µg	B_1 mg	B_2 mg	ナイアシン mg	B_6 mg	B_{12} µg	葉酸 µg	パントテン酸 mg	C mg	飽和 g	一価不飽和 g	多価不飽和 g	mg	g	g	第一群 ♠	第二群 ♥	第三群 ♣	第四群 ♦	計
0	1.7	18	0.18	0.11	1.7	0.09	0.5	26	0.44	10	6.50	3.30	1.28	32	2.5	2.5	0.7	0.2	0.5	2.5	3.9
0	1.2	26	0.22	0.22	1.7	0.32	0.6	105	1.53	90	4.14	3.13	2.00	24	3.3	1.3	1.0	0.2	0.5	0.5	2.0
—	—	—	—	—	—	—	—	—	—	—	—	—	—	—	—	—	—	—	—	—	—
6	0.5	5	0.07	0.17	1.7	0.16	1.7	25	0.66	2	1.19	1.91	0.93	131	0.8	1.0	0.5	0.5	0.2	0.0	1.2
2	0.8	27	0.20	0.49	1.5	0.26	1.1	77	2.17	57	6.94	4.35	1.19	266	2.2	2.1	1.6	0.2	0.5	1.3	3.6
2	1.9	82	0.28	0.38	2.6	0.23	0.6	77	1.47	20	3.75	5.54	2.73	264	1.5	1.9	1.1	1.0	0.1	0.6	2.8
2	1.2	16	0.06	0.27	1.5	0.15	0.6	30	1.09	2	2.10	3.82	2.30	242	0.3	0.9	1.0	0.3	0.0	0.5	1.8
2	1.6	10	0.07	0.34	2.1	0.13	1.6	48	1.26	2	2.35	3.53	1.45	287	1.2	1.7	1.0	0.8	0.2	0.4	2.4
11	1.0	34	0.13	0.15	3.6	0.31	4.2	63	0.91	23	1.37	1.42	1.66	53	2.1	1.6	0.0	1.2	0.3	0.1	1.6
9	2.7	22	0.05	0.31	2.1	0.15	2.2	20	0.60	10	0.69	2.20	2.44	50	0.7	0.9	0.1	0.8	0.1	1.0	2.0
1	1.8	11	0.09	0.10	1.4	0.10	0.9	15	0.51	3	0.49	2.52	1.99	45	0.9	1.0	0.0	0.7	0.2	0.6	1.5
6	2.9	10	0.32	0.10	5.5	0.38	1.0	37	1.37	9	3.69	7.21	5.28	50	2.3	1.3	0.0	1.7	0.2	1.7	3.6
5	1.8	12	0.06	0.16	3.6	0.32	7.0	44	0.98	10	1.25	4.15	1.07	77	1.0	1.9	0.0	1.3	0.2	1.5	3.0
0	0.6	86	0.07	0.16	4.2	0.17	0.3	25	1.39	9	3.40	5.40	2.43	78	0.5	0.9	0.0	2.0	0.1	0.3	2.4
0	1.4	45	0.11	0.21	4.6	0.26	0.3	48	1.84	18	1.26	3.11	2.60	65	2.3	1.8	0.0	1.0	0.3	1.0	2.3
0	2.1	36	0.12	0.33	5.2	0.40	1.5	28	1.33	8	1.93	4.29	3.47	89	0.8	1.5	0.2	2.3	0.1	1.4	4.0
0	2.2	15	0.55	0.17	6.3	0.32	0.3	14	0.90	6	3.48	5.68	2.13	44	1.1	1.8	0.0	1.8	0.1	0.7	2.6
0	0.8	6	0.80	0.24	4.9	0.55	0.2	38	1.36	34	0.62	1.22	1.09	46	2.9	2.1	0.0	1.0	1.1	0.4	2.5
0	1.0	21	0.11	0.07	0.4	0.11	0.3	25	0.11	1	1.21	1.52	3.39	15	0.9	1.8	0.0	1.4	0.0	0.1	1.5
1	1.9	25	0.09	0.15	0.7	0.09	0.4	32	0.43	4	1.43	2.36	3.27	97	1.1	1.4	0.3	1.2	0.1	0.4	2.0
2	2.5	66	0.15	0.30	4.0	0.18	0.0	57	0.97	4	1.71	3.71	5.76	0	2.4	1.7	0.0	1.4	0.1	1.0	2.5
0	0.7	12	0.04	0.05	1.1	0.06	0.1	18	0.21	2	0.84	1.68	2.78	0	1.6	1.1	0.0	0.5	0.1	0.7	1.3
0	1.6	13	0.07	0.06	0.6	0.11	0.0	25	0.25	10	1.78	4.89	2.00	3	3.9	1.6	0.0	0.9	0.3	0.7	1.9
0	1	41	0.04	0.03	0.5	0.10	0.0	56	0.34	25	0.41	1.61	1.77	0	1.9	1.2	0.0	0.0	0.3	0.8	1.1
0	2.3	16	0.07	0.05	0.8	0.20	0.0	46	0.33	48	0.72	3.55	0.51	0	2.3	1.4	0.0	0.0	0.6	0.6	1.2
0	2.2	270	0.16	0.22	1.0	0.17	0.1	212	0.28	39	1.52	1.82	0.53	5	2.8	0.9	0.0	0.5	0.3	0.1	0.9
0	2.3	20	0.07	0.09	1.4	0.16	0.0	50	0.60	31	3.63	1.49	0.21	15	3.1	1.4	0.0	0.0	0.7	0.7	1.4
0	0.2	60	0.04	0.07	0.7	0.02	0.4	24	0.06	2	0.11	0.09	0.15	7	3.0	1.4	0.0	0.4	0.1	0.0	0.5
0	1.6	27	0.05	0.08	0.8	0.04	0.2	13	0.14	0	1.02	3.29	3.25	4	2.9	0.8	0.0	0.2	0.1	0.8	1.1
0	0.4	6	0.16	0.26	1.5	0.12	0.4	54	1.07	9	4.87	2.63	0.65	22	2.7	1.1	1.1	0.3	0.8	0.3	2.5
0	1.0	49	0.08	0.12	0.8	0.19	0.0	108	0.79	54	0.22	0.57	0.66	0	2.9	0.9	0.0	0.0	0.3	0.3	0.6
0	2.8	227	0.11	0.26	0.7	0.19	0.4	126	0.63	25	4.13	1.58	0.29	22	3.2	1.7	1.0	0.1	0.4	0.2	1.7
0	0.8	7	0.08	0.03	1.4	0.02	0.0	6	0.08	7	2.87	2.26	1.45	11	0.5	1.0	0.0	0.0	1.4	0.8	2.2
3	4.3	47	0.10	0.18	2.1	0.19	1.4	94	0.83	9	1.98	5.18	4.88	212	2.6	2.1	0.5	0.6	0.7	1.2	3.0
2	2.9	23	0.21	0.63	1.6	0.43	1.1	69	2.61	16	6.11	3.79	1.03	255	3.0	2.8	2.7	0.0	1.0	2.1	5.8
0	2.9	38	0.36	0.28	3.5	0.23	0.7	55	0.79	32	4.42	3.66	1.73	40	2.9	1.9	1.0	0.4	0.7	2.7	4.8
2	3.3	41	0.19	0.50	2.0	0.24	0.6	59	2.02	42	3.47	7.74	6.17	251	2.5	1.9	1.0	0.5	0.7	4.2	6.4
0	1.1	51	0.11	0.12	2.6	0.21	1.2	162	1.03	77	0.15	0.09	0.26	28	3.7	2.5	0.0	0.5	0.7	2.1	3.3
1	0.8	360	0.12	0.46	2.4	0.22	2.4	70	2.49	3	2.61	1.55	2.56	42	4.0	1.1	0.8	1.3	0.1	3.2	5.4

掲載ページ		成分値 / 料理名	エネルギー	たんぱく質	脂質	炭水化物	無機質								A
							ナトリウム	カリウム	カルシウム	マグネシウム	リン	鉄	亜鉛	銅	レチノール当量
			kcal	g	g	g	mg	mg	mg	mg	mg	mg	mg	mg	μg
106	牛乳・チーズを使った一品料理	クロックムッシュ	320	12.6	15.5	33.2	998	133	145	24	182	0.8	1.2	0.12	104
		カリフラワーのチーズグラタン	171	11.4	10.6	8.7	534	506	166	29	226	0.9	1.6	0.07	61
		—	—	—	—	—	—	—	—	—	—	—	—	—	—
110	卵を使った一品料理	塩ザケ入り中国風鉢蒸し	97	8.5	5.1	3.4	385	202	19	13	116	0.7	0.6	0.05	49
		卵のグラタン	280	15.1	14.8	20.8	826	625	179	37	270	1.7	1.7	0.13	151
		卵とひき肉の中国風重ね蒸し	220	14.6	14.1	7.2	697	431	112	31	193	1.6	1.8	0.13	353
		五目卵焼き	152	10.3	9.9	4.1	382	175	33	15	126	1.2	0.8	0.05	168
		アナゴの柳川風	191	15.2	9.4	8.8	671	392	77	36	221	1.7	1.3	0.10	289
114	魚を使った一品料理	イサキの野菜蒸し	130	14.9	5.5	5.7	632	461	42	36	210	0.7	0.8	0.10	32
		カレイの卵白衣揚げ	159	15.3	5.9	10.0	370	385	41	27	160	0.4	0.6	0.04	76
		タラのホイル焼き	115	13.0	5.4	3.7	399	334	32	22	180	0.2	0.4	0.05	87
		タイの中国風刺し身	285	19.3	18.5	8.6	532	638	39	66	253	0.7	1.1	0.20	170
		ブイヤベース	243	19.7	7.2	7.5	740	559	40	57	268	1.3	1.3	0.15	129
118	肉を使った一品料理	鶏肉のさんしょう風味焼き	184	13.3	13.2	1.1	365	319	33	21	139	0.4	1.4	0.04	105
		鶏肉となすの南蛮漬け	185	15.1	7.8	11.4	734	521	26	42	182	1.0	1.7	0.10	115
		牛肉のミンチサンドカツ	317	22.9	18.4	12.5	550	457	37	31	225	3.1	4.9	0.13	56
		豚肉の酒粕煮トマトソース	202	17.0	12.5	5.0	675	411	26	39	187	0.7	1.6	0.14	31
		豚肉と野菜の蒸し煮	199	18.1	3.5	22.0	833	780	29	45	221	1.3	1.8	0.18	531
122	豆腐・大豆を使った一品料理	中国風冷ややっこ	127	12.0	7.0	3.6	679	299	404	69	209	2.1	1.1	0.40	0
		豆腐のハンバーグ	160	14.3	8.2	5.5	579	250	157	47	193	1.5	2.2	0.28	124
		豆腐のステーキ	200	11.8	12.5	9.6	651	476	194	62	220	2.1	1.4	0.38	118
		凍り豆腐のごまあえ	99	6.1	6.0	5.7	446	163	130	40	129	1.2	0.8	0.16	12
		大豆と野菜のトマト煮	145	6.2	9.4	7.9	663	273	55	33	105	0.8	0.7	0.17	60
126	野菜・海藻を使った一品料理	野菜の甘酢漬け	90	1.2	4.1	12.6	477	305	38	14	37	0.3	0.2	0.05	173
		夏野菜のワインビネガー風味	92	1.5	6.6	7.6	538	376	31	19	45	0.3	0.2	0.07	100
		ほうれん草とベーコンの簡単お浸し	65	3.9	4.3	3.7	381	732	51	74	78	2.2	0.9	0.12	701
		五色野菜のバター煮	114	1.8	5.8	14.1	568	417	28	20	50	0.4	0.2	0.09	539
		わかめとちくわの梅あえ	39	4.3	0.6	6.1	578	175	69	71	56	0.6	0.2	0.02	100
		ひじきのごまマヨネーズあえ	97	2.6	8.3	5.2	367	313	119	51	50	3.3	0.3	0.05	180
130	冷凍野菜を使った一品料理	ミックスベジタブルのミルクスープ	188	7.3	9.2	19.6	500	370	153	32	188	0.5	1.2	0.08	554
		洋風野菜のホットサラダ	46	3.1	1.6	6.1	362	298	40	25	70	0.9	0.7	0.07	360
		ほうれん草のヨーグルトグラタン	137	9.4	6.9	10.7	702	432	275	60	185	1.6	1.3	0.12	891
		カットポテトとにんじんのソテー	176	1.7	10.6	18.4	375	347	11	2	43	0.5	0.0	0.01	326
		中国野菜の八宝菜	230	14.9	13.3	12.1	855	489	50	46	228	1.3	1.9	0.45	432
134	簡単に作れる朝ごはん	朝ごはん＊A	458	18.3	14.1	66.1	1108	990	273	74	339	2.2	1.9	0.30	302
		朝ごはん＊B	383	15.1	22.0	32.4	757	425	150	38	252	1.0	1.7	0.22	178
		朝ごはん＊C	515	15.4	20.0	65.5	755	441	58	37	218	1.6	2.1	0.28	111
		朝ごはん＊D	262	13.5	0.8	50.9	1043	569	80	51	187	1.1	2.2	0.21	126
		朝ごはん＊E	425	18.8	7.8	67.2	486	657	290	88	330	2.7	2.6	0.46	50

著者プロフィール

●病態解説

藤森　新

（ふじもり・しん）

帝京大学医学部内科教授。
1976年、東京大学医学部卒業。
著書に『食事で防ぐ痛風・高尿酸血症』
『核酸・蛋白・ポルフィリン代謝異常』ほか。
監修に『働きざかり男性の高尿酸血症・痛風予防』（女子栄養大学出版部）ほか。
日本痛風・核酸代謝学会理事。

●献立・栄養指導

泉 眞利子

（いずみ・まりこ）

医療法人社団同友会深川クリニック管理栄養士。
1970年、女子栄養大学栄養学部栄養学科卒業後、同大学栄養クリニックに勤務。
84年より医療法人同友会春日クリニック栄養相談科科長。
生活習慣病予防の栄養指導を行なう。2010年より現職。
中央労働災害防止協会産業栄養指導者。糖尿病療養指導士。

●調理

島崎とみ子

（しまざき・とみこ）

女子栄養大学教授。
1967年、日本女子大学家政学部食物学科卒業。
著書に『江戸のおかず帖 美味百二十選』（女子栄養大学出版部）、
共著に『新野菜料理』（女子栄養大学出版部）『江戸料理百選』『変わりご飯』
『アジアの食文化』『食の100年』ほか。

健康21シリーズ④

痛風の人の食事

2002年10月1日　初版第1刷発行
2012年5月30日　初版第9刷発行

著者／藤森　新
泉　眞利子
島崎とみ子
発行者／香川達雄
発行所／女子栄養大学出版部
〒170-8481　東京都豊島区駒込3-24-3
電話03-3918-5411（営業）
03-3918-5301（編集）
ホームページhttp://www.eiyo21.com
振替　00160-3-84647
印刷・製本／萩原印刷株式会社

ISBN978-4-7895-1814-7